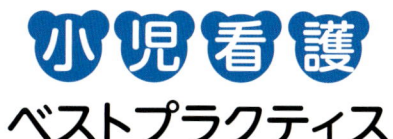

フィジカルアセスメントと救急対応

[監　修] **及川郁子**（聖路加看護大学教授）
[責任編集] **西海真理**（国立成育医療研究センター小児看護専門看護師）
伊藤龍子（順天堂大学医療看護学部教授）

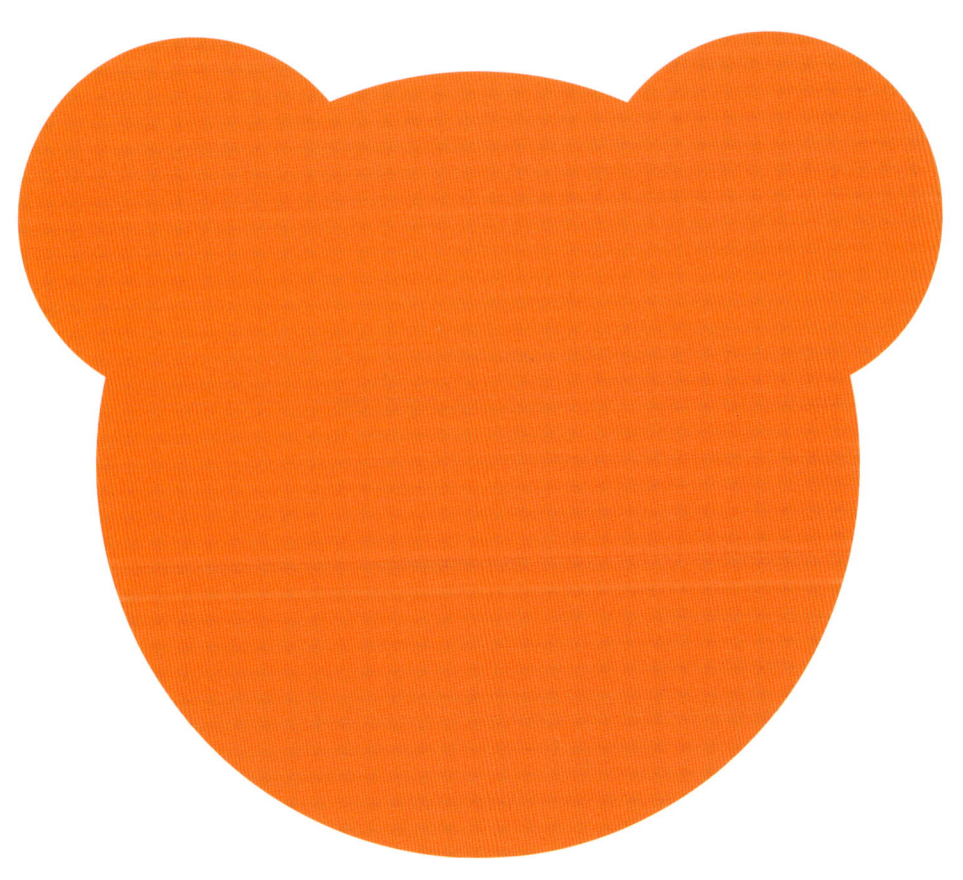

シリーズ：小児看護ベストプラクティス

フィジカルアセスメントと救急対応

■監修
及川郁子　　　聖路加看護大学小児看護学　教授

■責任編集者
西海真理　　　国立成育医療研究センター　小児看護専門看護師
伊藤龍子　　　順天堂大学医療看護学部小児看護学　教授

■医学監修
渋谷和彦　　　東京都立小児総合医療センター
　　　　　　　循環器科　部長
　　　　　　　救命・集中治療部　部門長
　　　　　　　総合周産期母子医療センター（新生児科）　部門長

■編集委員（五十音順）
及川郁子　　　聖路加看護大学小児看護学　教授
草場ヒフミ　　武蔵野大学看護学部看護学科　教授
渋谷和彦　　　東京都立小児総合医療センター
　　　　　　　循環器科　部長
　　　　　　　救命・集中治療部　部門長
　　　　　　　総合周産期母子医療センター（新生児科）　部門長
西海真理　　　国立成育医療研究センター　小児看護専門看護師
古橋知子　　　福島県立医科大学看護学部／附属病院　小児看護専門看護師
山元恵子　　　富山福祉短期大学看護学科　教授／春日部市立病院　看護部　顧問

■執筆者（執筆順）
伊藤龍子　　　順天堂大学医療看護学部小児看護学
西海真理　　　国立成育医療研究センター　看護師（小児看護専門看護師）
齊藤　修　　　東京都立小児総合医療センター　医師
鈴木康之　　　国立成育医療研究センター　医師
堀川玲子　　　国立成育医療研究センター　医師
石井　希　　　国立成育医療研究センター　看護師
林　幸子　　　国立成育医療研究センター　看護師（小児救急看護認定看護師）
阿部さとみ　　日本看護協会労働政策部
佐々木祥子　　東京北社会保険病院　看護師（小児看護専門看護師）

監修のことば

　わが国の小児の保健・医療水準が世界トップレベルにあるといわれるようになったのは、いつごろからでしょうか。今日の子どもたちを取り巻く家庭や社会環境は厳しく、家庭機能の弱体化、社会的格差や貧困は、子どもの生活や健康にも影響を及ぼしています。他方、医療の高度化・複雑化に伴う業務量の増大は医療現場の疲弊をもたらし、小児医療環境においても例外ではありません。2010年3月に出された「チーム医療の推進に関する検討会報告書」によると、医療に従事する多種多様な医療スタッフが各々の専門性を高め、互いに連携・補完し合うことが医療や患者の生活の質の向上に必要であるとしています。

　未来を担う子どもたちを健やかに育てることは、小児看護の重要な役割です。家庭にいる子どもたち、医療の場に身を置かなければいけない子どもたち、施設で過ごす子どもたち、どのような状況にある子どもたちであっても、子どもらしく安心して過ごすことができるように保障されなければなりません。家族を含めた子どもたちにかかわる多くの人々（職種）とともに、小児看護が担うべき役割を明確にしながら子どもたちを支援していくことが求められていると思います。

　『小児看護ベストプラクティス』は、小児の保健・医療が抱える今日的課題を視野に入れながら、小児看護を実践していくうえで重要と考えられるテーマを巻ごとに選定し、編集しました。それぞれの第一線で活躍している実践家や研究者に執筆をお願いし、科学的・論理的裏づけを基に、子どもや家族への看護に必要な知識や技術、アプローチの手法をていねいに解説いただきました。また、小児看護を専門としている看護師のみならず、成人の混合病棟で子どものケアに携わる看護師、新人看護師、学校や地域などで子どもたちをケアする看護職の方々にも活用していただけるよう、子どもの発達段階の特徴や具体的事例なども盛り込んでいます。

　子どもや家族のケアで困ったとき、もっとよいケアを提供したいと思うとき、手に取ってみてください。きっと多くのヒントを与えてくれるでしょう。

　小児看護に携わる多くの方々に活用いただけることを願っています。

2010年8月

『小児看護ベストプラクティス』監修者
及川郁子

序　文

　編者のみずからの経験をふり返ってみると、新生児集中治療室においては、子どもは何らかのモニタリングがされていることが常であり、呼吸・循環の安定を目標に看護ケアを行い、医師と情報共有することは普通に行われていることでした。しかし、その後勤務した乳幼児病棟では、「なんとなく気がかりな」子どもの状態を看護チームや小児科医に伝えることの難しさを経験し、また子どもの入浴や遊びといった日常的ケアを実行するにも医師の診察や許可が必要とされることをもどかしく感じることもありました。どのようにすれば自分の気がかりの正体を明らかにできるのか試行錯誤している中で出合ったのが、「小児救急トリアージガイドライン」であり「PALS アルゴリズム」でした。

　院内の急変事例のモニター解析からも、急変する子どもの多くは危急的状態に至る数時間前からバイタルサインの逸脱があることが確認されています。したがって、ベッドサイドで子どもに接する機会の多い看護師の「何かおかしい」という気づきと適切なアセスメントにより、これらの急変は回避できる可能性があります。またバイタルサインは、自覚症状を適切に訴えられない子どものサインとして、さらに看護師が子どもの日常的なケアを実施してよいかの判断にも役立ちます。そして病院か家庭にいるかにかかわらず、子どもの予備力に合わせた適切なケアプランを考えるのに有用です。

　本書は子どもにかかわる看護師が、
- 子どもの生理学的逸脱に早期に気づき、危急事態を回避することができること
- 子どもの生理学的安定を根拠をもって判断し、日常的なケアを安全に提供すること

をねらいとして編集・執筆しました。子どもの成長・発達の知識と生理学的評価のためのPALSアルゴリズムを軸に、危急的状態の子どもへの対処（救急蘇生）、子どもによくみられる症状のアセスメント、そして具体的なバイタルサインの測定手順と身体各部のアセスメントができるように構成しています。各章の最後には、ふりかえりのための設問を設けていますので、ご活用ください。

　小児専門病院でさえ子どもの急変時対応のトレーニングを受けることはあっても、子どもの緊急性判断のトレーニングを臨床で受ける機会はほとんどありません。実際に、緊急性の判断を的確に行うためにはトレーニングを積むことが必要です。したがって、本書を読んで興味を持たれた方は、小児一次救命処置(PBLS)や小児二次救命処置(PALS)のライセンスコースを受講するなど、より実践的な学習に進むことをお勧めします。

　本書の構成では、子どもの救急医療現場でのアセスメントの枠組みを用いていますが、これらは病気の有無や、治療・ケアの場が病院か家庭であるかにかかわらず、すべての子どもたちの評価に役立つものです。本書が広く子どもにかかわる看護職に活用していただけることを期待しています。

2014年1月

編者を代表して
西海真理

Contents

監修のことば（及川郁子）……………1

序文（西海真理）……………3

Chapter1　子どもの成長・発達の知識
- **序論**　子どもは大人のミニチュアではない（伊藤龍子）……………6
- **Section1**　子どもの成長（伊藤龍子）……………10
- **Section2**　子どもの発達（伊藤龍子）……………16
- **Section3**　成長・発達の評価（伊藤龍子）……………26
- **Section4**　子どもの健康問題の特徴（伊藤龍子）……………34
- ふりかえりクイズ（西海真理）……………42

Chapter2　子どもの生理学的評価
- **序論**　臨床場面で実践する生理学的なアセスメント（齊藤　修）……………44
- **Section1**　救命の連鎖（齊藤　修）……………50
- **Section2**　蘇生チーム（齊藤　修）……………60
- **Section3**　PALSにおける体系的なアプローチアルゴリズム（齊藤　修）……………62

Extra Lesson　酸素供給量（齊藤　修）……………74

Extra Lesson　気管切開管理・呼吸器管理中の子どもの観察と評価（鈴木康之）……………84

Extra Lesson　低血糖・代謝異常を疑う子どもの観察と評価（堀川玲子）……………86

ふりかえりクイズ（西海真理）……………88

Chapter3　危急的状態の子どもの評価
- 序論　緊急・急変時の看護実践のポイント（伊藤龍子）……………90
- Section1　子どもの病態の見きわめ（伊藤龍子）……………94
- Extra Lesson　重症度と緊急度の考え方（伊藤龍子）……………106
- Section2　子どもおよび家族からの問診と記録（石井　希）……………108
- ふりかえりクイズ（西海真理）……………117

Chapter4　子どもに特徴的な症状と観察
- 序論　主な病態別の看護介入とドクターコールのポイント（林　幸子）……………118
- Section1　発熱（林　幸子）……………130
- Section2　咳嗽・喘鳴（林　幸子）……………150
- Section3　嘔吐・下痢・便秘・腹痛（林　幸子）……………162
- Section4　痛み：ペインスケール（発達段階別評価）（林　幸子）……………176
- ふりかえりクイズ（西海真理）……………189

Chapter5　子どもの身体各部の評価
- 序論　診療の補助におけるフィジカルアセスメントとは？（西海真理）……………190
- Section1　子どもの行動の理解と支援（阿部さとみ）……………194
- Section2　子どものバイタルサインの測定（西海真理）……………202
- Section3　子どものphysical examination（佐々木祥子）……………220
- ふりかえりクイズ（西海真理）……………242

資料……………244

索引……………256

子どもの成長・発達の知識

序論 子どもは大人のミニチュアではない

✚はじめに

　子どもは、この世に生まれてから生涯にわたり、周囲の環境からさまざまな影響を受けながら絶え間ない心身の変化を遂げていく。誕生後、一定の期間をかけて漸成的に大人へと成長・発達を遂げていく子どものフィジカルアセスメントは、大人とはまったく異なる子ども固有の成長・発達過程における段階的な評価を基盤としなければならない。言語的な情報が得られにくい子どもの形態的変化と機能的変化を総合的に見きわめていくことは、確かな成長・発達の知識を統合して、かつきめ細かな観察による判断が求められる。

　Chapter1では、子どもを対象とした専門的なアセスメントがなぜ必要なのかという問いを探求していきながら、子どもという概念と子ども観の歴史的変遷を紐解き、子どもの特性、子ども時代の身体的および心理社会的な成長・発達それぞれの概念、その基礎と評価、子どもの健康問題の特徴について理解することをめざしている。そのため、序論で子ども観の歴史的事実を踏まえ、各Sectionで、1）子どもの成長、2）子どもの発達、3）成長・発達の評価、4）子どもの健康問題の特徴、について説明する。

子ども観の歴史的事実

✚中世以降のヨーロッパにおける子ども観

　子どもという存在について論ずるうえで、避けて通れない衝撃的な歴史的事実がある。中世ヨーロッパでは、子どもは大人のミニチュアである「小さな大人」として扱われ、多産多死の時代背景も手伝い、大人から人間として大切に扱われてはいなかったという報告がある。言い換えると、歴史的には子どもへの虐待が暗黙のうちに容認されていた時代があったということである。これらを裏づける象徴的な報告は、アリエス（Ariès P）の『＜子供＞の誕生』と『「教育」の誕生』である。中世ヨーロッパには「子ども」という概念も、「教育」という概念もなかった。7〜8歳になると、大人と同等に扱われ、恋愛も飲酒も自由とされた。7〜8歳以前の子どもは動物と同じ扱いを受けていたため、乳幼児の死亡率が高く、5歳までは人として数えられていなかった。子どもは生存の可能性が不確実な、死亡率の高い時期を通過するとすぐに大人と同等に扱われていた。当時の教会は、嬰児殺しを厳禁していたが、両親が「あれは事故だった」と主張しさえすれば、追及されることはなかった[1]。

　近代的な学校教育制度が現れたのは17世紀のことで、同年齢の子どもを同一のクラスに編成し、極端な場合には寄宿舎制度を設け、子どもを外部（大人）から遮断した。徒弟修業から学校教育制度への変遷により、当時の教育者が掲げた「純真無垢」の理念のもとに、子どもへの特別の配慮と大人からの隔離に強く関心が注がれた。アリエスは、教育制度への発展が著しかった17世紀の重要性を繰り返し記述している[2]。

　また、ドゥモース（deMause L）の『親子関係の進化—子ども期の心理発生的歴史学』の内容も衝撃的である。本書によると、子どもは「悪魔」として考えられていたこと、子捨てが一般的なことであったこと、さらに子どもが親の感情のはけ口として身体的・精神的虐待等にあっていたこと、家父長制のなかで支配されて育っていたこと、さまざまな方法で束縛して身動きできなくする慣習（スウォドリング慣習）があったことなどについて記述されている[3]。

　これらの記述内容は、事実として受け入れるにはあまりにも信じ難いことであるが、嘘のような事実に真っ向から異論を唱えるために既存の紛れもない史実をもとに論述されており、世界的に批判はあるものの事実として上梓されている。歴史的には、子どもという存在が保護の対象とされていないだけではなく、人間として扱われていなかった時代があることは事実である。17世紀ごろの共同体の

解体と核家族の誕生により、ようやく子どもへの関心が高まり始めたことが理解できる。そして、近代以降には自然発生的に「子ども」という明確な概念化がなされ、子どもは大人とは異なる固有の心身の成長・発達過程があること、保護や教育が不可欠であることから、基本的人権をはじめ個人として尊重されるようになった。

✚日本における子ども観

　日本では、奈良時代の万葉集に山上憶良が「銀も金も玉も何せむに優れる宝子にしかめやも」と子どもは宝であることを記しており、平安時代から江戸時代にかけても「子どもに優る宝なし」「子は第一の宝」などの記録が残され、神から授かった大切な存在として扱われていたと推測される。しかし一方で、各地方のこけし（子消し）の伝説にみられるような大人の都合による間引き（嬰児殺し）も事実であり、戦国時代以降も子捨てや売買がなされていた。第二次世界大戦時になると戦力としてではあるが「国の宝」と称されていたことなどから、日本において子どもの存在が人間として尊重されるようになったのは、第二次世界大戦後と考えられる。

　第二次世界大戦直後の日本では、国民が大きな混乱と貧困に曝されていた。なかでも、親を失った孤児たちの食糧難と住宅難に対して、政府は緊急な対応を迫られた。その当時の米国占領政府は児童問題に強い関心を示し、GHQ覚書「監督保護を要する児童の件」で児童保護・児童福祉の必要性を強調した。それを受けて日本政府は、児童を対象とし、新憲法の理念に照らして児童保護は国家が保障することと明示して、1947年に「児童福祉法」が成立した。その後、1951年の子どもの日に制定された「児童憲章」、1994年には「子どもの権利条約」、さらに小児科学、小児看護学、発達心理学、児童心理学などの学問的な発展により、「子どもは大人のミニチュアではない」ことがようやく周知されてきた。そのような経緯において、子どもの権利条約にはこれまで明確に表記されていなかった重要な内容が含まれるようになった。その主な項目が、「子どもの定義」「差別の禁止」「子どもの最善の利益」「親の指導の尊重」「生命の権利、生存、発達の権利」「意見表明権」「障害児の権利」である。本条約の趣旨に沿って、関連する法律の規定や運用の改正が行われてきた[4]。

子どもは大人のミニチュアではない

　繰り返しになるが、子どもには、子ども固有の身体的構造と機能、心理社会的な発達的特性があり、大人になるまでの過程において、その形態も機能も年齢や発達レベルに応じて著しい変化を遂げている。近代においても、20世紀後半には子どもは生後からさまざまな心身の機能が新生されつつある有能な存在であることが証明されてきた。一方で子どもは、大人の全面的な保護と世話がなければ生存も困難な未熟で脆弱な心身で誕生し、生後歩行までに1年を要する人間は、動物界との比較において生理的早産といわれるゆえんである。

　そこで、本chapterでは子どもという概念の歴史的背景を受けて、子どもの成長と発達を規定するにあたり、医学、看護学、心理学を基盤とした子ども固有のフィジカルアセスメントの知識を習得するために、成長と発達の概念について述べていくこととする。

（伊藤龍子）

文献
1) フィリップ・アリエス．杉山光信，他訳：〈子供〉の誕生—アンシァン・レジーム期の子供と家族生活．みすず書房，p18-96，1980
2) フィリップ・アリエス．中内敏夫，他編訳：「教育」の誕生．藤原書店，p83-114，1992
3) ドゥモース L．宮澤康人訳：親子関係の進化—子ども期の心理発生的歴史学．海鳴社，p9-58，p93-117，1990
4) 伊藤龍子：子どもの健康を守る社会施策．及川郁子監・編著：健康な子どもの看護＜新版小児看護学叢書1＞．メヂカルフレンド社，p390-431，2005

Section1 子どもの成長

　成長 (growth) は、主に個体の変化を量的増大においてとらえる場合に用いられ、発達 (development) の概念と対置させていることが多く、かつ発達に包含される概念である[1]。人間の心理社会性を主要課題としたエリクソン (Erikson EH) は発達の三要素として、成長 (growth)、成熟 (maturation)、学習 (learning) をあげており、そのなかで生涯発達のピークを分水嶺として、前半が成長、後半が老化となることを示しており、特に子どもは成熟に向けて、学習をとおして成長ならびに発達し続ける存在であると述べている[2]。

　医学的には、成長を機能的な成熟、また細胞の増殖や肥大を表す身体的な成熟であると定義づけて発達の概念と区別しており、主に身長、体重、頭囲が増大することを「成長」と表記している。したがって本項では、発達に対比して、身長、体重などのように身体の大きさや数値により客観的に量的に評価できることを「成長」として定義する。ただし、身体が形態的に変化していくためには、運動機能や認知機能などの機能的な発達が伴っていることを理解し、ともに評価すること

表1　成長に影響を及ぼす要因

影響要因	内容
遺伝的特性	人種、家族、性などにより、人間の成長パターンは遺伝的因子によって決定づけられており、例として健常な子どもの将来の身長は両親の身長からほぼ予測できる
ホルモン	早期の成長に影響を与える重要なホルモンは成長ホルモンと甲状腺ホルモンである。子ども期の成長ホルモンと性ホルモンは思春期に分泌されるホルモンの重要な要素となる。これらのいずれかが阻害されると子どもの成長に影響を及ぼす
栄養	子どもの成長に影響を及ぼす最大の因子は栄養であり、発展途上国と先進国における身長の違いの重大な因子である。多くの先進国（英国や米国を含む）において、栄養不良がいまだに不健全な成長の原因であり、ときとしてネグレクトに直結している。また、肥満の原因に結びつく栄養過多は、増加傾向にある
病気	病気は、子どもの成長を阻害する原因となる。病気が一時的であれば、遅れを取り戻すことが期待できるが、長期に及ぶ場合は、成長が不可逆的で深刻な影響を与えうる
心理社会的要因	社会人口学的には、社会経済階級が高い子どもと大人は、低い階級よりも心理社会的影響を受けにくい。不利な心理社会的環境は、特に情動的なネグレクトがある場合は、子どもの成長に悪影響で甚大な結果を招いてしまう

(Rudolf M, et al : Paediatrics and Child Health. 2nd ed. Blackwell Publishing, p4, 2008[3] より)

が基本である。

そして成長は、胎児期からの一連の経過において、いくつか特有の要因から影響を受けている。その要因は表1のとおりである[3]。

身体機能の特徴

身体各部の組織は同じように成長することはなく、それぞれの成長の度合いは組織によってばらつきがある（表2）[3]。スキャモン（Scammon RE）の臓器別成長曲線に示されているように、成長には連続性と速度がある。神経系が最も早く成長する一方、生殖器系は思春期になってから急速に進んでいく。リンパ系組織は、子どもの時期に増大し、20歳ごろに成人のレベルに縮小する。一般臓器型は身長と同様の曲線を描いている（図1）[4]。人間の成長は、胎児期から一定の順序で進み、出生後の運動機能においても同様である。第二次性徴までの成熟していく過程において、身体の機能は完璧というわけではない。また個別の差はあるが、人間の成長には臨界期という決定的に重要な時期があり、主に次のような特徴がある。

1) 生後1年目の成長率はその他の年齢よりも加速的に高い。出生直後と1歳では、平均して身長が50％、体重は出生時の3倍に増大している。頭囲はおおよそ33％増大する。2歳ごろから成長の割合は減速し、やせ気味でより筋肉質にみ

表2　部位による成長の違い

部位	成長の違い
脳	●ニューロンの発達は受胎後20週で完成する ●髄鞘形成は10代半ばまで継続する ●シナプスは乳幼児期に急速に増大する
歯	●歯の発達は順序立って起こる ●2歳ごろには20本の歯を有し、10〜14歳までに永久歯が28本生える ●乳歯は胎生期につくられ、永久歯の歯牙形成は6歳ごろまでに現れる
リンパ系組織	●5歳までには最大限の発達を遂げる
脂肪組織	●1歳までが急速に肥満が増大する ●7歳ごろまでには消失し落ち着いてくる ●思春期前に加速的に増大する
骨格	●骨の発達は規則的な順序に基づいて移行する ●骨年齢は手根骨の画像から化骨数によって特定できる
生殖腺	●前思春期の年齢まではほとんど発達しない ●思春期になると、幼児期の状態から大人に向けて変化を遂げる

(Rudolf M, et al : Paediatrics and Child Health. 2nd ed. Blackwell Publishing, p5, 2008[3] より)

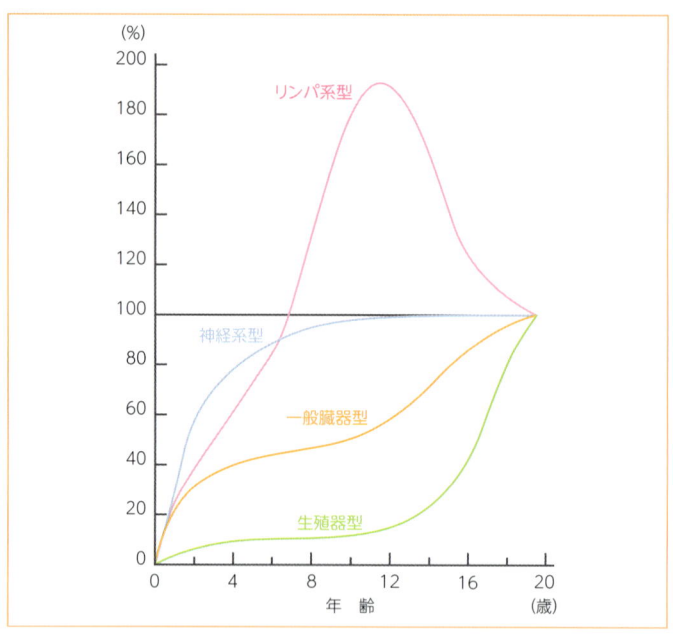

図1　スキャモンの臓器別発育曲線
(Scammon RE: The Measurement of the Body in Childhood. Harris JA, et al, eds: The measurement of man. University of Minnesota Press, p214-226, 1930[4]より)

　　える体型に変化する。
2) 就学前の幼児は、身長と体重が着実に増加を続ける。2〜3歳から思春期までは、1年で3〜3.5kg、6cmずつ規則正しく増えていく。
3) 思春期は性ホルモンの上昇の影響を受けて成長が突然最大に活発になる。思春期の3〜4年の間に男児で25cm、女児で20cm身長が伸びるとされている。
4) 疾患がある場合は成長の遅れが認められる。健康問題の後、通常子どもはより加速的に、現実的に独自の成長曲線に向けて巻き返しのような成長が認められる。これをcatch-up growthとよんでいる。巻き返しが好結果を導く度合いは、罹患のタイミングと成長が遅れていた期間によって左右される。特に、成長が阻害されている未熟な胎児や新生児にとってはこの巻き返しが重要となる。
5) 栄養不良に曝されている子どもは、先に体重低下が起こり、最終的には脳神経の成長に影響が及ぼされる。もしも成長の遅れが長期に、もしくは思春期に及んだ場合は、巻き返しを完全に達成することはできない。成長の遅れが著しい子どもは、早期に発見して治療的介入をすることが重要である。早期の治療は大人の身長に近づくことを保証することになる[1]。
6) 新生児の原始反射は脊髄・脳幹に反射中枢をもち、胎生5〜6か月より発達し、脳の成熟とともに消失し始め、さらに高次の神経機構（中脳・大脳皮質）の完

成により制御されていく[5]。

形態的変化と特徴

子どもの主な形態的変化は、身長と体重の成長曲線でおおよそ把握できる。また、成人と大きく異なる体水分量や体脂肪率などの体組成について、子どもの年齢によって違いがあることを理解する必要がある。子どもの病態を判断するうえで、第一印象や視診は重要であるが、診たことを適切に判断するためには形態学的、生理学的な知識が必要である。

○cf.
成長曲線については、p252を参照。

✚身長

身長は生後1年間で出生時の1.5倍となり、4歳ごろで約2倍、12歳ごろで約3倍に達する。思春期になると急速な成長が認められ、成長スパート（growth spurt）が出現する。乳幼児期の成長の著しい時期を第一次成長スパート、思春期の時期を第二次成長スパートという[3]。

✚体重

出生時の体重は平均的に約3kgであり、出生後3～4日で生理的体重減少が認められるが、7～10日で出生体重に戻る。体重減少率は、出生体重の5％以下であり、10％を超えることはない。生後3か月ごろまでは、1日約30ｇ増加し、その後は1日10～20ｇの増加となる。体重の変化は、生後3～4か月で出生時の約2倍、1歳で約3倍、2歳で約4倍、4歳で約5倍になる[6]。

✚頭囲と胸囲

出生時の頭囲はおおよそ33cmであり、1歳で約45cm、3歳で約50cmとなる。頭長と身長比では、出生時は4等身、2歳で5等身、6歳で6等身、12歳で7等身、成人は8等身に変化する。また、新生児の胸囲は頭囲より小さく、生後1か月ごろで等しくなり、1歳で約45cmとなる[3]。

✚体組成

体成分は体脂肪と除脂肪体重に分けられる。除脂肪体重は主に水分、蛋白質から成り、除脂肪体重から細胞外水分量を除いたものを総細胞量といい、主に筋肉量と相関する。一方、体表面積は、水分代謝、特に細胞外液比と相関しているが、体表面積と細胞外液比は新生児では成人より高く、年齢が上がるにしたがって比

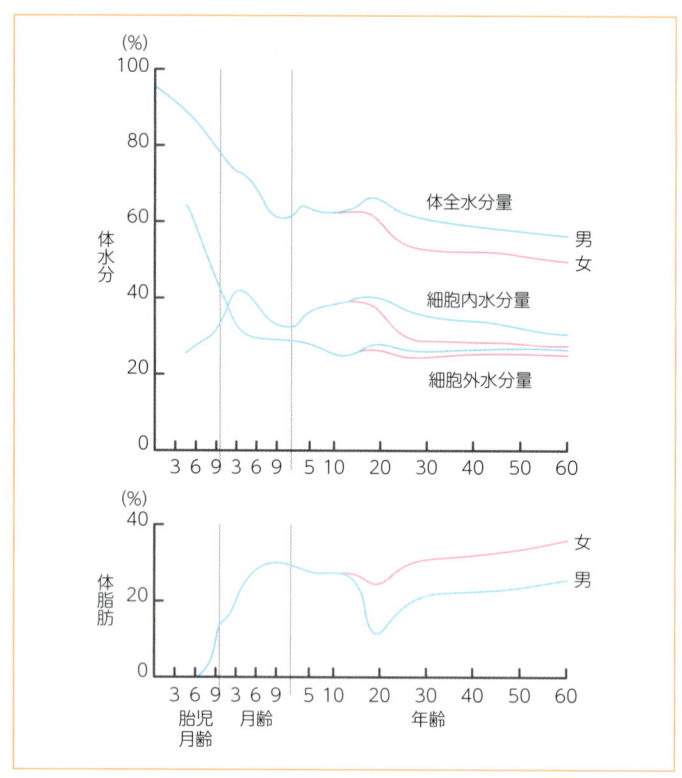

図2 体水分量、体脂肪量の年齢による変化
(Friis-Hansen B : Body composition during growth. In vivo measurements and biochemical data correlated to differential anatomical growth. Pediatrics, 47: 264-274, 1971[7]より)

率は減少するため脱水に注意が必要である。また、体重に占める脂肪細胞の割合（重量比）を体脂肪率といい、肥満ややせなどの判定、基礎代謝などの指標として用いられる。

　脂肪組織の生成は胎児期から始まり、出生時には体脂肪率が約12％に増加し、その後急激に増加して生後6か月ごろには約25％、1歳ごろにはピークに達して約28〜30％となる。その後、筋肉の発達に伴って減少するが、思春期の急激な成長に先立って再び増加を示す。

　体水分量は胎児早期では体重の約94％を占め、出生時には約75％である。生後6か月には急速に減少して60％となり、その後は大きな変動はない。細胞外水分量は、5か月胎児で体重の約62％から新生児には約44％に減少し、1歳では約26％となり、その後はほぼ一定である。乳児期には細胞外水分量が多いという特徴があり、これが乳児が容易に脱水に陥りやすい理由である（図2）[2,7]。

（伊藤龍子）

文献

1) フィリップ・アリエス．杉山光信，他訳：〈子供〉の誕生—アンシァン・レジーム期の子供と家族生活．みすず書房，p18-96，1980
2) 森川昭廣，他編：標準小児科学．第6版．医学書院，p16-58，2006
3) Rudolf M, et al：Paediatrics and Child Health. 2nd ed. Blackwell Publishing, p4-10, 2008
4) Scammon RE：The Measurement of the Body in Childhood. Harris JA, et al, eds：The measurement of man. University of Minnesota Press, p214-226, 1930
5) ドゥモース L．宮澤康人訳：親子関係の進化—子ども期の心理発生的歴史学．海鳴社，p9-58，1990
6) フィリップ・アリエス．中内敏夫，他編訳：「教育」の誕生．藤原書店，p83-114，1992
7) Friis-Hansen B：Body composition during growth. In vivo measurements and biochemical data correlated to differential anatomical growth. Pediatrics, 47: 264-274, 1971

Section2 子どもの発達

　「発達」は「成長」を含む幅広い概念であり、主な運動機能、会話と言語機能、社会機能の3領域の機能的および構造的な変化である。この変化の過程である発達は、子どもを理解するための重要な事実であり、さまざまな事実と事実の関係を知ることが重要である。

　それらについて体系的に説明しているのが発達理論である。子どもに関する研究が行われるようになったのは序論に示したように近代以降であり、数多くの研究の蓄積により、近年になってからようやく子どもを無能だった存在から有能な存在として認識するようになった。そのため、子どもは目には見えないものの少しずつ発達していくという考え方よりも、ある段階から次の段階へと周期的、漸成的に発達するという見解が主流となり、発達段階説が教育においても医療においても標準的に活用されている。

　なお、発達過程には増大や向上などの上昇的変化に加えて、減退や衰退などの下降的な変化がある。子どもの発達では、生命の誕生から大人になるまでの上昇的変化が主となると考えている。本項では、発達の特徴とフィジカルアセスメントを実践するうえで必要となる子どもの機能的変化の重要な事実について説明する。

3つの機能的発達の特徴

　子どものフィジカルアセスメントにおいて、臨床場面をとおして子どもの発達を下記の主要な3領域について総合的に評価することが不可欠である。

1) 運動機能
- 粗大運動機能（gross motor skill）：姿勢、首のすわり、お座り、歩行、走行
- 微細運動機能（fine motor skill）：手の使い方、握りと細かい作業、細かいつかみ、積み木、クレヨン

2) 会話と言語機能（speech and language skill）：発声、発語、理解、想像遊び

3) 社会的機能（social skill）：社会的相互性、他人への反応、食行動、衣類の着脱

　子どもの形態的、機能的、構造的変化は著しく、特に昨日までできなかったこ

とが突然できるようになるなど一足飛びという発達上の特徴がある[1]。成長は計測などにより評価の方法が明確であるが、発達評価はいくつかの領域の機能的・構造的な指標や枠組みを把握していなければ実践できない。子どもの発達を正しく把握するための指標や段階的特徴、使用する遊具や物品に関する知識を習得し、系統的なアプローチの方法について訓練しながら洗練させていく必要がある。子どものフィジカルアセスメントは、特に新生児や乳幼児の特性をおさえた発達評価が基盤となるため、発達評価が必要不可欠な条件となる。本項では、主に1）運動機能、2）会話と言語機能、3）社会的機能の3領域の特徴と評価の方法について説明する。

➕ 運動機能

▶ 粗大運動機能の発達

　運動機能は、意図的な観察と親からの情報を合わせて評価する必要があり、評価は子どもの姿勢を見ることから始める。粗大運動機能の発達として、出生時の子どもはうつ伏せ時にお尻と下肢を屈曲させた屈曲位を呈している。生後6週ごろには、下肢を進展させて腰部が平らになり、4か月ごろにはベッドから頭部や肩を挙上できる。生後5か月ごろには寝返りが可能となり、6か月ごろにはうつ伏せであっても腕を伸ばして支えながら胸を挙上できるようになる。また、子どもは頭部のコントロールの方法を覚える。座位にするために腕を引くと頭部は体幹部よりも後ろにあり、動きが遅れているが、生後4か月ごろには首がすわり、頭部を意図的にコントロールできるようになる。首や体幹の筋緊張が強化されるに従って座位に移行し、6〜7か月ごろには周囲の支えがなくても座位が可能となるが、この時点ではまだ腕で支えている。生後9か月ごろには、一人で座位となって保持でき、11か月ごろには体幹を軸として玩具に手が届くようになる（表1）[1]。

　粗大運動機能の次の段階は可動性であり、生後7〜9か月ごろには座位からはいはいが可能となるが、なかには、はいはいの段階を通り越す場合や座位のまま下肢をひきずり移動する場合がある。生後10か月ではつかまり立ちが可能となり、11か月ごろには家具につかまりながら歩き回ることができる。生後12か月ごろには、片手を引かれて歩き、自力で立ち上がることができる。自力歩行は、平均的に生後12〜13か月ごろに可能となるものの不安定であり、15か月ごろにしゃがんでいる状態から立ち上がり、物の上によじ登ることができるようになる。18か月ごろには、手すりをつかんで階段歩行ができ、下肢の可動性が安定し、転ばずにボールを投げられる。18か月ごろになっても自力歩行ができない場合は、精査を要する[1]。

表1　粗大運動機能の発達

年齢	うつ伏せ	腕を引いて座位	座位	立位と歩行
出生時	一般的に屈曲位	体幹より頭部が後ろ		
6週	骨盤平位	頭部コントロール可能	背部彎曲、大人の支えが必要	
4か月	前腕に体重をかけて頭部と肩挙上	頭部が体幹に伴って移動		
6か月	腕を立てて胸を挙上（胸は床から離す）		自力で座位保持可能	支えられて立位可能
9か月			一人で座位になることが可能	
10か月				つかまり立ちと立位の持続可能
12か月				一人で立ち、片手を引かれて歩行可能
15か月				自立歩行と物を拾うために止まることが可能

(Rudolf M, et al : Paediatrics and Child Health. 2nd ed. Blackwell Publishing, p48, 2008[1] より)

▶微細運動機能の発達

次に、微細運動機能の発達には、手先の器用さと認知的能力が要求される。子どもは、自分のするべきことが何なのかの理解が及ばない場合は、課題を実践できないため、発達評価に際して、認知的な問題なのか、または運動機能的な問題なのかを見きわめていく必要がある。

まずは、子どもが自分の手を使えるかどうかを見ることから始め、生後1か月ごろにはほとんど手の可動性はないものの、2か月ごろには軽く握るなどの動きがみられ、3か月ごろにはガラガラを持ち、振るような動きがみられる。生後5か月ごろには玩具に手が届くようになり、6か月ごろには手から手へと物を持ち替えることができる。7か月ごろには遊びや探索に手が活用され、物を手でつかんで口に運ぶことができるようになる。さらに、生後9か月ごろには指の動きが微細になり、掌全体を使ってかき集めるように物をつかみ、10か月ごろには親指と人差し指を使ってはさみつかみができ、12か月ごろには親指とほかの指の動きが同調するようになり、微細な指つかみができるようになる（表2)[1]。

表2　微細運動機能の発達

年齢	つかむ・届く	操作	積み木重ね	ペン書き
4か月	意図的にガラガラやシェーカーをつかむ			
5か月	興味のある物に手が届く	手を握る		
6か月	物を手から手へ持ち替えられる			
7か月	指しゃぶりをする			
9か月		未熟な指つかみ		
10か月		ビーズを指差す		
12か月		確かな指つかみ	積み木を他者に渡す	
15か月			2個の積み木を重ねてタワーをつくる	
18か月			3〜4個の積み木を重ねてタワーをつくる	ペンで落書きする
3歳				○を描く
4歳				×を描く
5歳				□を描く

(Rudolf M, et al : Paediatrics and Child Health. 2nd ed. Blackwell Publishing, p49, 2008[1] より)

　1歳ごろには、2cm大の積み木を他者に手渡し、15か月ごろでは2個の積み木を積み重ねられ、18か月では3〜4個の積み木を重ねられるようになる。このころには、クレヨンで落書きをし、また本のページをめくることができるようになる。この時期を境に発達の速度を増していき、3歳ごろには「○」を描き、4歳には「×」、そして「△」を描くようになる。さらに、4歳ごろからは、顔の輪郭を描いて段々と目や口などの顔の特徴的な部分を1〜2つ加えられるようになるが、顔から直接手足が描かれるようになり、5歳ごろまでは腕や手がある身体を描くことはない。

✚会話と言語機能

　子どもはすでに学ぶ能力をもって生まれ、学ぶことが脳の発達を促していく。乳児は刺激への反応において、行動の組み合わせによって学びを表す。刺激の感

覚を得ると、神経、身体、精神、知覚的能力を用いて情報を調整する。これらの能力は成熟と経験によって発達し、調整されていくため、生後間もない新生児は生後6〜12か月の乳児よりもこれらの能力を提示することは困難である。

　このような感覚運動性の発達において、乳幼児期の子どもは、直接ほかの大人と話すことに恥ずかしさや抵抗感を抱くため、まずは両親からの情報に頼る必要がある。実際に、言語機能を評価するためには、以下の3点を評価する必要がある。

- 子どもの言語の理解
- 子どもの言語表現（話し方）
- 子どもの周囲の理解を反映する表現

　生後3か月ごろには声を出し始め、声を出しながら遊ぶことを楽しむようになり、6か月ごろには「だ」「ば」「ま」「か」のような子音のある音を発するようになる。8か月ごろには、二音（だだ、ばば、まま）を組み合わせて発することができる。最初に認識可能な言葉が発せられるのは生後12か月ごろであり、意味のある2〜3語を用いることができるが、母親に比べると他者にとっては不明瞭に聞こえる場合が多い。わかりにくいけれども表現豊かな言語は、15か月ごろまで続き、18か月ごろには理解可能な10〜20語を話し、24か月ごろには二語文へと連結が可能となる。この後、3歳ごろにかけて言語機能は急速に発達し、全文の表現形式が可能となり、絶え間なく語るようになる（表3）[1]。

　このような変化を遂げていく子どもの発達評価では、最初はどれくらいの言語を知っているのかを把握する必要があり、簡単な問いにどのように応えるのか、「ください」「渡してください」などのような簡単な指示に対して返答することができるのか、指示に応じて鼻や目を指差すことができるのかなど、言語の理解力について評価を試みる必要がある。その後で、想像的な（象徴的な）遊びについ

表3　会話と言語機能の発達

年齢	機能	言語
3か月ごろ	発声音	アー、ウー、オー
8か月ごろ	二音喃語	ババ、ママ、ダダ
12か月ごろ	意味のある2〜3語の言語	ママ、パパ、マンマ
18か月ごろ	10〜20語の言語	ワンワン、ニャンニャン、イヤ
24か月ごろ	二語連結の言語	ママ行く、パパ来て
3歳ごろ	全文の言語、絶え間なく語る	おやすみママ、寝るからベッドに行く、くまさん疲れちゃった

(Rudolf M, et al : Paediatrics and Child Health. 2nd ed. Blackwell Publishing, p50, 2008 [1] より)

て、人形遊びでの反応はどうか、玩具の車を走らせることができるのかを確認する。もしも、話すことが十分ではなかったとしても、想像的な遊びが豊かであれば、知的機能の遅れはさほど問題ではない。

　もしも言語の獲得に遅れがある場合は、聴力を調べることも重要である。聴力に異常がある場合は、聴力の補強がなければ言語機能の発達が不可逆的な結果に至るおそれがある。

✚社会的機能

　子どもは社会のなかで生まれ、社会的機能はまずは母親との相互作用によって育まれていく。新生児期は、ほかの子どもや大人などの他者との相互性はまだ未熟であり、母親もしくは養育者との十分な社会的機能の発達を遂げるためには、お互いの接触が可能となるための神経学的発達が前提条件となる。

　初期の社会的機能の発達は、発達的特性に応じていくつかの段階に分かれており（表4）[1]、いずれの段階であっても子どもの社会性は、神経学的な成熟の度合いに左右される。人間の発達は、一定の順序性があり、どのような外的刺激が与えられても加速させることはできない[1]。しかし、環境や病気などの外的要因によって阻害される場合があり、また次のような特徴を押さえておくことが重要である。

- 成長と同様に発達も順序性、連続性があり、個々に予測可能な段階を経過していく。
- 発達は身体の中央部位から末端に進み、粗な技術から精緻な技術へと進む。
- 経験や学習の開始には適時がある。
- 適切な発達の方法は実践をとおして学習していくことである。

　社会的機能の発達とは、どのようにして他者と相互に作用するのかということ

表4　社会的機能の発達の段階

年齢	社会的機能の発達	年齢	社会的機能の発達
6週	反応的に微笑む	15か月	カップの飲料を飲む
16週	大声で笑う	18か月	スプーンを使って一人で食べる
7か月	人見知り不安を示す	2歳半ごろ（幅がある）	日ごとにトイレで排泄できる
9か月	いない、いない、ばーをするバイバイと手を振る	3歳	自分で着衣できる（特にボタンかけ）

(Rudolf M, et al : Paediatrics and Child Health. 2nd ed. Blackwell Publishing, p51, 2008[1]より)

と、食事や衣類の着脱のような日々のスキルの獲得のことである。子どもの観察によって、また両親から社会的機能の情報を得られる。可視聴覚の教材（DVDやVTR画像など）は、子どもの反応を引き出すための重要な刺激である。生後4週の乳児は、話しかけられることでなだめられ、または言葉かけに対する反応として目を大きく開く。6週ごろには反応するように微笑み、これは発達上画期的な出来事である。これは社会的な反応と考えられ、子どもは両親や他者の微笑への対応として微笑むのである。生後8週ごろに、微笑むことを達成できない場合は異常が疑われる。12週ごろになると、喜びに歓声をあげ、16週では大声で笑うようになり、20週では鏡に映った自分の姿に微笑みかける。

　生後7か月では、乳児は「人見知り不安」を示し始め、見知らぬ他者の働きかけに混乱する。対象の不変性はおおよそ9か月ごろもしくはそれ以前に発達し、子どもは対象が視界から消えると反応を示さないものの、生後9か月ごろには対象を探すようになる。このころから、子どもは「いない、いない、ばー」で喜び、10か月ごろには「嫌」と言うと親が不機嫌になることを察知できるようになる。ほかの重要な社会的特徴として、バイバイと手を振り（9か月ごろ）、童謡に合わせて手をたたいて遊ぶようになることである（12か月ごろ）。15か月ごろには、カップから飲料を飲むこと、スプーンを使って食べることができるようになる。24か月ごろには、尿意や便意を知らせるようになり、日々のトイレトレーニングにより2歳半ごろまでには排泄習慣を獲得できるようになる（おねしょは時としてこの時期には通常みられる）。1歳ごろの子どもは袖に腕を通したり、ズボンに足を通して着衣に協力し始め、3歳ではボタンかけや紐を結び、徐々に衣類の着脱が一人でできるようにしなければならない[1]。

発達理論に基づいた心理・社会的発達の特徴

　前項の運動機能、会話と言語機能、社会的機能の発達を支える心理・社会的発達のとらえ方は、発達理論を基盤とすることが重要である。看護学的観点から子どもの正常な発達の過程を踏まえ、遅れや異常を見きわめるうえで最も有用と考えられる心理社会的発達理論として、エリクソン（Erikson EH）の漸成的発達段階説を基盤とすることが望ましい。エリクソンは、精神分析学者フロイト（Freud S）の精神分析理論に立脚し、リビドー（性的様式）の存在を認め、人間は生まれてから死に至るまでの生涯にわたり、社会的・文化的環境や対人関係という人間の相互性によって発達を続けていることを唱えた。この理論において重要なことは、自己意識の中核をなす同一性（アイデンティティ）に焦点を当て、パーソナリティの

健全な発達は各段階の課題を逐次遂行することであると記述している点である[2,3]。

つまり、エリクソンはフロイトの自我を主体とした精神分析理論から人間の生涯にわたる発達段階説に発展させ、生涯発達理論として完成させたといえる。エリクソンの発達理論が普遍的に活用されているのは、社会的および文化的側面を重視したことに起因しており、人間の生涯において環境がどうあるべきか、人間に対してどのように働きかけるべきかという人間存在の根源的な意味について記述していることにある。この人間の置かれている環境や人間同士の相互性が発達の促進要因であり、環境と人間の相互性の悪さが阻害要因となる。

乳児期から老年期まで網羅されたエリクソンの8つの発達段階説では、心理・性的な段階と様式、心理・社会的危機、重要な関係の範囲、基本的強さ、中核的病理／基本的な不協和傾向、関連する社会秩序の原理、統合的な儀式化、儀式主義の各過程における発達の重要な要素が明示されている。これらの要素を吟味しながら、発達を評価していくことが不可欠である（表5）[2]。心理・社会的危機の発達の過程をみていくと、「Ⅰ 乳児期」は、「基本的信頼」が発達課題であり、課題が達成されなければ心理社会的危機である「不信」に陥り、「Ⅱ 幼児期」には、「自

表5 エリクソンの8つの発達段階

発達段階	心理・性的な段階と様式	心理・社会的危機	重要な関係の範囲	基本的強さ	中核的病理 基本的な不協和傾向	関連する社会秩序の原理	統合的な儀式化	儀式主義
Ⅰ乳児期	口唇-呼吸器的、感覚-筋肉運動的（取り入れ的）	基本的信頼 対 基本的不信	母親的人物	希望	引きこもり	宇宙的秩序	ヌミノース的	偶像崇拝
Ⅱ幼児期後期	肛門-尿道的、筋肉的（把持-排泄的）	自律性 対 恥、疑惑	親的人物	意志	強迫	法と秩序	分別的（裁判的）	法律至上主義
Ⅲ遊戯期	幼児-性器的、移動的（侵入的、包含的）	自主性 対 罪悪感	基本家族	目的	制止	理想の原型	演劇的	道徳主義
Ⅳ学童期	潜伏期	勤勉性 対 劣等感	近隣、学校	適格	不活発	技術的秩序	形式的	形式主義
Ⅴ青年期	思春期	同一性 対 同一性の混乱	仲間集団と外集団：リーダーシップの諸モデル	忠誠	役割拒否	イデオロギー的世界観	イデオロギー的	トータリズム
Ⅵ前成人期	性器期	親密 対 孤立	友情、性愛、競争、協力の関係におけるパートナー	愛	排他性	協力と競争のパターン	提携的	エリート意識
Ⅶ成人期	（子孫を生み出す）	生殖性 対 停滞性	（分担する）労働と（共有する）家庭	世話	拒否性	教育と伝統の思潮	世代継承的	権威至上主義
Ⅷ老年期	（感性的モードの普遍化）	統合 対 絶望	人類 私の種族	英知	侮蔑	英知	哲学的	ドグマティズム

(Erikson EH. 村瀬孝雄, 他訳：ライフサイクル, その完結. みすず書房, p34, 1989[2] より)

律性」が課題であり、達成されなければ「恥、疑惑」の危機となる。「Ⅲ 遊戯期」は、自主性が課題であり、達成されなければ「罪悪感」の危機に陥り、「Ⅳ 学童期」は「勤勉性」が課題であり、達成されなければ「劣等感」を抱く。「Ⅴ 青年期」は、同一性が課題であり、達成されなければ「同一性の混乱」に陥る[3]。

　子どもの場合は、Ⅴ段階までは指標として評価の参考にすることが求められるが、小児医療においては家族についても同様に評価する必要がある。大人が育児にかかわることを考慮すると、「Ⅵ 前成人期」の課題である「親密性」が達成されない場合には「孤立」に陥り、「Ⅶ 成人期」では「生殖性」の課題に対し、「停滞」の危機があり、「Ⅷ 老年期」には「統合性」の課題に対し、「絶望」の危機に陥ることになる[3]。親子関係を評価する場合は、たとえば子どもが自律性や自主性の課題を遂行するために、親がそれを教えながら促してかかわっていくが、親自身も「親密性」「生殖性」の課題を遂行する段階であり、発達課題の遂行においては子どもと対等であり、それぞれの発達段階に応じて評価することが重要である。

発達理論に基づいた認知的発達の特徴

　認知的発達は、子どもの発達評価において不可欠な指標であり、前項の会話と言語機能の発達と密接に関連している。認知的発達理論において象徴的であり、系統的な理論を提唱したのはピアジェ（Piaget J）である。ピアジェは、発達は人間と環境とのダイナミックな相互作用のプロセスとして展開していくと考え、認知に焦点を当ててその発達を体系化した。出生から青年期までの子どもの特有な行動を計画的に観察して、概念が形成されて、概念を操作することによって論理的思考がどのような順序を経て構成されていくのかを解明した[4,5]。

　出生から2歳ごろまでの子どもは、感覚運動的段階にあり、シグナルから概念のもととなるインデックスやイメージを表してコトバを発するようになる。2歳ごろから6～7歳までは前操作的（自己中心的）段階とよび、イメージとコトバは前概念として使われるがイメージが中心である。この段階の思考パターンとしては、2～4歳ごろまでの象徴的思考と4～8歳ごろまでの直感的思考が顕著である。そして、7～8歳以降からは操作的段階とよばれ、概念や群性体が形成されて具体的操作が可能となり、おおよそ11～12歳以降には命題や束群が形成されて形式的操作が可能となる。コトバが発せられるおおよそ2歳以降の前操作的（自己中心的）段階と7～8歳以降の操作的段階は、表象的思考段階ともよばれて、イメージや概念の理解や解釈が可能となることが記述されている（図1）[4-6]。

　出生から顕著な機能的、質的変化を遂げて、コトバが発せられると思考形態が

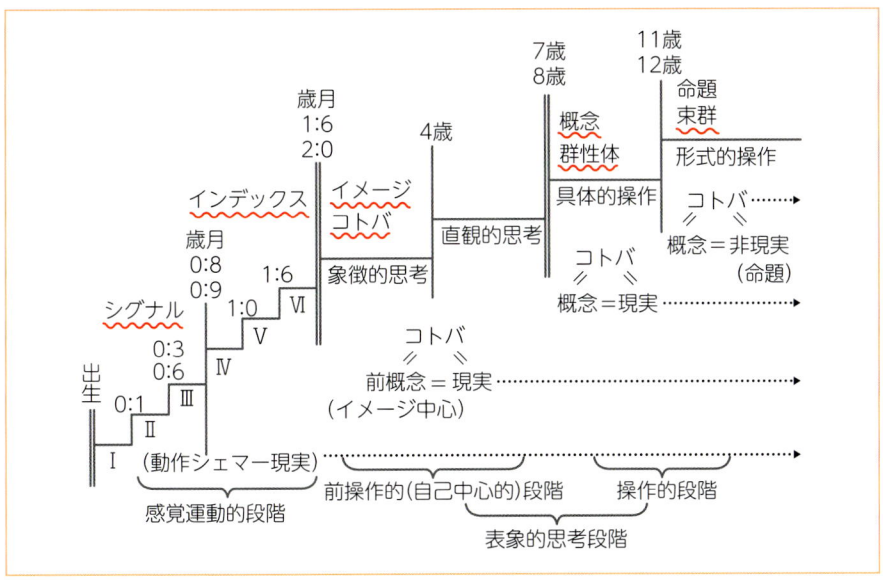

図1 ピアジェの発達段階
(吉田時子, 他監, 小沢道子, 他編：小児看護学〈標準看護学講座29〉. 第2版増補. 金原出版, p35, 1999[6] より)

大きく変化する。つまり、発達段階に応じて教育や学習形態を変化させる時期でもあり、適時の適切な教育や学習環境が発達の促進要因となり、教育や学習環境の不備が阻害要因となることが理解できる（図1）。

（伊藤龍子）

文献
1) Rudolf M, et al : Paediatrics and Child Health. 2nd ed. Blackwell Publishing, p18-34, 2008
2) Erikson EH. 村瀬孝雄, 他訳：ライフサイクル, その完結. みすず書房, p34, 1989
3) Erikson EH. 小此木啓吾訳編：自我同一性；アイデンティティとライフ・サイクル. 誠信書房, p49-124, 1973
4) 波多野完治編：ピアジェの認識心理学. 国土社, p40-120, 1993
5) ジャン・ピアジェ, 滝沢武久訳：発生的認識論. 国土社, p18-71, 2012
6) 吉田時子, 他監, 小沢道子, 他編：小児看護学〈標準看護学講座29〉. 第2版増補. 金原出版, p35, 1999

Section3 成長・発達の評価

　成長・発達の評価は、小児医療に携わる従事者にとって日常的に実践していることである。当然、フィジカルアセスメントにおいても、成長発達の遅れや異常性などの問題を見きわめたうえで総合的に評価していくことが重要となる。そのため、小児医療従事者として要求されることは、前項で提示したように、正常な成長発達の理解、手法の習得による発達評価を実践する能力、発達の遅れと異常性の知覚である。しかし、成長発達が正常範囲から逸脱しているかどうかを重要視することは危険であり、測定尺度の項目によって逸脱は誰にでも起こり得る。子どもの発達の経過において、その特徴には個別の違いが大きいため、正常範囲を広く捉えて評価する必要がある。たとえ、多少の遅れがあったとしても、獲得する技能の質がよく、獲得し続けられるのであれば障害としてとらえる必要はないと考える。

　評価に用いられる発達評価法には、遠城寺式乳幼児分析的発達検査法、DENVER Ⅱ（デンバー発達判定法）、新版K式発達検査、フロスティッグ視知覚発達検査、乳幼児発達スケール（KIDS）、田中ビネー式知能検査、WISC-Ⅳ知能検査、津守式乳幼児発達検査、小児基本動作スケール、小児基本動作スケール・タイプTなどがある。本項では発達評価の検査法として、広く活用されている「DENVER Ⅱ（デンバー発達判定法）」と、新たに開発された最新かつ簡便な「小児基本動作スケール」、「小児基本動作スケール・タイプT」の活用方法について説明する。

＋DENVER Ⅱ（デンバー発達判定法）

　1967年にFrankenburg WKとDodds JBによってDenver Developmental Screening Test（DDST）が考案された。この検査は、外見上になんら問題がなさそうに見える子どもたちのなかから発達上正常でない乳幼児、発達遅滞やゆがみの疑いのある者を見つけることを目的として、新しい視点から考案された。これまでの発達検査とは異なっており、検査の結果を発達指数で示すのではなく、年月齢基準に基づき'正常'、'疑い'、'判定不能'の3種類に評価する方法をとること、子どもの発達に伴って行いうる行動を同年齢の子どもと比較して、それぞれの子どもの発達段階を判定することが特徴とされている。その後、1970年に改訂され、短時間に発達の'正常'な者を見つけるために簡便な評価法を工夫して、検査用紙の形態を変更したものがDDST-R版である。

日本では、1980年に上田らにより、東京都、沖縄県、岩手県の子どもを対象として標準化した発達基準である日本版デンバー式発達スクリーニング検査（Japanese Denver Developmental Screening Test；JDDST）がある。これによって、米国の発達基準とは質的に異なる日本独自の発達評価法が開発され、その後JDDST-Rが報告された。さらに、施行時間をより短縮し、少ない項目で実施したいという日本の医師や保健師の要望に応じて簡易版JDDSTが作成された。

　1992年には、Frankenburg WKとDodds JBが、これまでのDDSTの使用経験を踏まえてDENVERⅡを発表した[1,2]。これを受けて、日本小児保健協会により診断的検査に近いDENVERⅡ日本版が作成された。日本の子どもを対象とした調査の結果、米国の子どもとは発達順序に差があることが判明し、それに準じて日本版が標準化された[3]。

▶活用方法

　DENVERⅡの活用にあたっては、以下に概要を示すが、文献3に詳細な判定等が明示されているため、参照して行う必要がある。

●判定用具[3]

　DENVERⅡには、以下の用具を使用する。

(1) 赤いアクリル毛糸の玉
(2) テニスボール
(3) レーズン（丸いシリアル、ボーロなどでもよい）
(4) 鉛筆
(5) 細い柄のついたガラガラ
(6) 小さいプラスチック製の人形
(7) 2.5cm立方の色のついた積み木10個
(8) 持ち手のついたカップ
(9) 白い紙（A4判）
(10) 口径約1.5cmの縁のある小さな透明なガラスのびん（香辛料等の空びんが利用できる）
(11) 小さなベル

●記録票[3]

　判定項目が4領域に分かれて配列されており、個人－社会、微細運動－適応、言語、粗大運動である。記録票への記入は、「判定実施上の手引き」をもとに行う。記録票の1目盛は24か月までは1か月を表し、24か月以降は3か月を示している。125の判定項目がそれぞれ標準枠で判定用紙に示され、標準的な子どもの行動達成率25％、75％、90％を示す年月齢を標準枠で表示している。これをもとにして、

判定項目が90％達成率を示す年月齢順に階段状に並べられている（図1）[3]。

●判定実施項目数[3]

判定項目の数は、「判定に利用できる時間」、「判定の目的が発達の遅れを明らかにすること、あるいは子どもの相対的な発達段階を明らかにすることなのか」を考慮して決定することとある。

発達の遅れを判定する場合は、年齢線より完全に左側にある項目を少なくとも3項目および年齢線と交差する項目とし、不合格・拒否・経験なしの項目があればさらに左へ3項目を実施する。

相対的な発達段階を判定する場合は、年齢線より完全に左側にある項目を少なくとも3項目および年齢線と交差する項目とし、合格項目の右側へ3項目不合格となるまで実施する。

●判定結果の総合的判断[3]

DENVER Ⅱ は、ほかの子どもと比較して発育が遅れている子どもを発見し、発達の速度やパターンの変化について時間をかけて明らかにしていくために用いられる。最初は個々の項目を判断し、その後に判定項目全体について判断することが大切である。

各項目の判断方法は以下のとおりである。

- **正常**－遅れの項目がひとつもなく、要注意が1項目以下である場合である。次の健診時に、通常の継続的判定を受けるようにする。
- **疑い**－2項目以上の要注意、および/または1項目以上の遅れがある場合である。1〜2週間後に疲れや恐れ、気分不良などの一時的な因子を除くために再度判定を行う。スクリーニングの目的や最終目標によって「疑い」は柔軟に判定してよいことになっている。観察項目の内容に応じて、生育環境、家庭的背景等を考慮して判定することが重要である。
- **判定不能**－年齢線より完全に左側にある項目、あるいは75％から90％の間に年齢線がある項目のうち1項目以上拒否がある場合である。

✚粗大運動の発達評価

子どもは出生後から年月齢に応じて、運動機能が徐々に発達する特徴がある。そのため、運動機能の発達評価としては、各運動が可能となる月齢・年齢などの時間的尺度と各運動の安定度や運動パターンなどの質的分析がある[5]。日常の医療において、主として粗大運動の発達評価を簡便で効率的に行うために、宮村らが「小児基本動作スケール（Ability for Basic Movement Scale for Children；ABMS-C）」および橋本らが「小児基本動作スケール・タイプT（Ability for

Section3 成長・発達の評価

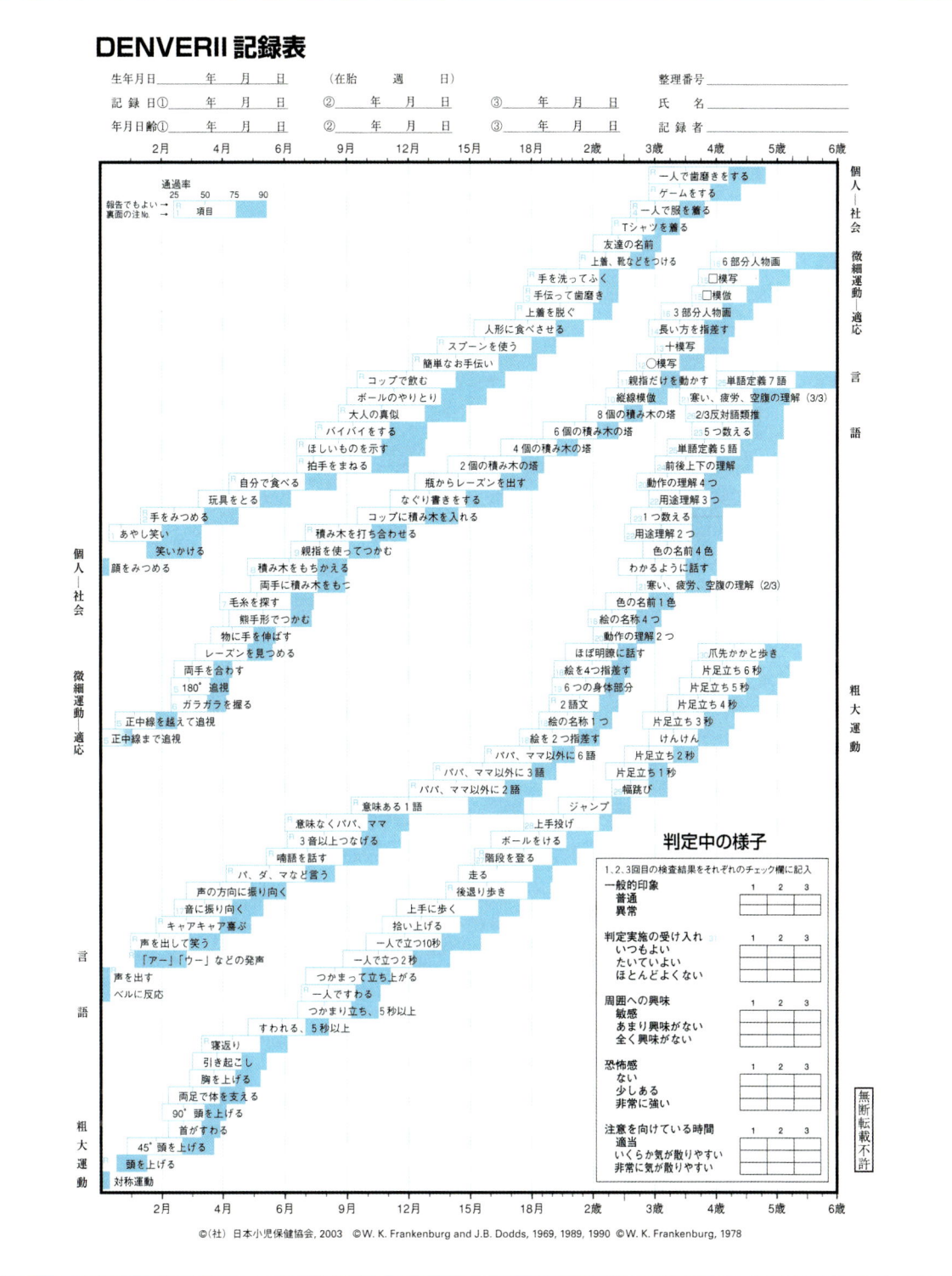

図1 DENVER II 記録票
(Frankenburg WK, 日本小児保健協会：DENVER II －デンバー発達判定法－. 日本小児医事出版社, p28, 2009[3])より)

Basic Movement Scale for Children type T；ABMS-CT)」を開発し、その信頼性および妥当性が検証されている[5,6]。

　いずれも、評価項目が5つであり、評価尺度もグレード0から3までである。それぞれのグレードも具体的な行動の説明が加えられているうえ、挿絵の基本動作の内容もわかりやすく特定されている。臨床において、日々発達評価する医療者にとって、カード型の本スケールを携帯することで咄嗟にあるいは意図的に適切な評価が可能となる。現在は小児総合医療施設などで標準的に活用され、適切な評価が可能になっている。信頼性および妥当性も高いため、今後は日本に限らず世界中の多くの小児領域の医療従事者などに活用されることが期待できる。

▶小児基本動作スケール（ABMS-C）

　小児基本動作スケールの評価項目は、「頸部保持」「座位保持」「平面移動」「立位保持」「歩行」の5項目で、各項目を0〜3の4段階のグレードで評価する。各項目とも、乳幼児がその時点で発揮できる最大限の能力によって評価点をつける。たとえば「平面移動」において、四つばい・背ばいができなくても、臀部を上げての膝ばいが可能であれば、「平面移動」のグレードは3となる（図2)[4]。

▶小児基本動作スケール・タイプT（ABMS-CT)）

　小児基本動作スケール・タイプTの評価項目は、「口腔顔面」「手先」「片足」「両足」「階段」の5項目で、各項目を0〜3の4段階のグレードで評価する。各項目とも乳幼児がその時点で発揮できる、最大限の能力によって評価点をつける。たとえば「片足」において、片足で5秒以上立つことができなくても、片足でケンケンができれば、「片足」のグレードは3となる（図3)[4]。

（伊藤龍子）

Section3 成長・発達の評価

	グレード	0	1	2	3
1	頸部保持	首はまったくすわってない 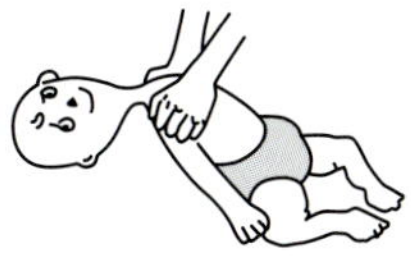	両肩を45度引き起こしても首がついてくる 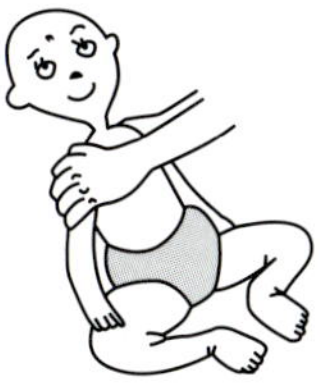	両肩を90度引き起こしても首がついてくるが10秒保持できない 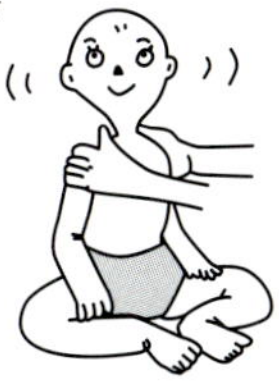	両肩を90度引き起こしても首が10秒すわっている 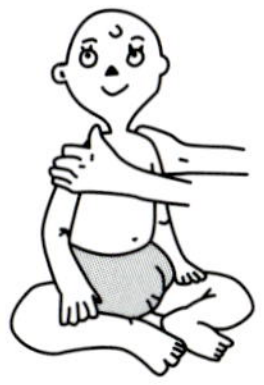
2	座位保持	まったくお座りできない 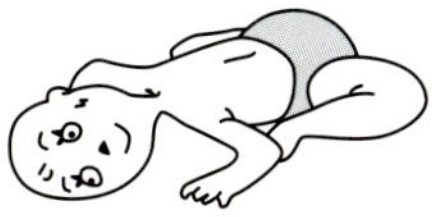	骨盤を支えればお座りできる 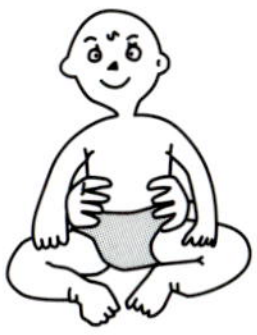	手をついて10秒お座りできる 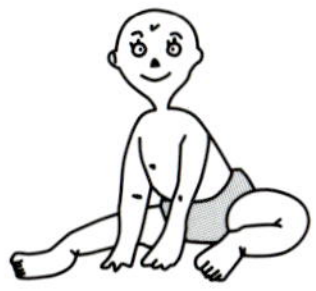	手放しで10秒お座りできる 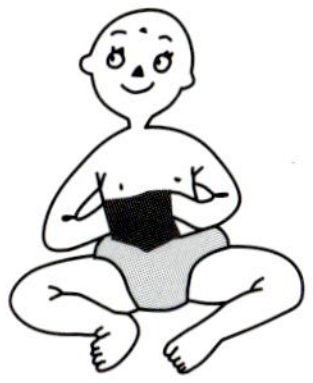
3	平面移動	まったく平面移動できない 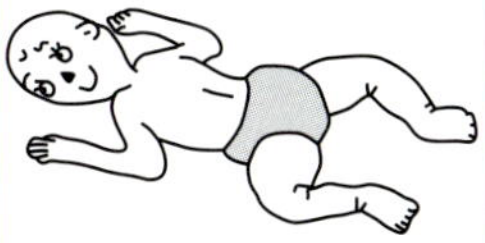	寝返りができる 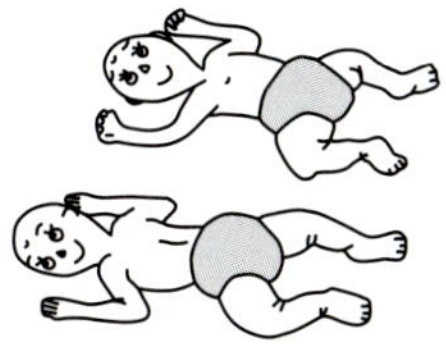	四つばい・背ばいができる 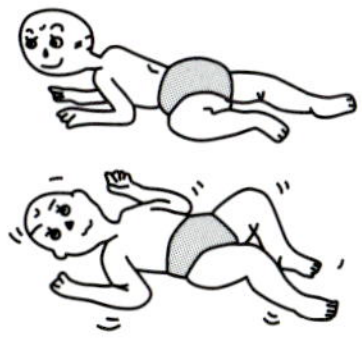	膝ばいができる 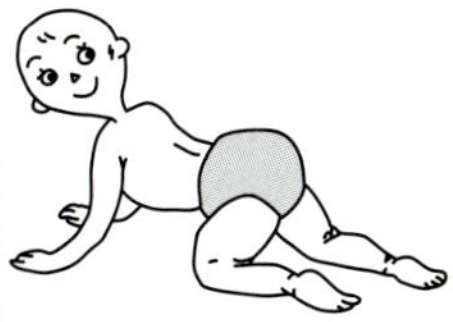
4	立位保持	まったく立てない 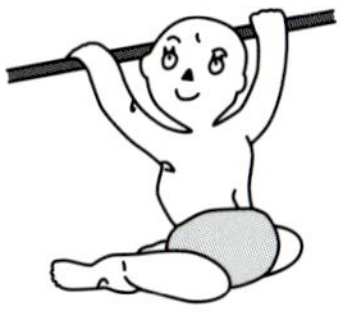	体幹を支えて10秒立てる 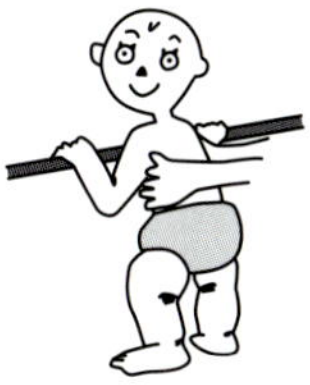	何かにつかまって10秒立てる 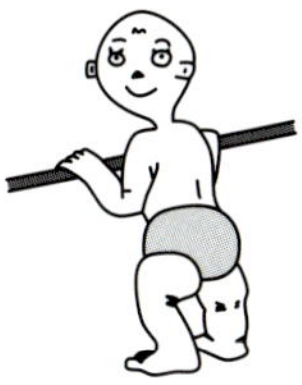	手放しで10秒立てる 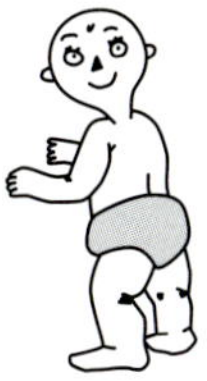
5	歩行	まったく歩けない 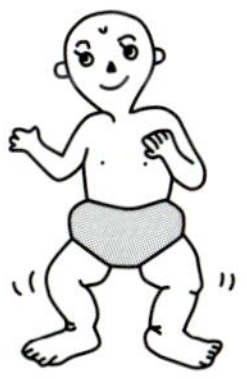	体幹を支えて5歩歩ける 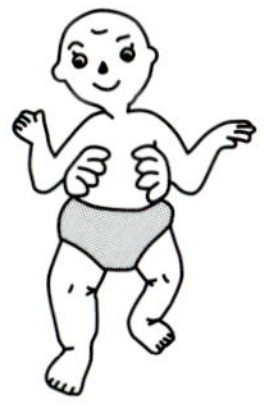	つかまりor手つなぎで5歩歩ける 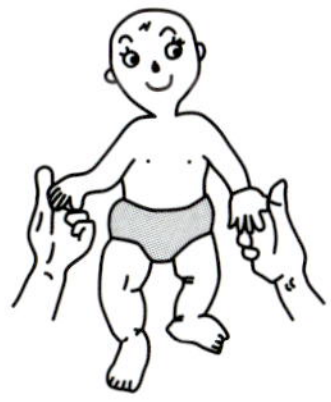	手放しで5歩歩ける 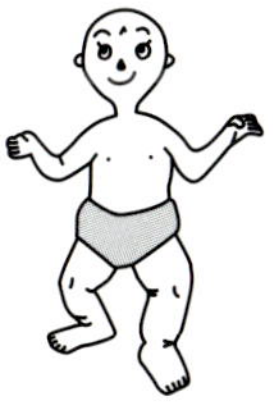

図2 小児基本動作スケール（ABMS-C）
（橋本圭司：発達を支える！子どものリハビリテーション．三輪書店，p42，2013[4] より〈Miyamura K, et al.：Validity and reliability of Ability for Basic Movement Scale for Children（ABMS-C）in disabled pediatric patients. Brain Dev, 23：508-511, 2011[5] より日本語訳〉）

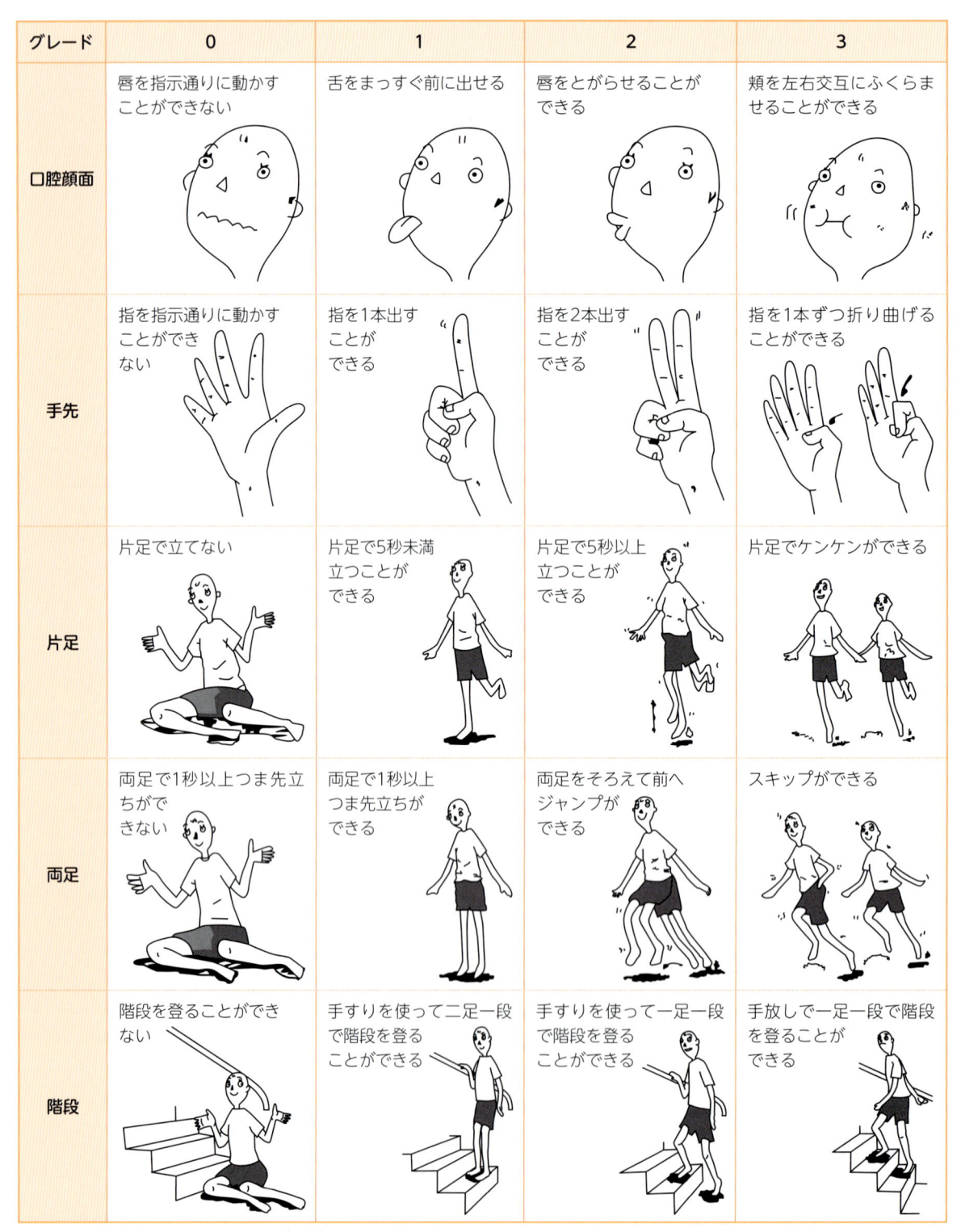

グレード	0	1	2	3
口腔顔面	唇を指示通りに動かすことができない	舌をまっすぐ前に出せる	唇をとがらせることができる	頬を左右交互にふくらませることができる
手先	指を指示通りに動かすことができない	指を1本出すことができる	指を2本出すことができる	指を1本ずつ折り曲げることができる
片足	片足で立てない	片足で5秒未満立つことができる	片足で5秒以上立つことができる	片足でケンケンができる
両足	両足で1秒以上つま先立ちができない	両足で1秒以上つま先立ちができる	両足をそろえて前へジャンプができる	スキップができる
階段	階段を登ることができない	手すりを使って二足一段で階段を登ることができる	手すりを使って一足一段で階段を登ることができる	手放しで一足一段で階段を登ることができる

図3　小児基本動作スケール・タイプT（ABMS-CT）
（橋本圭司：発達を支える! 子どものリハビリテーション. 三輪書店, p41-43, 2013[4]より〈Hashimoto K, et al.: Evaluation of Ability for Basic Movement Scale for Children TypeT (ABNS-CT) for disabled children. Brain Dev, 24；349-353. 2011[6]より日本語訳〉）

文献

1) 上田礼子：DENVER ⅡとJDDST-R（改訂日本版デンバー式発達スクリーニング検査）との関係．小児保健研究，56（2）：353-354，1997
2) 上田礼子，他：発達の縦断的研究（4）－生後3ヵ月から10歳までの知的発達を中心に－．小児保健研究，42（6）：581-586，1984
3) Frankenburg WK，日本小児保健協会：DENVER Ⅱ－デンバー発達判定法－．日本小児医事出版社．p27-29，37，2009
4) 橋本圭司：発達を支える！ 子どものリハビリテーション．三輪書店，p41-43，2013
5) Miyamura K, et al：Validity and reliability of Ability for Basic Scale for Children（ABMS-C）in disabled pediatric patients．Brain Dev，23：508-511，2011
6) Hashimoto K, et al：Evaluation of Ability for Basic Movement Scale for Children Type T（ABMS-CT）for disabled children．Brain Dev，24：349-355，2011．

Section4 子どもの健康問題の特徴

　生活形態として核家族が当たり前になった日本では、親子が社会的に孤立しやすい危険性をはらんでいる。地方自治体および任意団体の育児支援事業などは、日本の全世帯の孤立問題の解決には及ばず、子どもの心身の健康問題は増える一方である。この事実は、社会全体が子育てを支援できていないことを反映しており、子どもの健康問題は、より複雑化、深刻化している。

　これらを改善するためには、親が家庭で子どもを擁護しながら子育てをできるようにする技能を身につけられるよう、社会のあり方を見直し、子育て環境を整備していくことが急務である。これらを踏まえつつ、本項では、子どもの生理学的な特徴から子どもの心身の健康問題の動向について説明する。

子どもの身体に関連する健康問題

　子どもの健康問題には、成人とは異なる生理学的な特徴がある。また昨今の生活習慣の変化、身体の問題、心の問題、身体と心の問題の併存など、社会構造を映し出したように健康問題が顕在している。そのほとんどが、親世代の生活習慣の夜型化と乱れ、薬物乱用、性行動の問題など、メンタルヘルスを含む深刻な社会問題である。

　親世代が、子どもを授かる前から、成人としての社会におけるあり方や子どもを授かってからどのように子育てをする必要があるのかについて、十分に理解して育児の技術を習得する必要がある。その前段階を欠いて、子どもや胎児の権利を省みないで妊娠および出産を迎えるのは問題と思われる。また、胎児や新生児を、命の主体として、さらに一人の人間として尊重し、社会の一員として育児が提供されるような社会の責任を果たす必要がある。この根本的な基盤が整備されない限り、子どもの健康問題を防ぐこと、改善することは困難である。

✚子どもの急性疾患における健康問題

　最近では、発熱、湿疹、疼痛、咳嗽、下痢、嘔吐、便秘などの症状を主訴として医療施設を受診する子どもが多い。小児救急外来においては、新生児や乳児に多いおむつかぶれや発熱であっても、重症化の徴候であることも実際にあり、侮ることは危険である。そのため、軽症と判断して放置することによる生命の危険

があることを理解し、常に最悪のシナリオを想定しつつ、そのような結果にならないように対応する以外に方策はない。その理由は、子どもの場合は年齢が低いほど、生理学的な代償機能が未熟で、容易に悪化して心肺機能不全に陥ってしまうからである。さらに重要なこととして、代償機能が未熟な子どもの場合は、心肺が停止してから蘇生行為を施しても、死亡したり障害を残したりする可能性が高い。つまり、心肺が停止する前段階で呼吸窮迫や低血圧を発見して医療介入しなければ、救命の可能性はきわめて低いといえる。そのため、小児急性期医療においては、小児一次救命処置および小児二次救命処置の知識や技術を学び、蘇生のアルゴリズムを体得しておく必要がある。Chapter3、4を参考にしながら、小児アセスメントトライアングル（Pediatric Assessment Triangle：PAT）とCABDEアプローチへと連続的に初期評価できるように学習しておくべきである。

▶ **乳児突然死症候群**

子どもの心肺停止予防の観点から特有な健康問題として、生後1か月から1歳までの乳児の突然死のうち、病歴からは予期できず、剖検を行ってもほかの原因では説明できない乳児突然死症候群（Sudden Infant Death Syndrome：SIDS）がある。乳児が睡眠中に突然死亡するため、下記3点を含む多くの要因がSIDSのリスクを増大させることとして報告されている[1]。

- 腹臥位での睡眠（うつ伏せ寝）
- 柔らかい敷布団の使用
- 受動喫煙

SIDSのリスクを減らすためには、健康な乳児の場合は仰向け（仰臥位）で寝かせ、うつ伏せ（腹臥位）で寝かせてはならない。また、羽根布団などのような柔らかい布団の上に寝かせないことである。

▶ **不慮の傷害**

子どもの健康問題で最も発生頻度が高い事象として、不慮の傷害（injury）がある。主要な致命的傷害として、米国心臓協会（American Heart Association：AHA）では6項目をあげている（表1）[1]。それぞれ予防により発生させない対策が必要であり、発生したとしても損傷の最小化を図り、傷害後の対処により生命を救うことが重要である。

▶ **子どもに起こりがちな感染症**

ウイルス感染症には麻疹、風疹、水痘、流行性耳下腺炎など潜伏期間が比較的長い疾患が多く、乳幼児期に発生しやすいことを考慮して、二次感染者の発生や集団感染に注意を要する。また、潜伏期間が短く伝染性疾患であるインフルエンザは、乳幼児の肺炎をはじめとする合併症等により重症化しやすいため、すぐに

○ *cf.*
PATについては、p95を参照。

表1　致命的傷害の種類と予防

傷害の種類	予防
交通外傷	チャイルドシートやシートベルトを正しく使用することで、4歳以下の子どもの傷害および死亡を予防できる。およそ12歳になるまでは、子どもを車の前部座席に座らせてはならず、12歳を過ぎたらエアバッグによる外傷を最小限にとどめるために、できる限り座席を後ろにずらして前部座席に座らせてもよい
歩行者の外傷	子どもの歩行行動の改善をめざす教育プログラムには効果が期待できるが、歩行者の多い地域においては、適切な照明、歩道の設置、ガードレール設置といった道路整備を進める必要がある
自転車による外傷	自転車乗車時にヘルメットを着用することで頭部外傷の重症度、脳挫傷を軽減できる。ヘルメット着用の教育は、その保護効果に的を絞った情報を提供する地域レベルの継続的で多面的な取り組みを行うことで達成できる
浸潤／溺水	親は、浴槽内やプール、池、海の近くに子どもだけを残してその場を離れてはいけない。プールでの溺水は、安全施錠装置を備えた門などの適切なフェンスでプールを完全に囲むことで予防できる可能性がある。子どもを一人だけで泳がせるのは避け、川、小川、湖で遊ばせるときは、救命胴衣を着用させるべきである
熱傷	「煙検知器」の設置は、熱傷や煙の吸入による死亡を防止するのに最も効果的な対策の一つであり、火災に関連した死亡や重症外傷を86〜88％減らすことができる。煙検知器は、寝室や昼寝をする部屋の扉の外の天井かその近く、各階の階段の上部に設置する。家庭や学校で火災の避難計画を作成し、避難訓練を実施すべきである
銃による外傷*	銃には弾を込めずに安全装置をかけ、弾薬と別に保管する。常に安全装置をかけておくことで、子どもや青少年による不慮の事故および自殺を抑制でき、銃による殺人の件数の減少も見込める

(American Heart Association著，日本蘇生協議会監：BLSヘルスケアプロバイダーマニュアル．AHAガイドライン2005準拠（日本語版）．シナジー，p139-142，2007[1]より)
＊著者注：米国心臓協会（American Heart Association）が米国社会を背景に作成したものであるため、「銃器による外傷」が含まれている。

診療を受けられるように働きかけることが重要である（表2)[2]。

✚子どもの長期療養を要する慢性疾患による健康問題

　慢性疾患をかかえる子どもは、最近の医療技術の向上に伴って、生命の危機は防ぎやすくなった反面、その療養が長期化して、心身面での負担が増えている[2]。小児慢性特定疾患治療研究事業（以下、小慢事業）によれば、幼稚園児や小中学生の約200人に1人は、小慢事業に登録されていた[3]。

　この小慢事業の目的は、「児童福祉法21条9の2」に基づき、慢性疾患にかかっていることにより長期にわたり療養を必要とする児童等の健全な育成を図るため、当該疾患の治療方法に関する研究等に資する医療費の給付とその他の事業を行う

Section4 子どもの健康問題の特徴

表2 子どもによくみられる感染症

疾患	潜伏期間	特徴
インフルエンザ	1〜3日	インフルエンザウイルスによる伝染性疾患。突然の発熱と全身性倦怠感、筋肉痛などの全身症状が特徴的で、喉の痛みなどを伴う。約1週間で治癒するが、抗ウイルス薬の投与を受けることがある。肺炎などの合併症が多いが、頻度は少ないものの重要な合併症に脳症がある。解熱後2日まで出席停止となる
麻疹（はしか）	10〜12日	麻疹ウイルスによる伝染性疾患。38℃台の発熱、咳、鼻汁、めやに、目が赤くなる。発症したときには特有の発疹はみられず、数日間高熱の後に全身に赤い発疹が現れる。発疹は治ったあともしばらく赤黒く残ることがある。中耳炎、気管支炎、肺炎などの気道の合併症が多い。解熱後3日まで出席停止となる
水痘（みずぼうそう）	14〜16日	全身の皮膚に、中心に水疱をもった赤い発疹が出て、水疱が破れた後、赤黒いかさぶたができ、やがてかさぶたもとれる。痒みを伴うことが多く、発熱を伴うこともある。抗ウイルス薬の投与を受ける場合がある。すべての発疹がかさぶたになった時点で登校可能となる
風疹（三日ばしか）	14〜21日	咳や鼻汁があり、全身の皮膚に淡い紅色の発疹がみられる。首や耳の後ろ、後頭部のリンパ節が腫れ、発熱を伴うこともある。発疹が消えれば登校可能で、通常2〜4日程度で治る。妊娠初期にかかると、胎児に先天性風疹症候群（CRS）を起こす危険性がある
流行性耳下腺炎（おたふくかぜ）	12〜20日	唾液をつくる器官（耳下腺、顎下腺、舌下腺の3種類の唾液腺、頬や顎の下にある）が腫れて痛む。通常、顔の下半分が腫れるが、顎の下の唾液腺だけ腫れることもある。髄膜炎、難聴の合併に注意が必要である。腫れと痛みが消えれば登校可能となる
咽頭結膜炎（プール熱）	5〜7日	アデノウイルスによる伝染性疾患である。発熱、喉の痛み、結膜の充血などを認める。出席停止は主な症状が消えた後2日経過するまで

（文部科学省：主な疾患等の解説〈教職員のための子どもの健康観察の方法と問題への対応〉, p67-68, 2009[4]より）

ことである。給付対象者は、18歳未満の児童、また18歳到達後も引き続き治療が必要であると認められる場合には、20歳到達までの者である。ただし、当該疾患の対象基準は重篤な慢性疾患の患者を基本としているため、疾患の特性に応じて、症状、検査値、治療内容等による簡便な認定基準が設定されている。当該疾患は、主に世界保健機関（World Health Organization：WHO）の疾病分類に基づき、悪性新生物や慢性腎疾患、慢性呼吸器疾患等の11疾患群514疾患である[4]。

小慢事業の成果として、人口動態統計からほとんどの疾患群における1〜19歳の死亡者数、死亡率がともに減少したことが明らかである（表3）[5]。減少した理

表3 小児慢性特定疾患治療研究開始後の死亡者数の推移（1〜19歳）

(人)

疾病分類	1975年	2010年
悪性新生物	1,824	459
循環器系の先天奇形（主として慢性心疾患）	937	134
血液・免疫疾患	207	45
喘息（主として慢性呼吸器疾患）	176	10
慢性腎疾患	153	10
代謝疾患（体液異常を除く代謝障害、主として先天代謝異常）	64	26
糖尿病	36	7
その他の小慢事業対象疾患（主として内分泌疾患と慢性消化器疾患）	61	9
合計	3,458	700

（加藤忠明：子どもの健康と保健の意義〈加藤忠明、他編：図表で学ぶ子どもの保健Ⅰ〉．建帛社，p17，2013[5]より）

由としては、その間の医療の進歩や衛生環境の向上によるものが大きいが、慢性疾患のある子どもが治療を必要とした場合、小慢事業によりほぼ無料で治療を受けられるようになった効果も大きい[5]。特に、悪性新生物に罹患した小児がん患者は、小慢事業が整備された1974年ごろには、その多くが小児期に死亡していたが、現在では推計72％の小児がん患者が成人に達している[6]。

　そもそも子どもは社会的存在であり、社会全体が子どもを擁護する体制を整備することが不可欠であり、子ども個人や家族に多大な負担をかけることなく、子どもの健全な育成を図ることが重要である。慢性疾患は長期的な療養をはじめ、日常生活や学校生活の管理指導を要する場合が多く、遊びの環境や特別支援教育の充実はもちろんのこと、保健、医療、福祉、労働等の専門機関および職種者間の連携を図り、成人に至るまでの子ども個々のニーズに応じた適切な支援を提供することが求められている。

子どもの発達に関連する健康問題

　近年、発達に関連する健康問題の考え方は大きく変遷を遂げている。2001年、WHOは、人間の生活機能と障害の分類法となる「国際生活機能分類：国際障害分類（international classification of functioning disability and health：

ICF)」を採択した[7]。これにより、過去の国際障害分類が社会的不利等のマイナス面の考え方によるものから、生活機能と環境因子の観点等のプラス面から分類する方法へと大きな転換期を迎えた。このような経緯において、WHOが公布している「国際疾病分類第10版（international classification of diseases, 10th revision：ICD-10）」においても発達障害の診断基準が設けられた。

　したがって、医療従事者として子どもの発達に関する健康問題に応じた対応をするためには、生活機能および環境因子の観点から、2001年に改訂された国際障害分類、加えて精神医学における診断基準（表4）をもとに発達障害を理解する必要がある（表5）。

　日本では、2004年に制定されて2008年に最終改正された「発達障害者支援法」における発達障害の定義は、「自閉症、アスペルガー症候群その他の広汎性発達障害、学習障害、注意欠陥多動性障害その他これに類する脳機能の障害であってその症状が通常低年齢において発現するものとして政令で定めるもの」とされている。今後は、発達障害があったとしても、それぞれの疾患や症状の特徴に応じた心理社会的支援や看護実践をとおして、日々の生活を支えていくことが重要である。

子どもの心に関連する健康問題

　子どもは成長発達に応じて、環境の変化やストレスフルな出来事に対処する能力を身につけていく過程にある。もしも、子どもの対処能力を上回る環境の変化や出来事に遭遇した場合は、子どもの身体症状や不登校などの行動の異常など、不適応な反応を引き起こしてしまう。小児医療および看護の目的において重要なことは、不適応な反応である症状の消失をめざすことではなく、成長発達を促進および支援すること、同様に愛着形成を土台として母子ならびに親子関係を支援することである。なぜならば、不適応な反応は子どもにとっては、環境の変化や出来事に対してそのように反応せざるをえないという必然性によって発生しているからである。医療者は、子どもの反応の意味を理解しつつ、成長発達を促すための日々の生活援助をとおして、子どもが日常生活をその子どもらしく送れるよ

表4　子どもの発達に関する診断基準

- ●WHOによる国際疾病分類（ICD-10）
    - ・F80-F89：心理的発達の障害
    - ・F90-F98：小児〈児童〉および青年期に通常発症する行動および情緒の障害
- ●米国精神医学会によるDSM-Ⅳ-TR
    - ・通常、幼児期、小児期、または青年期に初めて診断される障害

表5　発達障害の分類

分類	診断名
非定型広汎性発達障害 (PDD-NOS)	・自閉症（ICD-10）/自閉症スペクトラム症（DSM-Ⅳ-TR） ・レット症候群（ICD-10）/レット症（DSM-Ⅳ-TR） ・アスペルガー症候群（ICD-10） ・特定不能の広汎性発達症
精神発達遅滞 (知的障害)*	・軽度精神発達遅滞 ・中等度精神発達遅滞 ・重度精神発達遅滞 ・最重度精神発達遅滞 ・精神発達遅滞、重症度特定不能
注意欠陥多動性障害 （ADHD）および破壊的行動障害（DBD）	・行為症 ・特定不能の注意欠陥多動性症 ・特定不能の破壊的行動症 ・注意欠陥多動性症 ・反抗挑戦性症
コミュニケーション障害	・音韻症 ・受容・表出混合性言語症 ・特定不能のコミュニケーション症 ・表出性言語症
学習障害（LD）	・算数症 ・書字表出症 ・読字症 ・特定不能の学習症
運動能力障害	・発達性協調運動症

* 精神発達遅滞のみの症状の場合は発達障害に含まれない。
PDD-NOS：pervasive developmental disorders-not otherwise specified, ADHD：attention deficit hyperactivity disorders, DBD：disruptive behavior disorders, LD：learning disorders, learning disabilities

うにすることをめざす必要がある。

　深井によると、小児における不適応である心身症、不登校、食行動異常は、各年代での心理発達のつまずきに起因するものが多いこと、つまずきは、親子双方の個々の要因と互いの相互作用の結果である。適切な介入により不適応の表現を治療的な退行に導くことで、心理的な成長発達を援助することができることを報告している[8]。Section 2,3で提示した心理社会的発達を主とした各発達段階における子どもの特性を十分に理解して、対応しなければならない。そして、発達段階別に発生しやすい症状および疾患を見きわめて、治療的介入や看護実践の計画に基づいて子どもとその家族を支援していくことが肝要である（表6）[9]。

（伊藤龍子）

Section4 子どもの健康問題の特徴

表6 発達段階による各症状および疾患

発達段階	症状および疾患
乳児期	● 吐乳 ● 夜泣き ● 食欲がない（飲まない・食べない）
幼児期前半	● 人見知りが強い ● 親から離れない ● 夜驚 ● 臍疝痛 ● 憤怒けいれん ● 便秘 ● 下痢 ● 異食症 ● 心因性嘔吐 ● 呑気症
幼児期後半	● 周期性嘔吐症 ● 反復性腹痛 ● 心因性頻尿 ● 昼間遺尿 ● 遺糞症 ● 吃音 ● 緘黙 ● 爪かみ ● 指しゃぶり ● 性器いじり
学童期	● チック ● 心因性発熱 ● 起立調節障害 ● 気管支喘息 ● 心因性咳嗽 ● 胃・十二指腸潰瘍 ● 過敏性腸症候群 ● めまい ● 反復性頭痛 ● 心因性視力障害 ● 抜毛症 ● 夜尿症 ● 転換ヒステリー反応
思春期	● 過換気症候群 ● 神経性食欲不振症 ● 過食症 ● 月経前症候群 ● 月経痛 ● 転換ヒステリー反応

（深井善光：小児の心の発達（「小児心身症対策の推進に関する研究」班編：子どもの心の健康問題 ハンドブック）．平成14年度厚生科学研究費補助金（子ども家庭総合研究事業），p24，2002[9]より）

文献

1) American Heart Association，日本蘇生協議会監：BLSヘルスケアプロバイダーマニュアル：AHAガイドライン2005準拠（日本語版）．シナジー，p139-142，2007
2) 文部科学省：主な疾患等の解説（教職員のための子どもの健康観察の方法と問題への対応），p67-68，2009
 http://www.mext.go.jp/a_menu/kenko/hoken/__icsFiles/afieldfile/2009/04/27/1260335_4.pdf
3) 加藤忠明：近年の保健・医療の進歩と小児保健の課題．小児保健研究，67（5）：701-705，2008
4) 伊藤龍子：小児慢性特定疾患治療研究事業の概要．及川郁子監：新しい小児慢性特定疾患治療研究事業に基づく小児慢性疾患療養育成指導マニュアル．診断と治療社，2006
5) 加藤忠明：子どもの健康と保健の意義．加藤忠明，他編：図表で学ぶ子どもの保健Ⅰ．建帛社，p17，2013
6) 厚生労働省大臣官房統計情報部編：小児慢性特定疾患治療研究事業の対象疾患及び給付人数（母子保健の主なる統計）．厚生労働省大臣官房統計情報部，p105，2010
7) WHO Library Cataloguing-in-Publication Data：International Classification of Functioning, Disability and Health，2001
 http://rehabmalaysia.org/
8) 深井善光：小児の心の発達（「小児心身症対策の推進に関する研究」班編：子どもの心の健康問題 ハンドブック）．平成14年度厚生科学研究費補助金（子ども家庭総合研究事業），p6-10，2002
 http://rhino.med.yamanashi.ac.jp/sukoyaka/pdf/sinsin.pdf
9) 前掲書8），p24

参考文献

1) 高野 陽，他編：母子保健マニュアル．第7版．南山堂，2010

ふりかえり クイズ

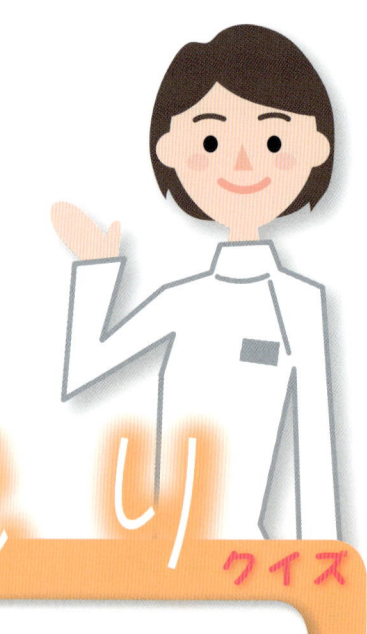

① 「子どもは大人のミニチュアではない」ことの根拠は何ですか。☞ p.9

② 成長に影響を及ぼす要因を5つあげて説明してください。☞ p.10

③ 子どもの身長、体重、頭囲についての形態的変化を説明してください。☞ p.13

④ 胎児・新生児・乳児・幼児期各期の体重あたりの体水分量について述べてください。☞ p.14

⑤ 出生から生後1歳までの粗大運動の発達について説明してください。☞ p.17

⑥ 出生から生後1歳までの微細運動の発達について説明してください。☞ p.18

⑦ 出生から生後3歳までの標準的な言語の獲得について説明してください。☞ p.19

⑧ 子どもの致命的傷害とその予防策について説明してください。☞ p.36

Chapter 2 子どもの生理学的評価

序論 臨床場面で実践する生理学的なアセスメント

子どものアセスメントに求められるもの

　子どものアセスメントで、最も重要なことは、きわめて小さなサインも見逃さず、丁寧に評価対象に据えることである。なぜならば、ややもすると見逃されがちなわずかばかりの指先の冷感が、呼吸不全やショックを最初に教えてくれるからである。一方で、子どもの四肢冷感が、外気温・室温等でいとも簡単に大きく影響を受ける因子ということも周知の事実である。しかし、このときわれわれ子どもに携わる者が、外が寒いからと一笑に付すのか、呼吸不全やショックの端緒と認識し一考するのかで転帰は大きく変わる。すなわち呼吸、循環、中枢神経といった主要臓器はもとより、頭の先からつま先まで全身くまなく見つめ問いかけながら、みずから的確に訴えることができない子どもの代弁者として、粘り強くその奥に潜む病態を探る真摯な姿勢が、われわれには要求される。

絶対値とベクトル

　モニター値で子どもの病勢を評価するときに、その年齢にあった「絶対値」とその向かっている「ベクトル（方向）」を加味しなければいけない。たとえば、「心

拍数（HR）150bpmです」は、正常かと問われると、その絶対値は新生児であれば正常かもしれないが、年長児ではショックかもしれない。また、200bpmの心拍数から治療によって徐々に改善してきた（下がってきた）150bpmなのか、それとも事切れる寸前で、150bpmの直後は50bpm、そしてあっという間に心停止に至るかもしれない緊急事態なのか、と前後の脈絡（ベクトル）とその判定次第では、同じ「心拍数150bpmです」の意味することはまったく異なってくる（図1）。現代の医療では、心拍数以外にも多くのモニター値がベッドサイドに溢れている。しかし同様に個々のモニター値のみで判断してはならない。

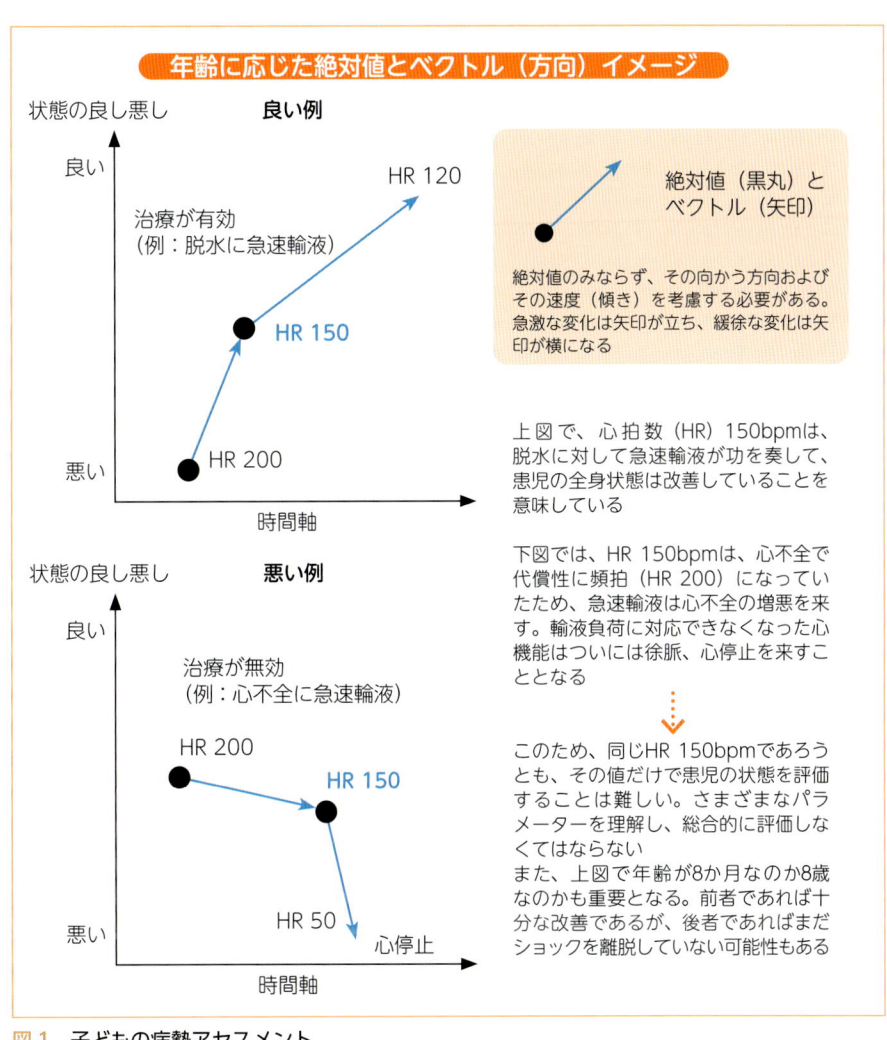

図1　子どもの病勢アセスメント

年齢に応じた絶対値とベクトル（方向）イメージ

良い例

絶対値（黒丸）とベクトル（矢印）

絶対値のみならず、その向かう方向およびその速度（傾き）を考慮する必要がある。急激な変化は矢印が立ち、緩徐な変化は矢印が横になる

上図で、心拍数（HR）150bpmは、脱水に対して急速輸液が功を奏して、患児の全身状態は改善していることを意味している

下図では、HR 150bpmは、心不全で代償性に頻拍（HR 200）になっていたため、急速輸液は心不全の増悪を来す。輸液負荷に対応できなくなった心機能はついには徐脈、心停止を来すこととなる

このため、同じHR 150bpmであろうとも、その値だけで患児の状態を評価することは難しい。さまざまなパラメーターを理解し、総合的に評価しなくてはならない
また、上図で年齢が8か月なのか8歳なのかも重要となる。前者であれば十分な改善であるが、後者であればまだショックを離脱していない可能性もある

悪い例（治療が無効　例：心不全に急速輸液）
HR 200 → HR 150 → HR 50 → 心停止

良い例（治療が有効　例：脱水に急速輸液）
HR 200 → HR 150 → HR 120

継続性と客観性

　以上のように、子どものアセスメントを行う場合、成人診療に増して一層、視診、聴診、触診（あるいは打診）といった五感を研ぎ澄まし、場合によっては過去の経験と照らし合わせ（第六感）、前後関係を把握し「継続的」にかつできるだけ「客観性」をもって行わなくてはならない。そしてそれらを「総合」してはじめて十分なアセスメントとなる。たとえば、GCS（Glasgow Coma Scale）やクループ、喘息スコアなど、客観性のある評価を用いることもよい。スコアリングは「継続性」、「客観性」を簡便に行えるツールとして積極的に用いるべきである。「さっきまで元気だったのに、今は、なんだか呼吸も苦しそう！」では何のアセスメントにもつながらない。ところが「1時間前はGCS 15、E4V5M6の意識清明で活気も良好、呼吸窮迫症状はまったくなかったが、現在では GCS 8、E2V2M4、傾眠傾向、瞳孔は5mm/5mm、同円だが対光反射は消失、5回/分の徐呼吸、肋骨弓下の陥没3+、呼気性喘鳴が10分前より聴取できます」とした場合は、次の瞬間に起きるかもしれない急変（たとえば、脳ヘルニア）に対応可能なアセスメントとなるであろう。

トリアージを支えるアセスメント

　トリアージとは、もともとフランス語で選別を意味する。大規模災害などが生じた際に傷病者を、緊急度・重症度に応じて初期治療・搬送・治療場所を適切に選り分けるために行われる。圧倒的に不足した医療資源を有効に活用し、大挙してやってくる傷病者の中から、いかに救える命、治療を優先すべき命を選別するのか、結果として最大多数の救命を目指すにはどうしたらいいのかということに焦点が当てられ、簡素であるが厳密なトリアージ法が存在する。同様なことは、混雑する救命救急センターや小児救急外来といった小児救急医療の最前線でも行われる（ただし黒トリアージはない）。

　一方、子どもに限らず、すべての初期診療も、重大な影響を受けている臓器の厳密なトリアージとそれを支える適切なアセスメントから始まる。大げさと思われるかもしれないが、おそらく、われわれはさまざまな局面でそれらを無意識に、そして瞬時に行っている。たとえば、胃腸炎症状と頻拍から脱水が疑われる幼児に対しては、すぐさま輸液が行われる。この前提は、気道、呼吸に問題がないということになる。正しいかどうかは別にして、アセスメントの結果、気道、呼吸ではなく、循環のトリアージ区分を上げ、輸液を判断したことになる。その後、

序論 臨床場面で実践する生理学的なアセスメント

元気に遊べるまでに回復した子どもを見れば誰でも診察を割愛し、帰宅させるだろう。このように多くの初期診療は、瞬時に全身状態を評価・判定し、経験的に必要な介入がなされる。訴えが明確でない子どもの場合でも、そのほとんどはそれで十分な恩恵を受けられる。しかし、そのトリアージが体系的に行われていないとしたら、ある一定の確率で（非常に少ないが）抜けが生じるということも事実である。前述の脱水が疑われる子どもに心筋炎・心筋症といった心不全が合併していたらどうだろうか。おそらく点滴後は、肺水腫が逼迫し、よりぐったりした子どもを見て、慌てて緊急コードを要請する必要に迫られただろう。この場合、循環と同程度またはそれに近い区分に呼吸のトリアージを上げられる体系的アセスメントがあれば、違った経過を取ったと思われる（図2）。

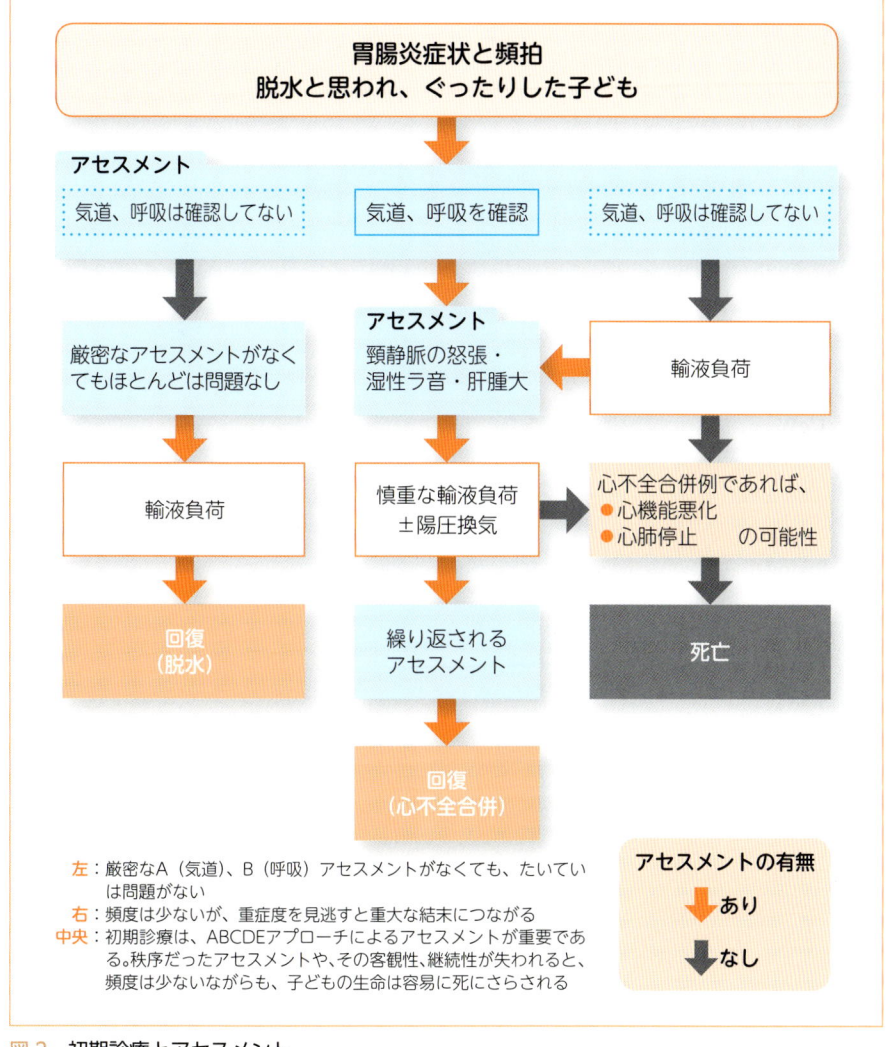

図2 初期診療とアセスメント

左：厳密なA（気道）、B（呼吸）アセスメントがなくても、たいていは問題がない
右：頻度は少ないが、重症度を見逃すと重大な結末につながる
中央：初期診療は、ABCDEアプローチによるアセスメントが重要である。秩序だったアセスメントや、その客観性、継続性が失われると、頻度は少ないながらも、子どもの生命は容易に死にさらされる

○cf.
ABCDE アプローチについては、p67 参照。

PALSにおける体系的なアセスメント

　われわれ子どもに携わる医療者は、多数押し寄せる患者の波の中や、普段とあまり変わり映えしない多くの子どもの姿の中に、小さなサイン一つを見逃さないために存在する。ただでさえ、子どもは解剖学的、生理学的に発達過程にあるために病態の緊急度・重症度が把握されにくく、また生理学的予備能のなさにより病勢の進行も早い。そうしたなか、真の初期診療におけるアセスメントとは、常に子どもに寄り添いながら、「(生命に直結する) 主要臓器へのトリアージ」を「客観性」、「継続性」をもって行う体系的アセスメントに他ならない。

　本Chapterでは、その子どものアセスメントについて、小児二次救命処置 (Pediatric Advanced Life Support：PALS)[1] の「体系的アプローチアルゴリズム (以下、PALSアルゴリズム)」に則り記載する。PALSに沿うことで、子どものアセスメントは、誰が (医師、看護師、多くのコメディカル)、どこで (小児科・救急外来、成人救急救命センター、小児集中治療室)、どのような状況で (平時、災害時)、どのような子どもに (内因、外因疾患) 対処しようとも、一定の品質で全方位的に対応が可能であると考える。むしろ、共通のアルゴリズムを用いることにより、個人だけでなく医療チームとして、主要臓器へのトリアージを客観性と継続性をもって行いうる、より質の高いアセスメントが継続可能となるであろう。

（齊藤　修）

文献
1) American Heart Association：Pediatric Advanced Life Support Provider Manual. 2011

Section1 救命の連鎖

子どもの心肺停止を回避するために

「救命の連鎖（図1）」の第1の輪は、予防である。このことは、不慮の事故が子どもの死亡原因の1位であることから、事故発生や障害が生じないように予防策を講じることの重要性を意味している。同様に、内因性疾患に対しては、心停止へ至る前段階での早期認識、すなわち迅速なアセスメントが最重要項目である。子どもの救急医療において診断に固執するあまり初期診療が開始できないという大きな誤解を取り除き、生理学的アセスメントに基づいた初期診療の開始こそが、心肺停止を回避することにつながることを肝に銘じたい。

第2の輪は、心停止の早期認識、救急医療システムへの通報、院内の緊急コードの始動である。子どもの場合、呼吸原性の心停止が多いとされる。心停止に至った場合の転帰は不良であるが、呼吸停止の状態で発見され、心停止に至る前に初期治療が開始された場合の救命率は70％以上になるという。

以後、救命の連鎖は第3の輪（一次救命処置）、第4の輪（二次救命処置と心拍再開後の集中治療）へとつながる。

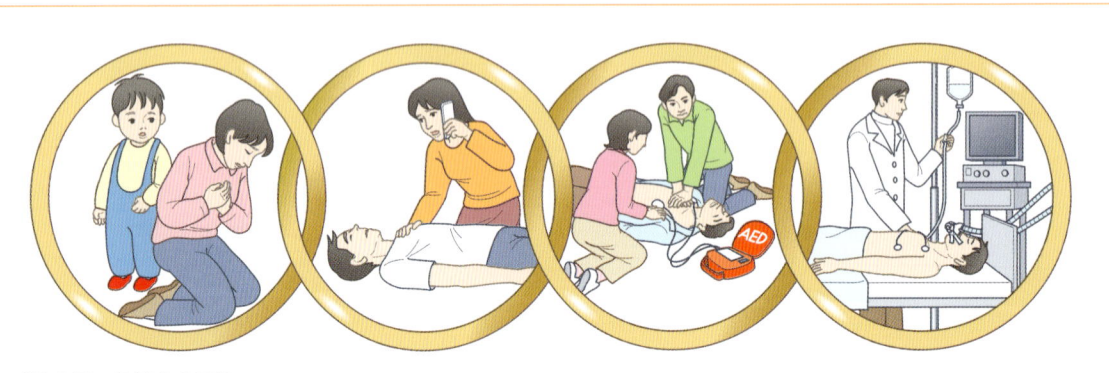

第1の輪：心停止の予防
第2の輪：心停止の早期認識と通報
第3の輪：一次救命処置
第4の輪：二次救命処置と心拍再開後の集中治療

図1　救命の連鎖

Section1 救命の連鎖

小児一次救命処置 (Pediatric Basic Life Support：PBLS)

✚A-B-CからC-A-Bへ

　一次救命処置は、「救命の連鎖」の第3の輪とされる。CPR（cardiopulmonary resuscitation；心肺蘇生）と除細動、気道異物除去を包括した概念である。日本においては、日本蘇生協議会（Japan Resuscitation Council：JRC）策定のJRC蘇生ガイドライン2010[1]に基づき、救急蘇生法の指針[2]内にその処置が示されている。今回の改訂により、「救命の連鎖」が全年齢を通じて共通となっただけでなく、一次救命処置のアルゴリズムも成人と子どもの違いを最小限にする配慮がなされた。これらは、まれにしか経験しない一般市民による蘇生処置に対して、できるだけ混乱を少なくし、成人同様、子どもにも躊躇することなく、等しく蘇生が施される機会を増すことに意図がある（表1）。

表1　CPR（心肺蘇生）の手順

要素	成人	小児	乳児
認識	意識がない		
	呼吸がない、正常な呼吸の消失（例；死戦期呼吸）	呼吸がない、または死戦期呼吸のみ	
	10秒以内に脈拍を触知できない（医療従事者のみ）		
CPR手順	C（胸骨圧迫）- A（気道確保）- B（人工呼吸）		
圧迫のテンポ	少なくとも100回/分		
圧迫の深さ	少なくとも5cm	少なくとも前後径の1/3（5cm）	少なくとも前後径の1/3（4cm）
胸壁の戻り	完全に胸壁を元の高さに戻す 2分ごとに圧迫担当を交代		
圧迫の中断	最小限にする（10秒以内にする）		
気道確保	頭部後屈あご先挙上法（外傷を疑う場合は、下顎挙上法）		
胸骨圧迫と人工呼吸の比	30：2	救助者が1人の場合　30：2	
		2人の場合　15：2	
人工呼吸に熟練していない場合	胸骨圧迫のみ		
高度な気道確保	8〜10回/分		
	胸骨圧迫と非同期、1回1秒の胸の上がりを目視で確認		
除細動器	AEDが到着したら直ちに装着するが、胸骨圧迫の中断は最低限に制限、ショック後毎回胸骨圧迫からCPRを再開する		

図中テキスト

1 反応なし
応援要請／緊急通報／除細動器依頼 **Point**
一人しかいない場合はその場を離れて応援要請と資機材の手配を行う

乳児は足底、年長児は肩を刺激し、応答、合目的な仕草がなければ「反応なし」、死戦期呼吸は「呼吸なし」として扱う

2 呼吸をみる
気道確保 **Point**
頭部後屈あご先挙上法
下顎挙上法（頸椎損傷）

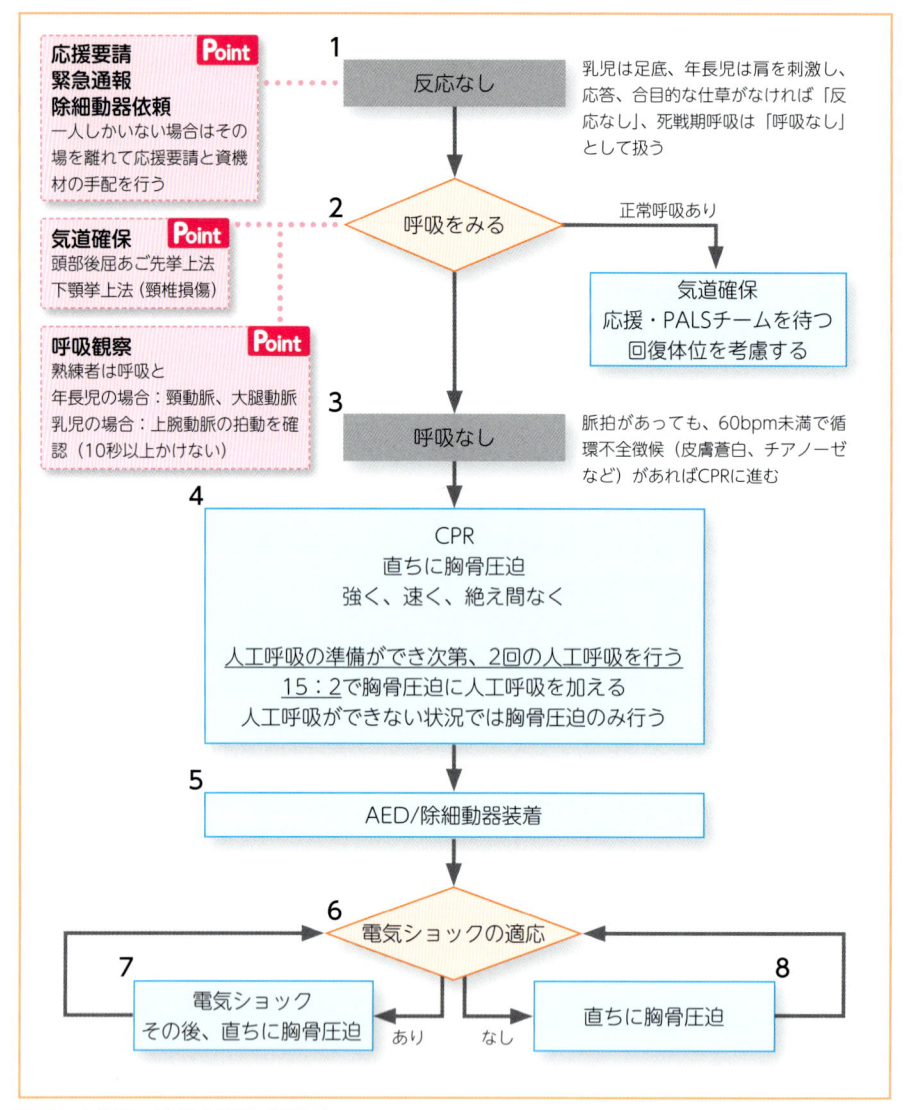

正常呼吸あり → 気道確保／応援・PALSチームを待つ／回復体位を考慮する

3 呼吸なし
呼吸観察 **Point**
熟練者は呼吸と
年長児の場合：頸動脈、大腿動脈
乳児の場合：上腕動脈の拍動を確認（10秒以上かけない）

脈拍があっても、60bpm未満で循環不全徴候（皮膚蒼白、チアノーゼなど）があればCPRに進む

4 CPR
直ちに胸骨圧迫
強く、速く、絶え間なく

人工呼吸の準備ができ次第、2回の人工呼吸を行う
15：2で胸骨圧迫に人工呼吸を加える
人工呼吸ができない状況では胸骨圧迫のみ行う

5 AED/除細動器装着

6 電気ショックの適応
あり → **7 電気ショック** その後、直ちに胸骨圧迫
なし → **8 直ちに胸骨圧迫**

図2 小児の一次救命処置（PBLS）
（日本救急医療財団心肺蘇生法委員会監：救急蘇生法の指針2010．改訂4版（医療従事者用）．へるす出版，p113，2012[2]より一部改変）

　図2は医療従事者を対象とした一次救命処置である。同処置は、市民救助者用と医療従事者用の2種類あるが、表2のような違いがある。本書を読まれている多くの方々は子どもに携わることが多い医療従事者と思われるため、気道確保手技、バック・バルブ・マスクによる換気などの基本手技を日頃から鍛錬しておく必要がある（脈拍触知は、10秒以上かけてはならず、自信がなければ割愛してもよい）。

　また、これまで「A-B-C」の順でCPRが行われていたのに対して、2010年に改訂されたガイドラインからは、「C-A-B」の順で行うこととし、成人、子どもともにその手順が統一された。これは、人工呼吸を躊躇してCPRが遅れることを回避

Section1 救命の連鎖

表2　市民救助者と医療従事者の一次救命処置（BLS）の違い

		市民救助者	医療従事者
反応がない場合の気道確保		行う必要がない	行う（頭部後屈あご先挙上法・下顎挙上法）が、手間取ってCPRが遅れてはならない
脈拍の触知	心停止の確認	行うべきでない	熟練者は、行ってもよい
	CPR中の脈の確認	明らかに自己心拍再開が確認できる反応（正常な呼吸や目的のある仕草）が出現するまで胸骨圧迫を中断してはならない	除細動器が到着するまでは不要。正常なQRS波形が確認できた場合のみ確認する
胸骨圧迫と人工呼吸の比		30：2	15：2（2人の場合）
人工呼吸		訓練を受けていない場合は、胸骨圧迫のみを行うべきである	準備ができ次第、気道確保後2回の人工呼吸を行う

することと、一般市民が遭遇することが多い蘇生事象は市中であり、心原性の心停止が多いことなどが考慮された結果である（心原性心停止は、通常、突発事象で直前まで呼吸が保たれ、血液内の酸素含量が、呼吸原性心停止よりも多い）。いずれにしても、成人、子ども両者に対して迅速に胸骨圧迫からCPRが行われることを期待しての判断である。

➕PBLSの手順

1）反応確認と応援要請
乳児であれば足底、年長児では肩などを叩きながら反応を確認する。目的のある仕草がなければ「反応なし」として、大声で院内緊急コードによる応援、医療資機材を要請する。自分以外誰もいない場合は、一端、子どものそばを離れ、みずから手はずを整え、その後CPRを行う。

2）心停止の判断
反応がない子どもは、気道閉塞を来している場合が多いため、気道確保を行い呼吸の有無をみる。外傷などで頸椎損傷が疑われる場合には、下顎挙上法（図3）を、それ以外は頭部後屈あご先挙上法を行う（図4）。死戦期呼吸は「呼吸なし」と判断する。慣れている場合には同時に脈拍を確認する（乳児；上腕動脈、年長児；頸動脈、大腿動脈）。ただし手間取ってはいけない。触知に確信がもてない場合は、遅れることなくCPRへ進む。

3）CPRの開始と胸骨圧迫
心停止と判断された場合は、直ちに胸骨圧迫からCPRを開始する。胸骨圧迫は、胸の厚みの1/3程度（小児5cm、乳児4cm）の強さで、テンポは少なくとも100

回/分とする。圧迫ごとに完全にその圧迫を解除し、胸壁が元の高さまで戻るようにして胸腔内への静脈灌流を促す。圧迫部位は、「胸の真ん中」とされる。小児の場合は片手でも両手でもよい。乳児では、救助者が1人の場合は二本指圧迫法（図5）、2人の場合は胸郭包み込み両母指圧迫法（図6）とする。

4）人工呼吸

人工呼吸の準備が整い次第、一連の胸骨圧迫を中断し、気道を確保しつつ人工呼吸を2回行う。誰でも誰に対してでも躊躇なくCPRが行われるように、CPRの手順は、成人、子どもともにC-A-B順となったが、呼吸原性の心停止が多い子どもでは、原則準備が整い次第、人工呼吸を行う。院内発生事象においては、年齢相当のマスク（図7）、自己膨張・流量膨張式バッグを準備をする。E-Cクランプ法によるバック・バルブ・マスク（図8）は、医師でなくても必修手技である。

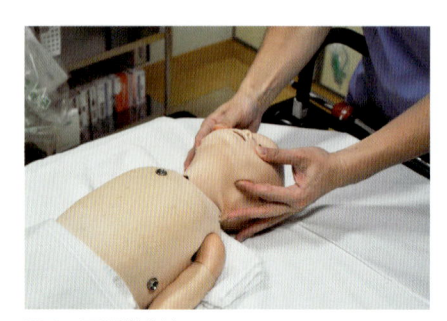

図3　下顎挙上法

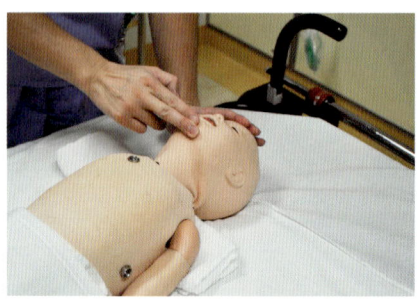

図4　頭部後屈あご先挙上法

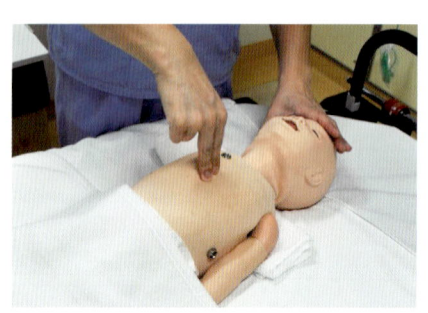

図5　二本指圧迫法

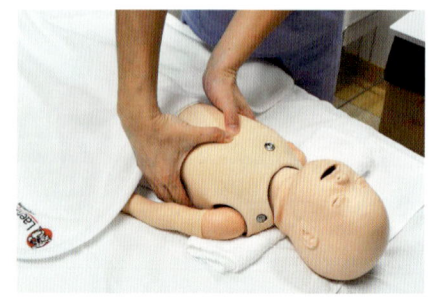

図6　胸郭包み込み両母指圧迫法

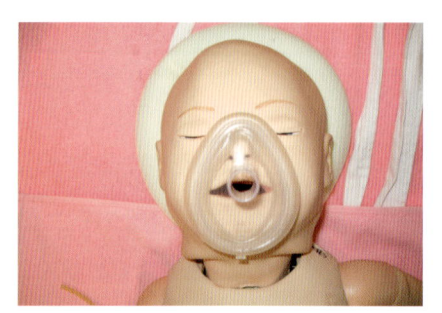

図7　年齢相当のマスクサイズ

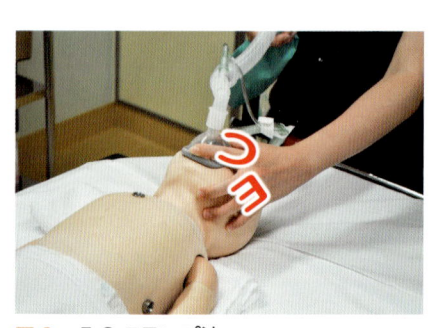

図8　E-Cクランプ法

5）胸骨圧迫と人工呼吸の比

　胸骨圧迫と人工呼吸の回数比は全年齢30：2で開始する。つまり胸骨圧迫を30回、少なくとも100回/分のテンポで行った後に、人工呼吸を2回、10秒以内に加える。以後できるだけ胸骨圧迫の中断時間を短くして30回の胸骨圧迫と2回の人工呼吸を繰り返す。おおよそ2分間で5サイクル終了することになる。ただし、子ども一人に対して医療従事者が2名いる場合は、15：2で行い、10サイクルを2分で行う。また、胸骨圧迫担当者の疲労を考慮し、1～2分ごとに交代することを考慮するが、交代によるCPRの中断を最小限にすることは言うまでもない。

6）AEDの到着とCPR

　AED（automated external defibrillator：自動体外式除細動器）または除細動器が到着したら、CPRの中断を最小限にしつつ、電極パッドや心電図モニター電極を装着する。心電図の自動解析やリズム確認の準備が整えば、胸骨圧迫を中断する。電気ショックの適応があればショックボタンを押し、直ちに胸骨圧迫から再開する。ショック後すぐに脈拍の確認をする必要はない。おおよそショック直後に有効な心拍が再開することは少ない。以後、PALSチームが到着するまで、または、倒れた子どもが目的のある仕草や自発呼吸を再開させるまで一次救命処置を継続する。

小児二次救命処置 (Pediatric Advanced Life Support：PALS)

✚PALSと絶え間ないPBLSの流れ

　二次救命処置は、「救命の連鎖」のなかで心拍再開後の集中治療とともに第4の輪とされる。子どもに携わる医療従事者が心停止に際し、その処置のフローをまとめたものがPALSの心停止アルゴリズムとなる（図9）。VF（ventricular fibrillation；心室細動）／無脈性VT（ventricular tachycardia；心室頻拍）および心静止、無脈性電気活動（PEA；pulseless electrical activity）を区分し、電気ショック、アドレナリン、アミオダロンといった薬剤が使用される違いはあるものの、最も重要なことは、PBLSとまったく同様に、その蘇生現場に絶え間ないCPR、すなわち胸骨圧迫の流れを絶やさないということである。どんなに高度な医療チームが来ようとも、高度な医療デバイス、薬剤が投入されようとも、「強く、速く、絶え間なく、そして胸郭を完全に元に戻す」胸骨圧迫を中心としたPBLSの流れこそが重要である。

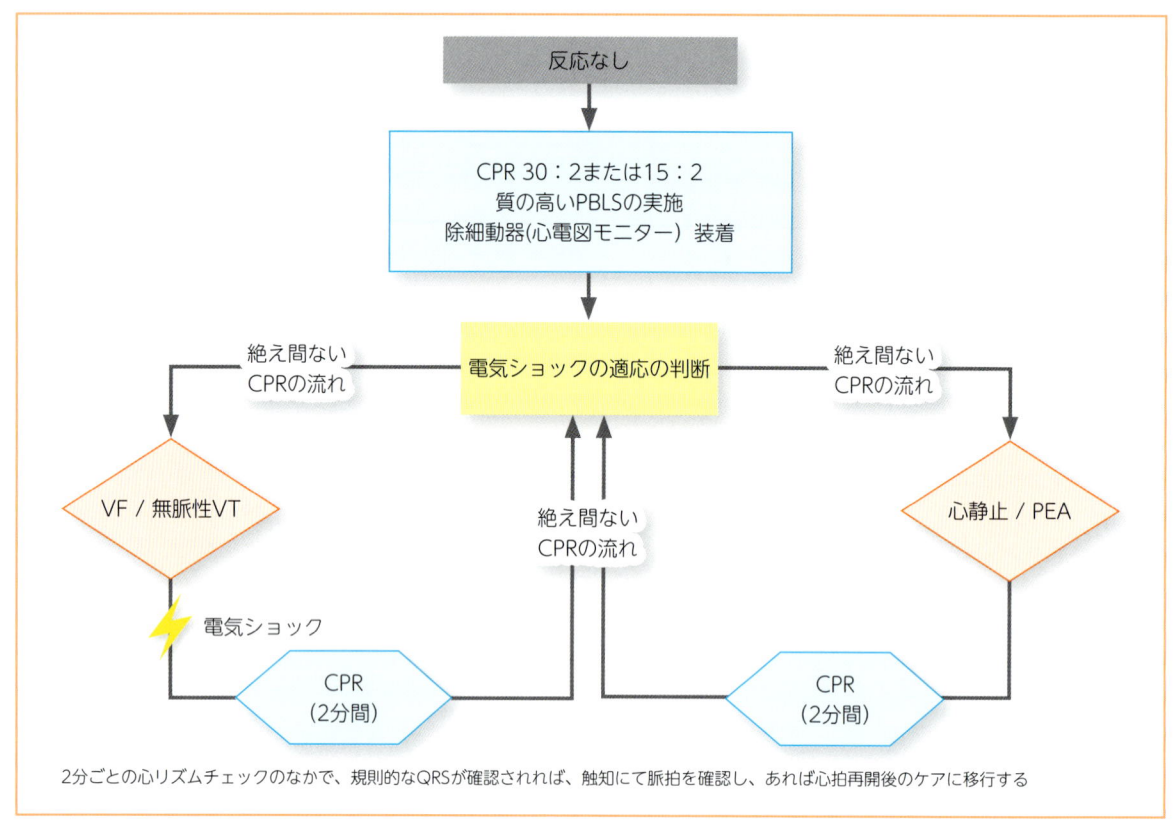

図9　小児の二次救命処置（PALS）

✚PALSにおける心停止アルゴリズム手順 （図10、11）

1）CPRの開始
　PBLS同様、反応がなく、呼吸もないことを確認したら、応援を要請しつつ胸骨圧迫からCPRを開始する。除細動器（モニター）が到着次第、心リズムをチェックする。

2）心リズムのチェック
　心リズムが、VF/無脈性VTであれば電気ショックの適応である（図12）。心静止かPEAであれば電気ショックの適応はない。

3）ショック適応リズム（VF/無脈性VT）と電気ショック（非同期）
　VF/無脈性VTが確認されたら、4J/kgで電気ショックを行い、直ちに胸骨圧迫を再開する。充電中、除細動直後など速やかな再開を心がけ、胸骨圧迫の中断を最小限にする。

4）不整脈に対する薬物投与
　2回のショックとCPRを行ってもVF/無脈性VTが継続する場合は、アドレナリ

Section1 救命の連鎖

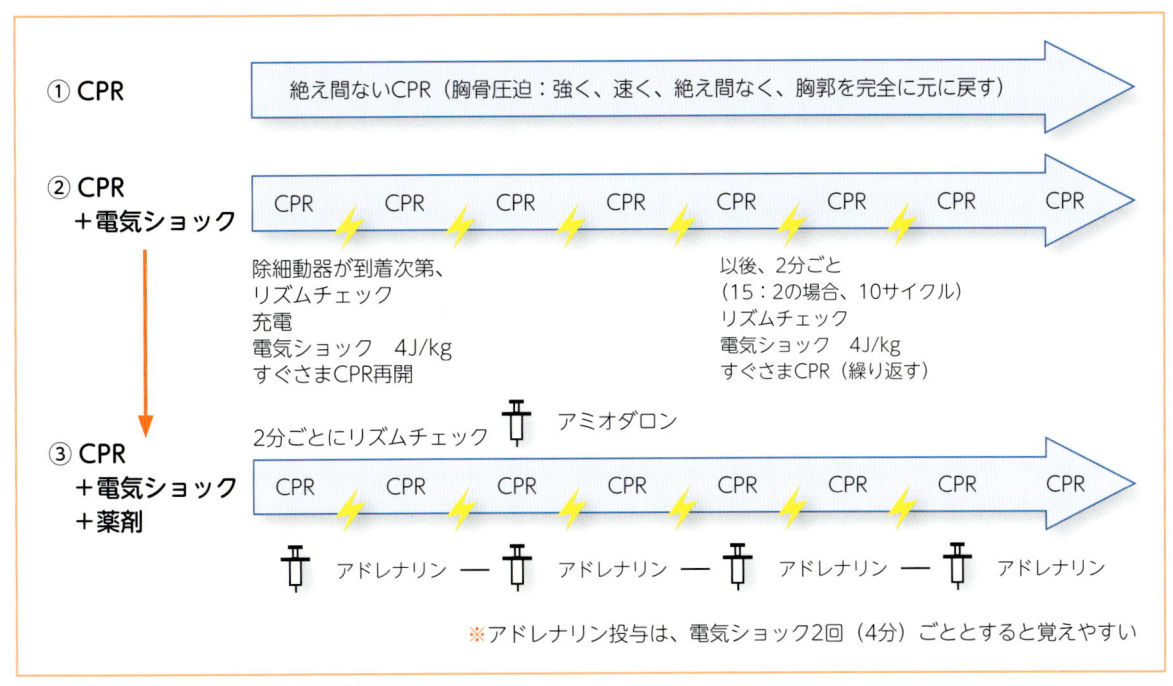

図10 VF/無脈性VTのアルゴリズムの成り立ち

① CPR：絶え間ないCPR（胸骨圧迫：強く、速く、絶え間なく、胸郭を完全に元に戻す）

② CPR＋電気ショック
- 除細動器が到着次第、リズムチェック、充電、電気ショック 4J/kg、すぐさまCPR再開
- 以後、2分ごと（15：2の場合、10サイクル）リズムチェック、電気ショック 4J/kg、すぐさまCPR（繰り返す）

③ CPR＋電気ショック＋薬剤
- 2分ごとにリズムチェック
- アミオダロン
- アドレナリン — アドレナリン — アドレナリン — アドレナリン

※アドレナリン投与は、電気ショック2回（4分）ごととすると覚えやすい

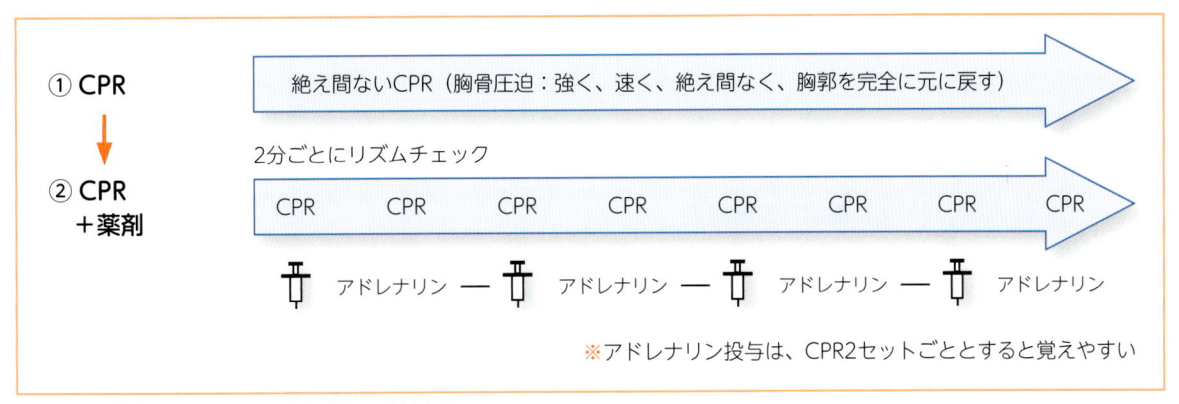

図11 心静止/PEAのアルゴリズムの成り立ち

① CPR：絶え間ないCPR（胸骨圧迫：強く、速く、絶え間なく、胸郭を完全に元に戻す）

② CPR＋薬剤
- 2分ごとにリズムチェック
- アドレナリン — アドレナリン — アドレナリン — アドレナリン

※アドレナリン投与は、CPR2セットごととすると覚えやすい

ンを0.01mg/kg投与する。以後、3～5分ごとに投与する（PALSのテキスト上の記載であるが、実際は4分ごと、すなわち2回の電気ショックごとと定めると覚えやすい）。

アドレナリン投与後、不整脈が難治な場合は、アミオダロン5mg/kgの投与を行う。すぐに投与できない場合はリドカイン1mg/kg、トルサデポアン（Torsades de

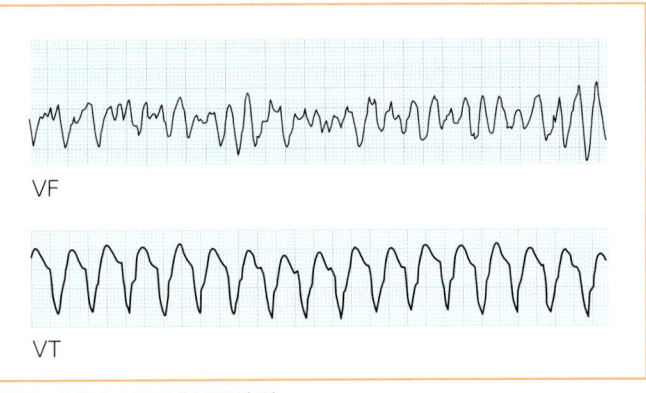

図12 VFとVTの心電図波形

表3 治療可能な原因の検索（HとT）

H	T
循環血液量減少 (Hypovolemia)	緊張性気胸 (Tension pneumothorax)
低酸素血症 (Hypoxia)	（心）タンポナーデ (Tamponade, Cardiac)
水素イオン，アシドーシス (Hydrogen ion；Acidosis)	毒物 (Toxin)
高カリウム血症・低カリウム血症 (Hyper- / Hypokalemia)	肺動脈血栓症 (Thrombosis, Pulmonary)
低血糖 (Hypoglycemia)	冠動脈血栓症 (Thrombosis, Coronary)
低体温症 (Hypothermia)	

Poites）の場合は、マグネシウム製剤25～50mg/kgを静注する。

5）ショック非適応リズム（心静止 /PEA）

　心静止またはPEAが確認された場合は、絶え間ないCPRの継続およびアドレナリンを3～5分ごとに投与する（前述したように4分、2回のCPRが目安）。

　難治な場合には、表3の「HとT」に従い、治療可能な原因がないか検索することとなる。

6）高度な気道確保

　バッグ・バルブ・マスクにて換気が成立していれば、気管挿管を急ぐ必要はない。むしろ胸骨圧迫の中断が必要となる処置であるため、十分にそのタイミングを勘案しなければならない。

（齊藤　修）

文献
1）日本蘇生協議会，他監：JRC蘇生ガイドライン2010．へるす出版，2011
2）日本救急医療財団心肺蘇生法委員会監：救急蘇生法の指針2010．改訂4版．へるす出版，2012

Section2 蘇生チーム

チームリーダーの役割

　蘇生チームにはリーダーが必ず必要である。その主たる役割は、各メンバーが組織として活動できるようにパフォーマンスをモニタリングし、個々からチーム全体までを包括した蘇生事象における現在の立ち位置を明瞭化、向かうべき方向性を指し示すことにある。このため、人数に余裕があれば、ベッドサイドに近接して子どもに直接処置を行うよりも、子どもの病態にとどまらず、その社会的背景までも俯瞰できるように、一歩離れた位置にいることが望ましい。一方で、蘇生事象が頻繁でない施設において、それほど完璧にリーダーを務めあげられる人材も多くない。そのため、下記に述べる効果的なチームダイナミクスの要素をメンバー各人がもち合わせ、チームとしてリーダーを盛り立てていく総合力を培うことも肝要である。

✚効果的なチームダイナミクスの要素

　蘇生処置は、通常、大声で応援を要請し、集まった集団で処置を行うことになるが、突発的に起きた蘇生事象に対して蘇生チームが効率よく活動することは難しい。そのためPALSでは、共通のアルゴリズムを通じて、チームリーダーの重要性とともに効果的な蘇生チームの要素を8つ強調している。以下にその各要素を説明する。

1) クローズドループコミュニケーション

　リーダーの指示に対して、メンバーが明確に応答、指示の復唱をする。
例）リーダー「アドレナリン0.1mgを静注してください」
　　メンバー「はい、アドレナリン0.1mgを静注します」

2) 明確なメッセージ

　穏やか、かつ明確に、伝えるべき相手の目を見て直接伝えること（怒鳴ってはならない）。

3) 明確な役割および責任

　蘇生チームには、①リーダー、②胸骨圧迫担当（できれば複数の交代要員を準備）、③気道確保担当、④静脈路・骨髄路・薬剤投与担当、⑤モニター・除細動担当、⑥観察・記録者が必要である。それぞれが自分の役割分担を明確にすることで、

同じ作業の重複や、重要事項の忘却、誤った手順などを避けることが求められる。

4）限界の把握
　いずれの役割分担でも自分の知識・技量の限界を把握し、リーダーの采配のもと、適材適所と相互補完を目指す。

5）知識の共有
　偏った治療や行為に集中しすぎないようにチームとして介入方法（HとT等）を広く共有し、見落としをなくす。

6）建設的介入
　もし不適切な介入がなされようとしたときでも、互いに建設的に意見を言い合える雰囲気を醸成するとともに改善を促すメッセージの出し方等を工夫する。

7）再評価と要約
　蘇生中は、チームがどのアルゴリズムにいるのか、どういう状態に置かれているのか不明瞭になることがある。このためリーダーは、患者の状態、介入した内容、およびそれによる結果に対するアセスメントをよく吟味し、蘇生チームの置かれた立ち位置を適時、明確にする必要がある。

8）相互尊重
　優れた蘇生チームの重要な要素である。互いを十分に尊重し、対等な関係で、職種を越えて、最大限の救命を追求しなくてはならない。

　各専門診療科の垣根や職種の壁を取り除き、蘇生処置を通じて救命の連鎖をつなげることは容易ではない。日頃から多くの職種とともにシミュレーション教育などを通じて、8つの要素を具現化できるようにその素地を全病棟間で育むようにしていきたいものである。

（齊藤　修）

Section3
PALSにおける体系的なアプローチアルゴリズム

✚ はじめに

　前述のとおり、危機に瀕している主要臓器をトリアージし、客観性、継続性をもって子どもを評価するアセスメント法は、PALSにおける体系的なアプローチアルゴリズム（以下、PALSアルゴリズム）が、最適である。同アルゴリズムは、重症度にかかわらず広く用いることが可能である。むしろ重症の子どものためだけとするよりも、より軽症の子ども、状態が安定している子どもに対して普段から用いることで、見逃しをなくし、より重症の子どもが来院した際の確実なアプローチ習得へとつなげたい。また機会があれば、PALSコースを受講することが最もよい手段と考える。

PALSアルゴリズムとPBLS

　子どもが心停止に至る原因は、年齢やその背景となる疾患などによりさまざまであるが、最終的には低酸素血症とアシドーシスから心停止に至る。PALSアルゴリズムは、その原因を呼吸器系、循環器系（不整脈を含む）に大別する（図1)[1]。そのうえで「呼吸窮迫・不全」、「代償性・低血圧性ショック」と重症度ごとに分類し、さらにタイプ（原因）を細分し、未然に心停止を防ぐ介入方法を示してくれる（不整脈は循環器系に一部評価方法は内包されるが、波形ごとに特異的な介入アルゴリズムが示されている〈本項では省略〉）。

　そのPALSアルゴリズムのアセスメントの柱は、「第一印象」、「一次評価」、「二次評価」からなるが、どの評価段階においても致死的な状態[※1]と判断された場合は、直ちに評価を中止し、PBLSのアルゴリズムに迅速に進むことが明示されている（図2）。子どもは刻一刻とその病態や重症度を激しく変化させるが、PALSアルゴリズムは、いかなる場面においてもPBLSを介在させ、救命を担保するアセスメント法である。

▶[※1] 致死的な状態
意識がなく、かつ呼吸がないか死戦期呼吸の場合と、適切な換気を実施しても心拍数が60bpm未満で循環不良のサインがある場合である。

Section3 PALSにおける体系的なアプローチアルゴリズム

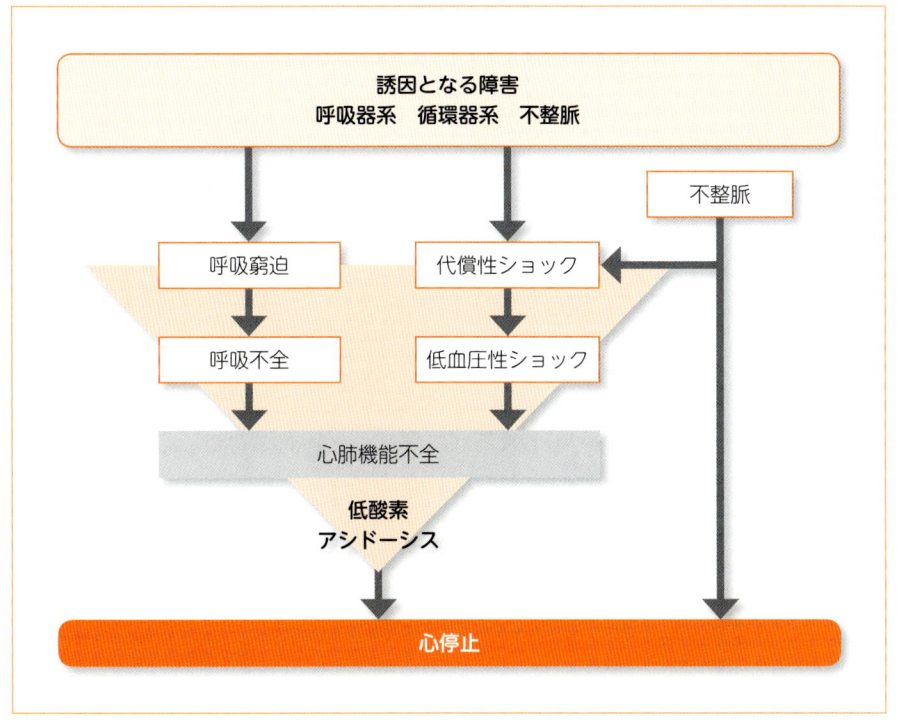

図1 誘因となる障害
（日本救急医療財団心肺蘇生法委員会監：救急蘇生法の指針2010. 改訂4版. p103, 2012[1] より）

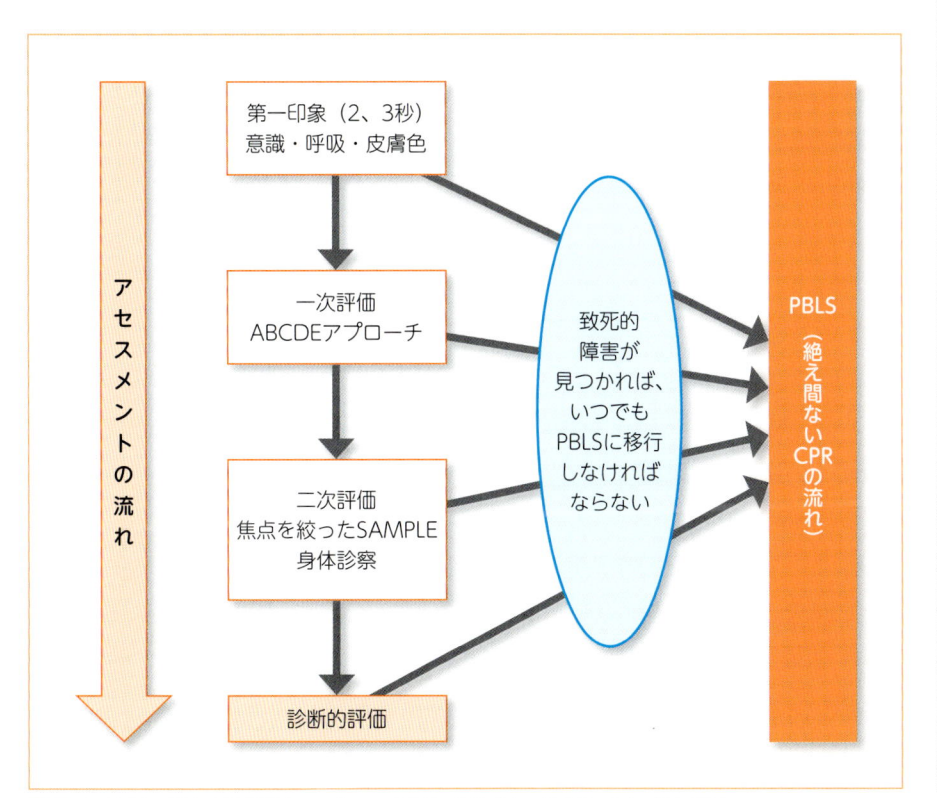

図2 PALSにおける体系的なアプローチアルゴリズム（PALSアルゴリズム）

PALSアルゴリズムにおける評価法

✚第一印象

　第一印象とは、子どもに出会った瞬間のアセスメントを指す。救急外来の診察室のドアを開けて乳児を抱っこした母親が入ってきた瞬間や、トリアージを行おうとあなたが子どもに近づいた瞬間等、患者に（が）近づくまでのほんの2、3秒の間で行うアセスメントである。おそらく多くの読者は、普段の小児救急診療に携わるなかで無意識に行っていることであろう。子どもを見て、思わず「あっ」と言葉が出ると同時に、子どもの状態が「悪い」と瞬時に判断し応援を呼んだ経験をしている方も多数いると思われる。

　PALSでは、その「第一印象」というアセスメントを明文化し簡潔に説明している。すなわち、そのなかで評価しなければならないのは、「意識」、「呼吸」、「皮膚色」の3つとされる。当然、出会った瞬間の評価であるため、じっくり全身を見つめたり、聴診器をあてたりはしない。またモニターも必要ない。近づくまでの間に、見える範囲の子どもの表情、仕草で「意識レベル」を、遠くからでもなお聴取できる異常な呼吸音や、見た目ですぐにわかる陥没呼吸などで「呼吸状態」を、そしてチアノーゼなどの皮膚色で「循環状態」を迅速にアセスメントする。その刹那の判断で、意識がない、呼吸もしてなさそう（まったく動いていない）、当然皮膚色は暗赤色のチアノーゼか蒼白となれば、子どもはまさに致死的であり、すぐさまPBLSシステムを起動しなくてはならないが、そうでなければ総じて子どもの状態が「悪いか否か」の判定だけがここでは問われる。

> ◯cf.
> Chapter3「危急的状態の子どもの評価」－小児アセスメントトライアングル（PAT）p95 も参照。

✚第一印象における評価内容

▶意識

　視線や泣き声、周囲（親）とのやり取り、反応などから意識レベルを評価する。時には低酸素で不穏、激しい不機嫌を示すかもしれない。いずれも重要なサインであるが、ここでは意識がない、または異常であるか否かだけを判定をする。

▶呼吸

　遠くからでも聞こえる呼吸音は限られているが（表1）、それ以外にも起坐呼吸などの体位（または、スニッフィングポジション〔臭いをかぐような姿勢〕、三脚姿勢）や胸腹部の陥没呼吸も重要なサインである。ただし、ここでは、呼吸をしていない、または異常であるか否かだけを判断する。

> ◯cf.
> 「スニッフィングポジション」についてはChapter5 Section2 図3（p205）を参照。

表1　第一印象で評価できる異常な呼吸音

あえぎ呼吸（しゃくり上げるような呼吸）
呻吟（うなり声に近い）
うがい様呼吸音（口咽頭腔に貯留した分泌物）
いびき様音
吸気性喘鳴
呼気性喘鳴

▶ 皮膚色

　末梢循環不全をアセスメントする。多くはチアノーゼ、まだら模様のチアノーゼ、蒼白などが見受けられる。これらがあるか否かを判断する。

　第一印象で評価しなければならないのは、子どもの状態が、①致死的であるか（直ちにPBLSへ）、②悪いか否か、すなわち一次評価に進める状態であるかどうかだけである。後者であれば、次項に示すABCDEアプローチに従った「一次評価」のアセスメントへ進むこととなる。

評価－判定－介入のサイクル

　第一印象で悪いと判定された子どもは、一次評価、二次評価へと進み、障害部位とともに、「重症度」と「タイプ」を判定する（表2）。PALSでは、それぞれのタイプにより判定された病態に対して適切かつ簡潔に介入方法を示す。ただし、このサイクルは何らかの介入を加えた場合や、子どもの状態が変化した場合には、直ちに一次評価に戻り、繰り返し行うことでサイクルを構成する。結果、常に初期診療として「評価－判定－介入」のサイクルを繰り返し、子どもの回復を期待する（図3）。

表2　判定内容（障害部位・重症度・タイプ）

障害部位	重症度	タイプ
呼吸障害	呼吸窮迫 呼吸不全	上気道閉塞 下気道閉塞 肺組織病変 呼吸調節の障害
循環障害	代償性ショック 低血圧性ショック	循環血液量減少性ショック 血液分布異常性ショック 心原性ショック 閉塞性ショック

呼吸・循環は、相互作用がある。一方の障害が他方の障害を引き起こしたり、同時に両者が発生する場合もある。

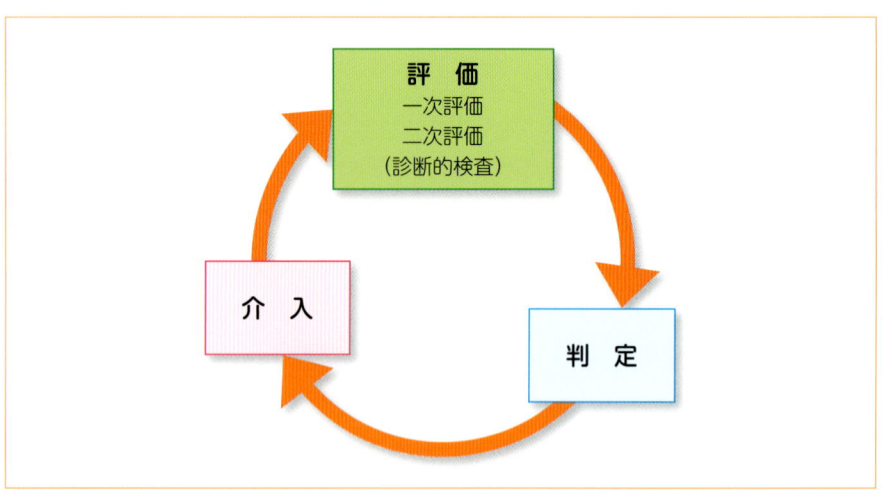

図3　評価－判定－介入のサイクル

一次評価（ABCDEアプローチ）

　一次評価では、患者の病態生理を見きわめ、生命に重大な影響を及ぼす主要臓器を順にトリアージし、評価－判定－介入する。当然、その最大の目的は救命であり、よりよい神経学的転帰を得ることにある。ただし、いずれを優先しようとも結果として、一次評価におけるトリアージ手順、すなわちアセスメント方法はおのずとABCDEアプローチとなる。なぜならば確かなA（気道）が、健全なB（呼吸）の前提に必須であり、健全なBがC（循環）に必須である、その連鎖が結果としてD（中枢神経）の安定化を生むからである（図4）。ゆえにABCDEアプローチが、子どもの救命を目的としても、最良の神経学的転帰を目的としても最大幸福を得るアセスメントとなる。決して厳密なアセスメントなしでDが先頭となることはない。Dを守るのは確固たるA－B－Cである（ただし、PBLSはC－A－B）。

　PALSでも、ABCDEアプローチを用いた一次評価が診断学よりも当然優先され、その過程で障害部位（A、B：呼吸器系、C：循環器系、その両者）とその重症度を判定することを目指す。

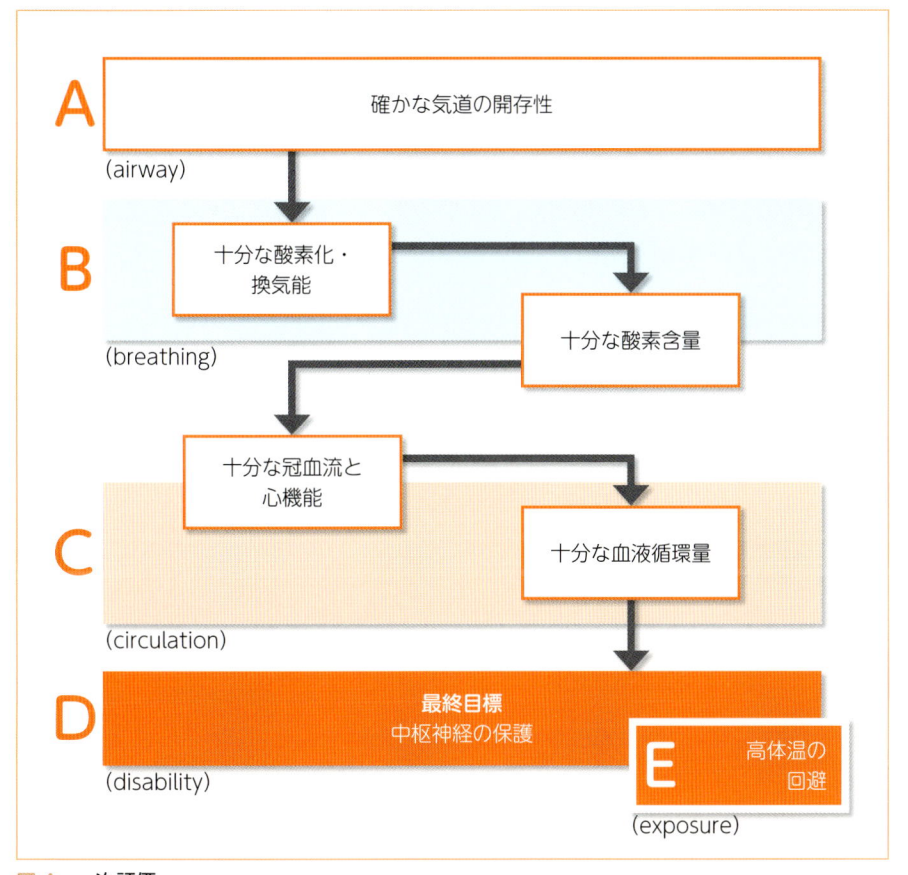

図4　一次評価

子どもの生理学的特徴とアセスメント

　一次評価における詳細を示す前に、子どもの生理学的特徴を示しながら、PALSアルゴリズムのなかで重要な要素として呼吸器系、循環器系それぞれの「重症度」、「タイプ（原因）」について概説する。

✚呼吸器系

　子どもは、気道が狭く、軟弱で容易に閉塞する、また酸素消費量が大きい割に呼吸筋の収縮効率が悪く、かつ酸素予備能が低いなどのため（表3）、総じて低酸素血症に曝されやすい。そのため迅速かつ適切な初期診療が求められる。

表3　子どもの呼吸器系における解剖学的・生理学的特徴

- 口腔内に占める舌容積が大きい
- 咽頭、口蓋扁桃の張り出しがある
- 喉頭蓋自体が軟弱で閉塞機転を生じやすい
- 声門下輪状軟骨部に向けて円錐状に狭窄する（図5）
- 後頭部の張り出しにより上気道狭窄に陥りやすい（図6）
- 肋骨、肋間筋の走行が水平で収縮効率が悪い
- 体重あたりの酸素消費量が大きい（小児6〜8mL/kg/分、成人3〜4mL/kg/分）
- 胸郭などを含めた支持組織が脆弱で容易に肺胞が虚脱する
- 肺胞径、肺胞数ともに発達段階にある（肺胞表面積：新生児2.8m^2、成人75m^2）
- 生後4、5か月まで鼻呼吸が主体で口呼吸ができない
- 側副換気路（Lambert管、Kohn孔）の発達が未熟
- 脳幹機能の未熟性により容易に代償しきれなくなった呼吸窮迫症状から無呼吸に転じる
- 機能的残気量が少なく、酸素貯蔵量・予備能が非常に少ない

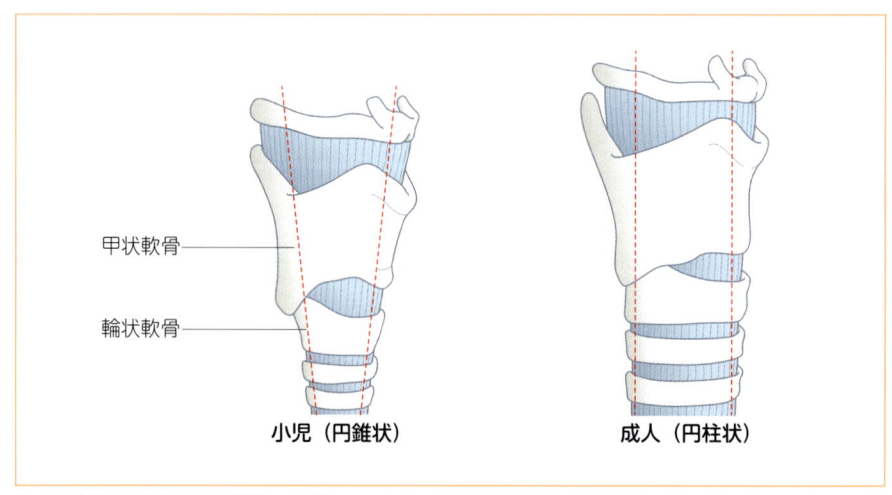

甲状軟骨
輪状軟骨

小児（円錐状）　　　　成人（円柱状）

図5　小児と成人の喉頭構造の相違

肩枕なし
（気道：屈曲位）

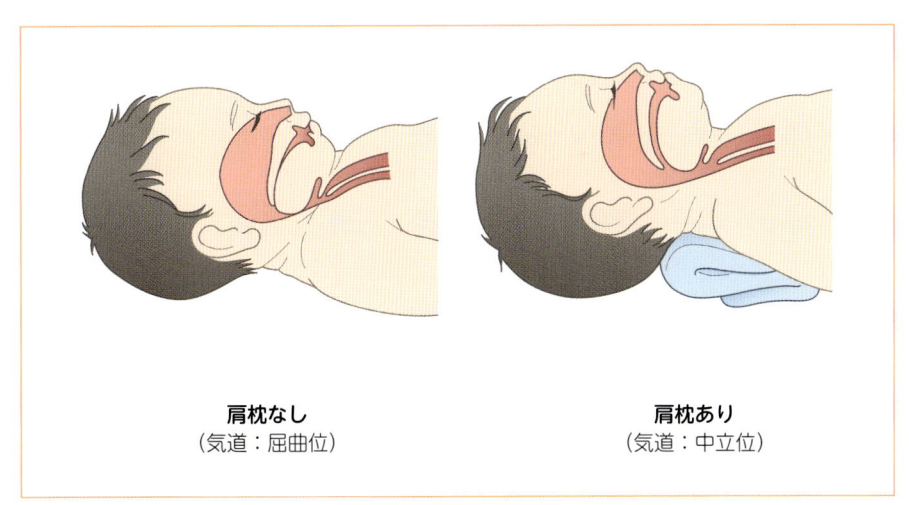

肩枕あり
（気道：中立位）

図6　後頭部の張り出しと肩枕

▶重症度（呼吸窮迫・呼吸不全）の評価−判定

PALSでは、呼吸障害の「重症度」を以下の2つに分類している。

- 呼吸窮迫
- 呼吸不全

呼吸窮迫とは、呼吸数の異常と呼吸努力を呈する状態を指す。さらに悪化した場合は、呼吸不全と定義され、十分な酸素化、換気が維持し得ない臨床症状とされる（表4～6）。ただし、呼吸窮迫と呼吸不全を明確に分類することは臨床上、まったく重要ではない。重要なことは、呼吸不全に向かっているのか否か、その速度（緊急度）はどうなのかというベクトルの問題である。特に子どもは、呼吸原性の心肺停止に至ることが多いといわれており、呼吸に対するアセスメントは、常に最初に、そして的確に行わなければならない重要な要素である。

表4　重症度による呼吸障害の分類

	呼吸窮迫	呼吸不全
A	開通しており開通を維持できる	開通を維持できない
B	頻呼吸	徐呼吸から無呼吸へ
B	呼吸仕事量（鼻翼呼吸 / 陥没呼吸） 努力増加➡努力減少➡無呼吸	
B	気流良好	気流不良から気流なしへ
C	頻拍	徐脈
C	蒼白	チアノーゼ
D	不安、興奮	嗜眠から無反応へ
E	体温はさまざま	

表5 呼吸窮迫・呼吸不全にみられる症状

鼻翼呼吸	吸気ごとに鼻翼を拡大させる呼吸
陥没呼吸（表6）	呼吸筋を使って吸気を増やそうとするが、肺の弾性力の低下または気道抵抗の上昇のために、胸郭、頸部などが内側に向かって凹む呼吸
吸気性喘鳴	上気道（胸腔外）の気道閉塞を表す
呼気性喘鳴	下気道（胸腔内）の、特に末梢気道の閉塞を表す
呻吟	末梢気道や肺胞の虚脱を防ごうと呼気終末に喉頭を狭め（結果、「うっー」とうなるようになる）、呼気終末陽圧（PEEP）を維持しようとする呼吸
シーソー呼吸	吸気時に胸郭が陥没し腹部が拡張する。呼気には逆の動きとなる

表6 重症度による陥没部位

程度	陥没部位
軽症～中等症	肋骨弓下
	胸骨下
	肋間
重症	鎖骨上
	胸骨上
	胸骨

▶タイプ（原因）の評価－判定

　重症度の評価－判定の次に行わなくてはならないことは、呼吸障害の「タイプ(原因)」を評価－判定することである（表7）[2]。多くは呼吸音の聴診所見やSAMPLE（後述）にて判定可能である。上気道閉塞では、犬吠様咳嗽に代表される呼吸症状とともに吸気性喘鳴、下気道閉塞では、呼気性喘鳴、肺組織病変は湿性ラ音の聴取等がSAMPLE聴取とともに鑑別に重要な要素となる。

　呼吸窮迫・不全時は、重症度が刻一刻と変化（悪化）する。また呼吸障害のタイプが重複している場合も実際の現場では多々ある。しかしアセスメントを簡素化し、迅速な繰り返しが可能となるPALSアルゴリズムを用いることで多くの重症呼吸不全に対して対応可能となる。

　PALSで必須の呼吸器系緊急事態に対するスキルは、エアウェイなどの気道確保手技、ならびにバック・バルブ・マスク換気（挿管手技そのものより、はるかに重要。挿管手技そのものは要求されない）、挿管前後の準備、気管チューブの挿入確認方法となる（本稿では割愛）。

表7 呼吸障害のタイプ別評価

	評価項目	上気道閉塞	下気道閉塞	肺組織(実質)病変	呼吸調節の障害
A	気道開通	開通しており開通を維持できる/維持できない			
B	呼吸数／呼吸努力	増加			さまざま
B	呼吸音	吸気性喘鳴（一般に吸気性）オットセイ様咳嗽 嗄声	呼気性喘鳴（一般に呼気性）呼気相の延長	呻吟 ラ音 呼吸音減弱	正常
B	気流	減少			さまざま
C	心拍数	頻拍（初期）/徐脈（晩期）			
C	皮膚	蒼白、皮膚冷感（初期）/チアノーゼ（晩期）			
D	意識状態	不安、興奮（初期）/嗜眠、無反応（晩期）			
E	体温	さまざま			

(American Heart Association : Pediatric Advanced Life Support Provider Manual. 2011[2]より)

表8 ショックのサイン

- 頻拍
- 皮膚冷感、蒼白、まだら模様、発汗
- 毛細血管再充満時間（CRT）の遅延
- 末梢の脈拍が微弱、脈圧減少
- 乏尿、無尿
- 嘔吐、イレウス症状
- 意識レベルの変容

表9 小児の低血圧の基準

年齢	mmHg
〜1か月	60
〜1歳	70
〜10歳	70+（年齢×2）
10歳〜	90

✚ 循環器系

PALSにおいて、子どもの循環に対するアセスメントは、不整脈の認知を除いては、ほぼショックの有無を認識することと同義である。

ショックとは、組織の代謝需要に対して、酸素（および栄養）が十分に供給されず、嫌気性代謝が進行した状態とされる。すなわち組織への血液灌流量が不足した状態である（酸素化が担保されていれば）。

▶重症度（代償性・低血圧性ショック）の評価 − 判定

ショックを疑わせる徴候（表8）とともに血圧測定が重要となる。表9に示す収縮期血圧を閾値として、以下の2つに区分する。

- 代償性ショック
- 低血圧性ショック

血圧が維持されている状態は代償性ショック、維持されていないものは低血圧性ショックと定義される。重要なことは臨床症状に組織への酸素供給量不足を認めれば、血圧が正常であろうと、逆に上昇していようが、末梢冷感のみでさえ、(代償性) ショックと認知し、適切に介入を進めることにある。なぜならば、心拍出量の低下に対して多くの子どもは血管抵抗を上げたり、頻拍になったりし、血圧維持に努める (代償性ショック) が、一歩でも適切な介入が遅れると、代償しきれなくなり、あっという間に循環が虚脱、心停止へと至るからだ。

子どもは、血圧低下が生じるようになってからショックへの介入をしているようではあっという間に (数分で) 重篤な状態に陥ることを忘れてはならない (図7)。

大げさにとらえてオーバートリアージすることを恐れるよりも、少しでも認識、介入を早めることに救命への近道がある。仮に子どもが大きな声で泣いていようが、血圧が保たれていようが、ショックは「ショック」であると言い切る勇気が求められる。

▶タイプ (原因) の評価 – 判定

重症度の評価 – 判定に引き続き、SAMPLEを含めた二次評価に進み、ショックのタイプ(原因)を判定する。二次評価では、頭の先からつま先までくまなく観察し、循環血液量減少性、血液分布異常性、心原性、閉塞性ショックを見分ける。いずれも一次評価で明瞭になることは少なく、二次評価の身体診察所見とSAMPLEで

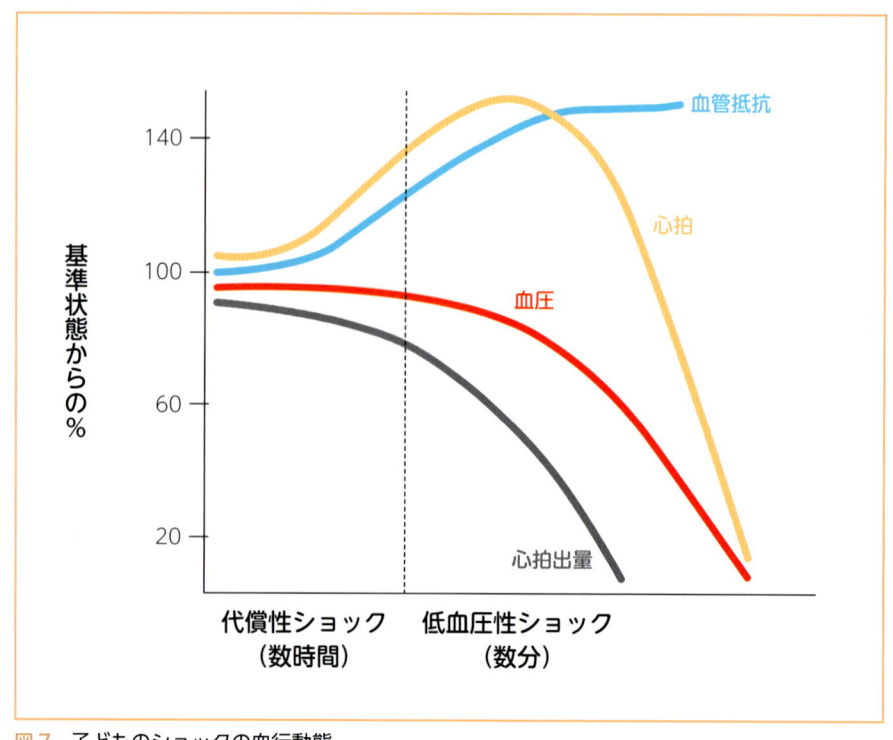

図7 子どものショックの血行動態

認識することになる（表10）。

●循環血液量減少性ショック

　循環血液量減少性ショックには、非出血性（脱水など）と出血性がある。前者は胃腸炎症状などをSAMPLEで聴取しながら、粘膜乾燥、ツルゴール低下でとらえる。後者は評価中の出血症状で判断する。時に体幹内腔の出血は疑わなければ見逃すかもしれない。

●血液分布異常性ショック

　血液分布異常性ショックとは敗血症性ショック、アナフィラキシーショック、神経原性ショック（頭部損傷、脊椎損傷）がある。敗血症性ショックの冷ショックを除いて、いずれも血管拡張が著しい血圧低下を生む。

●心原性ショック

　心原性ショックは、肺水腫に起因する呼吸窮迫症状や肝脾腫、頸静脈怒張、ギャロップリズムで気づかれる。

●閉塞性ショック

　閉塞性ショックは心タンポナーデ、緊張性気胸、動脈管依存性先天性心疾患の

表10　循環障害のタイプ別評価

	評価項目	循環血液量減少性ショック	血液分布異常性ショック	心原性ショック	閉塞性ショック
A	開存性	軽症では気道は開通しており，維持できる場合が多いが，意識レベルが保てないほどの低血圧性ショックになると開存性は維持できなくなる			
B	呼吸数	増加			
	呼吸努力	正常から増加			努力性
	呼吸音	正常	正常±ラ音		ラ音、呻吟
C	収縮期血圧	代償性────→低血圧性ショック			
	脈圧	低下	温ショック：むしろ増加 冷ショック：低下		低下
	心拍数	増加			
	末梢の脈拍の質	微弱	反跳または微弱		微弱
	皮膚	青白く冷たい	温ショック：紅潮 冷ショック：青白く冷たい		青白く冷たい
	毛細血管再充満時間	遅延	温ショック：必ずしも遅延しない 冷ショック：遅延		遅延
	尿量	減少			
D	意識レベル	易刺激性（初期）/嗜眠（晩期）			
E	体温	状況により異なる			

動脈管閉塞、広範囲肺梗塞となる。

　いずれもなじみが薄い疾患であるが、その閉鎖機転の解除が遅れると致死的となるため鑑別する知識は必要である。

Extra Lesson

酸素供給量

　組織への酸素供給が十分であるかは、血液中の酸素含量、組織への灌流量、血液分布の適切性で決定される（図1）。すなわち、

酸素供給量 ＝ 心拍出量 × 動脈血酸素含量

となる。動脈血酸素含量とは、ヘモグロビンに結合した酸素量および溶存する酸素量の総量を指す。その計算式は、

動脈血酸素含量 ＝ 1.36 × Hb濃度 × SaO_2 + 0.003 × PaO_2

とされ、係数1.36は、ヘモグロビン1gあたりに結合する酸素量（mL）を表す。溶存酸素量は係数0.003をかけることからわかるように、非常に小さな割合しか占めないが、重度の貧血がある場合、相対的にその重要度を増す。一方、心拍出量は、以下の式により決定される。

心拍出量 ＝ 1回拍出量 × 心拍数

　1回拍出量は、前負荷（収縮時に心室に充満する血液量）、心筋収縮力、後負荷（心室が収縮したときに受ける抵抗）の要素で決定するが、乳児では、1回拍出量が非常に小さく容易に増やすこともできないため、心拍出量を増加させるためには心拍数で稼がなければならない。このため頻拍の評価は重要である。不機嫌で激しく啼泣する乳児が頻拍になるのはよく遭遇する事象であるが、そのなかに隠れているショックを認識するには子どもを総合的に評価＝判定する力量が問われる。

（斉藤　修）

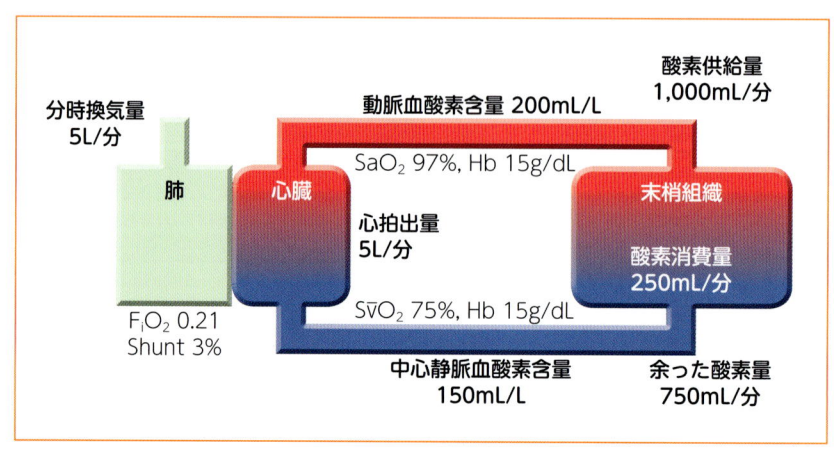

図1　酸素供給と消費のバランス

一次評価の手順

以下に、一次評価の手順を具体的に示す（表11）。

1）気道（Airway）

気道の評価では開通性を確認する。

● 気道閉塞がない（開通性がある）

　大きな泣き声や会話が可能であれば、最低限維持ができているといえる。また胸郭、腹部の動き、気流を十分感じられればよい。

● 開通性を簡単な処置で維持できる

　体位の工夫、気道確保手技（頭部後屈あご先挙上、下顎挙上法）や、口鼻腔吸引、口咽頭、鼻咽頭エアウェイが必要な状態。

● 開通性を維持できない

　気管挿管やラリンゲアルマスクエアウェイが必要な状態、場合によっては輪状甲状間膜切開も必要となる。

2）呼吸（Breathing）

● 呼吸数（表12）

　呼吸数の確認は30秒間のカウント数を2倍にする。それより短い時間での観測は不正確になるおそれがある。頻呼吸、徐呼吸、無呼吸を評価する。

1）頻呼吸：発熱や疼痛、不安などの場合は呼吸窮迫症状を伴わない頻呼吸（quiet tachypnea）を呈するが、多くは呼吸努力に合併して頻呼吸となる。
2）徐呼吸：呼吸筋疲労（頻呼吸から呼吸数が減少した場合、ほかに全身状態の改善がなければ、より重篤な呼吸状態を示唆する）、中枢神経の障害（感染や外傷など）、薬物中毒（抗けいれん薬の過量投与も含む）にて呈する。
3）無呼吸：20秒以上の呼吸停止がある状態をいう。徐脈、チアノーゼを伴う場合は、20秒未満でも無呼吸といえる。中枢性と閉塞性無呼吸がある。前

表11　一次評価での身体診察

A	気道の開通性
B	呼吸数
	呼吸努力
	胸郭の拡張、気流
	呼吸音
	SpO_2
C	心拍数、リズム
	中枢・末梢の脈拍触知
	毛細血管充満時間（CRT）
	皮膚温・皮膚色
	血圧測定
D	意識レベル（AVPUスケール）
	瞳孔径、対光反射
E	外表所見
	体温測定

表12　年齢別の正常呼吸数

年齢	正常呼吸数（回/分）
乳児（1歳未満）	30〜60
幼児（1〜3歳）	24〜40
未就学児（4〜5歳）	22〜34
学童（6〜12歳）	18〜30
青少年（13〜18歳）	12〜16

者は呼吸中枢の障害で、後者は上気道の閉塞で生じる。両者が混在した混合性無呼吸もある。

● 呼吸努力（表5,6）

低コンプライアンス（肺炎、肺水腫）または気道抵抗の上昇（気管支喘息、細気管支炎）に伴い生じる。肋間筋を有効に使えず、胸郭そのものが軟弱である子どもの呼吸努力症状は多岐にわたり、一つひとつ丁寧に客観性をもって評価をしていく必要がある。

● 胸郭の拡張と気流

1）胸郭の挙上：左右対称性か、その挙上は十分か評価する。成長過程にある子どもは、機能的残気量が少ない割に酸素消費量が大きい等の理由でおのずと多呼吸である。全年齢を通じて1回換気量は5〜7mL/kgである。

2）気流の聴診：聴診器で気道音、肺胞音を確認する。後者は中腋窩線上で左右対称に聴取する。ここで重要なことは、肺雑音で、呼吸障害のタイプを判定することである（表7）。

● パルスオキシメトリーによる酸素飽和度

酸素飽和度は、酸素が結合しているヘモグロビンの割合を経皮的に測定し、臨床上必須のモニターの一つである。ただし、酸素飽和度と酸素化能が同一でないことに注意する。SpO_2が同じ100%でも、吸入酸素濃度が室内気なのか100%必要なのかで意味が異なる。酸素化能を評価するにはPaO_2などを用いたp/F比や酸素化指数が重要である。また心電図モニターとSpO_2モニターで心拍数の値が違うときや、波形表示が不規則、不鮮明な際は、信憑性が落ちる。体動のみならず、末梢冷感を伴う循環不全の端緒の場合もある。また最新のモニターでなければ、一酸化炭素ヘモグロビンやメトヘモグロビンの存在も値を不正確にする。

3）循環（Circulation）（表13,14）

● 心拍数とリズム

1）頻拍、徐脈を評価する。著しい頻拍は心電図モニターと合わせて不整脈を鑑別する。また徐脈は低酸素血症が原因で生じる場合が多く、循環不良のサインを合わせて認めたら直ちに補助換気を開始する必要がある。

2）健常児でも心拍は吸気で速く、呼気で遅くなるリズム不整（洞性不整脈）がある。

● 中枢・末梢の脈拍触知

中枢（大腿、上腕、頸、腋窩動脈）と末梢（橈骨、足背、後脛骨動脈）の脈拍をそれぞれ触知し比較する。また強い弾力で触れるのか（反跳性：敗血症性

表13　年齢別の正常心拍数

年齢	心拍数（回／分）		
	覚醒時	平均	睡眠時
〜3か月	85〜205	140	80〜160
3か月〜2歳	100〜190	130	75〜160
2〜10歳	60〜140	80	60〜90
10歳以上	60〜100	75	50〜90

表14　循環状態の評価

脈	中枢の脈	乳児：上腕 年長児：頸動脈（その他；大腿、腋窩動脈）
	末梢の脈	橈骨、足背、後脛骨
毛細血管再充満時間（CRT）		通常は＜2秒
		四肢末端を指で素早く圧迫し、いったん蒼白化した皮膚に血液が戻る（赤みが戻る）までの時間
末梢性チアノーゼ		手足が青白く変色する（末梢組織の血液灌流低下を意味する）
中枢性チアノーゼ		口唇他、粘膜が青黒く変色する（動脈血酸素飽和度の低下を意味する。末梢性よりもより重症である）

ショックの温ショックなど）、正常なのか微弱なのか、触知し得ないかを評価する。ショックでは、末梢の循環より犠牲となるため、ショックが進行すると末梢の脈が中枢に比較し減弱し、最終的には中枢の脈すら減弱、触知し得なくなる。

● 毛細血管再充満時間（Capillary refilling time：CRT）

　四肢末梢（手足指の腹部、足背部、足底部）をしっかり圧迫し、皮膚を蒼白化させた後に、一気に圧迫を解除、皮膚の色に赤みが戻るまでの時間を計る。末梢循環としての灌流が低下している場合は、赤みが戻るまでの時間が延長する。通常、寒冷環境でなければ、年齢にかかわらず2秒以内が正常である。

● 皮膚色・皮膚温

　皮膚は、末梢組織の代表としてショックの時に最初に変化を示す。特に体幹よりも末梢は犠牲になりやすく、冷感、チアノーゼ、蒼白、まだら模様を呈する。いずれも循環不全を表現している。

● 血圧

　カフサイズの適切な幅は上腕の50〜75%とされる（表9にて鑑別）。

4）神経学的評価（Disability）

● 意識レベルと瞳孔所見の確認

とっさに年齢に応じたGlasgow Coma Scale（表15）を評価することは難しいが、AVPUスケールは最低限暗記するべきである（表16）。瞳孔所見は、瞳孔径、同不同、対光反射を確認する。

● 頭部外傷の重症度

頭部外傷の重症度は、軽症：GCS 13～15、中等症：GCS 9～12、重症：3～8と3段階に分類される。最良の運動反応は、転帰に最も重要と考えられ慎

表15　Glasgow Coma Scale（GCS）

成人	小児	乳児	スコア
開眼			
自発的に	自発的に	自発的に	4
音声に対して	音声に対して	音声に対して	3
痛み刺激に対して	痛み刺激に対して	痛み刺激に対して	2
無反応	無反応	無反応	1
言語音声反応			
見当識あり	見当識あり	クークーという声 片言話	5
会話混乱	会話混乱	易刺激的、啼泣	4
不適正言語	不適正言語	痛みに反応して啼泣	3
理解不能な発語	理解不能な発語 意味のない発声	痛みに反応してうめく	2
無反応	無反応	なし	1
最良運動反応			
従命可能	従命可能	自発的に目的を もって動く	6
痛刺激部認識可能	痛刺激の部位に手足を もってくる	触ると逃避する	5
逃避屈曲反応あり	痛みに対して逃避する	痛みに対して逃避する	4
異常屈曲位	痛みに反応して四肢を 屈曲する	痛みに反応して除皮質 姿勢（四肢異常屈曲）	3
異常四肢伸展位	痛みに反応して四肢を 伸展する	痛みに反応して 除脳姿勢（四肢異常伸展）	2
無反応	無反応	無反応	1

表16 AVPUスケール

AVPU	
A（Alert）	覚醒している
V（Voice）	声かけに反応する
P（Painful）	痛み刺激に反応する
U（Unresponsive）	痛み刺激でも反応しない

重な評価が求められる。

5）全身観察（Exposure）

体温低下に注意しながら、外傷、出血、紫斑、紅斑、発疹などの有無を調べる。また深部体温や、触診を用いた四肢の圧痛も評価する。

二次評価

一次評価を終え、子どもを安定させる適切な介入を指示した後は、指示が実施されるまでの間に二次評価を実施する。二次評価のポイントは、一次評価で得た障害部位と重症度に対してそのタイプ（原因）を探ることにある。このため、「焦点を絞った」、以下の評価を行う（表17）。

- 病歴聴取（SAMPLE）
- 頭の先からつま先までの身体診察

病歴聴取は、そばにいる親族にみずから診察しながら、あるいはチームメンバーを派遣して行う。主訴を中心に、呼吸器系、循環器系の傷害原因探求のための情報を引き出すように努める（表18）。

二次評価では、一次評価で得た障害部位、重症度をもとにそのタイプ（原因）を探るために焦点を絞った診察を行う。当然、一次評価で状態が悪いと判断された場合は、他コメディカルと共同で身体診察やSAMPLE聴取および後述する診断的検査、そして治療を同時進行で行うことになる。

一方で、慎重に診察をしなければいけない場合もある。起坐呼吸で容易に仰臥位になれない、クループなどで母親の抱っこが唯一安静が保てる、等である。また、痛みのある部位の診察を最後に回し、啼泣を防ぐ努力など診察に協力できない子どもから最大限情報を引き出す工夫も必要である。

1）頭部・顔面

(1) 顔貌全体：奇形、表情、発汗、多毛

表17　焦点を絞った身体所見の例

評価項目		呼吸	循環
頭部	大泉門		○
顔面	眼球の陥凹		○
	鼻閉、鼻汁	○	
	口腔内粘膜乾燥等	○	○
頸部	頸静脈怒張	○	○
	気管の偏位	○	○
	皮下気腫	○	○
胸部	呼吸数	○	○
	呼吸努力	○	○
	胸郭の拡張	○	○
	呼吸音	○	○
	心音		○
	鼓音・濁音	○	○
腹部	腹部膨隆		○
	肝脾腫		○
四肢	ツルゴールの低下		○
	下腿浮腫		○

表18　焦点を絞った病歴聴取（SAMPLE）

S	Signs and symptoms	主訴にかかわる症状、徴候について自他覚症状（発症時の症状）いつから、どのくらいの期間、どの程度など
A	Allergies	アレルギー（薬物・食物・ラテックスなど）
M	Medications	薬物（種類・最終投与の時刻/用量）
P	Past medical history	病歴 ● 周産期（低出生体重児、在胎週数、母身体合併症） ● 重篤な既往・基礎疾患（喘息〈含むRSV感染症の既往〉、慢性肺疾患、先天性気道病変、人工呼吸管理の有無、先天性心疾患、中枢神経障害など） ● 手術歴 ● 予防接種歴
L	Last meal	最後の食事（内容と時刻） 挿管時の誤嚥リスク把握のためにも重要
E	Events	イベント、現在の疾患につながる現病歴

(2) 頭皮、頭髪：湿疹、脱毛
(3) 大泉門：膨隆（啼泣、咳嗽でも生じるが、頭部外傷、髄膜炎、脳炎、水頭症などの脳圧亢進が重要）、陥没（重度の脱水）、生後7～14か月で通常は閉鎖
(4) 耳：鼓膜や外耳道、耳介後部乳様突起部の溢血斑（battle sign→頭蓋底骨折）、変形
(5) 眼：眼窩底の陥凹（脱水）・突出、眼球運動、開眼、閉眼、瞳孔所見、外傷所見、眼球結膜黄染（黄疸）、眼瞼結膜の蒼白（貧血）
(6) 鼻：鼻汁、鼻閉、鼻漏・出血、鼻翼呼吸、鼻毛の焦げ（気道熱傷）
(7) 口腔内粘膜の湿潤・乾燥、歯牙、嗄声（上気道狭窄）口腔内異臭（アセトン、便臭など）、口唇蒼白・チアノーゼ、咽頭発赤、扁桃肥大（感染症）

2) 頸部
(1) 頸静脈怒張の有無（緊張性気胸、心原性ショック）、皮下気腫、気管の偏位（緊張性気胸）
(2) リンパ節腫張、頸部腫瘤の有無、甲状腺

3) 胸部
(1) 視診：呼吸努力、左右差、呼吸補助筋の使用、手術創
(2) 聴診：呼吸音（中腋窩、鎖骨中線上を左右交互に）、心音（I音、II音）、収縮期・拡張期雑音、ギャロップ（III音、IV音、心原性ショック）
(3) 触診：胸壁の圧痛、胸郭の挙上・下降（下気道閉塞で延長・緩徐）
(4) 打診：鼓音（気胸）

4) 腹部
(1) 視診：腹部膨満、手術創、肋骨弓下、胸骨下陥没呼吸
(2) 聴診：腸雑音
(3) 触診、打診：肝脾腫、筋性防御、叩打診（腎、肋骨脊柱角など）、波動（腹水）

5) 骨盤・外性器
(1) 視診：肛門、尿道口、腟口
(2) 触診：圧痛、骨盤骨折（慎重に）、肛門括約筋の緊張度

6) 四肢
(1) 視診：出血、紫斑、発疹、浮腫
(2) 触診：下肢の圧痛、損傷遠位の脈拍・運動能・感覚能

診断的検査

　診断的検査は、呼吸、循環障害の検出や重症度の判定、蘇生に成功しない原因の鑑別（p58の表3）に有用である（表19）。一方で詳しい検査は、要する時間や侵襲が大きくなるため初期診療のなかで治療を遅らせる要因とならないように配慮しなくてはならない。たとえば、緊張性気胸が疑われたらX線を待たずして胸腔穿刺を行わなくてはならないし、心エコーのために胸骨圧迫がおろそかになることは最小限にしなくてはいけない。

表19　診断的検査の一例

動脈・静脈血ガス分析	アシドーシス
	高二酸化炭素血症
	低酸素血症
	血糖
	電解質
	乳酸値
血球計算	貧血
胸部X線	気道閉塞所見（過膨張など）
	肺組織病変（肺炎、無気肺、肺水腫）
	気胸、胸水
	心拡大
	挿管チューブ位置
12誘導心電図	不整脈
心エコー	心嚢水
	心機能
	壁運動　など

✚おわりに

　近年の社会情勢に合わせた小児救急医療施設の拡充と、先端医療のめざましい進歩は、多くの子どもたちの生命を救ってきた。しかし一方で、その疾患背景をより複雑にし、高度なデバイス、多数の薬剤に依存する子どもを生じさせてきたことも事実である。

　われわれができることは、少しでも未来の可能性を大きく残してあげられるように努めることである。本稿が、小さくても大切な生命の芽を、強くたくましい樹へと育む一助となることを切に願う。

（齊藤　修）

文献
1) 日本救急医療財団心肺蘇生法委員会監：救急蘇生法の指針2010．改訂4版．へるす出版，p103, 2012
2) American Heart Association : Pediatric Advanced Life Support Provider Manual. 2011

参考文献
1) 日本蘇生協議会，日本救急医療財団監：JRC蘇生ガイドライン2010．へるす出版，2011

Extra Lesson

気管切開管理・呼吸器管理中の子どもの観察と評価

気管切開を行っている子どもの生理学的特徴

気管切開患者は頸部の気管に直接チューブが挿入されているため、以下の利点と欠点がある。利点としては、口腔や咽頭をバイパスして呼吸ができるため、生理学的死腔が少なくなり、気道抵抗も小さくなる。また脳性麻痺や神経筋疾患などの喀痰排出が困難な患者では気管吸引が容易となる。欠点としては、声門より上の機能が失われることになり、声を出す機能が低下する。鼻粘膜などによる吸気の除菌や気道加湿機能、さらには嗅覚が低下する。声門部のバイパスは、呻吟機能（声門を閉鎖して機能的残気量を保つ機能）を失わせる結果となり、呼吸不全のある患者や乳児では影響が大きい。

気管切開・呼吸管理中の子どもの気道感染症について

気管切開している患者では、鼻粘膜や口腔、咽頭粘膜をバイパスして気管に直接空気が入り込むので、注意が必要である。人工鼻は加湿の目的で使用するが、除菌フィルター効果の優れたものを使用すると、感染の防止にもなるはずである。実際に気管切開を施行した患者で気道感染症が多くなるという事実はない。

人工呼吸器を装着した患者ではPEEP（positive end expiratory pressure：呼気終末陽圧）をかけることにより、カフなし気管切開チューブの周囲から声帯に向かっての空気の流れができ、重度の脳性麻痺の患者で嚥下、喉頭機能の悪い患者では気管への誤嚥の防止の可能性がある。

観察・ケアのポイント

＋呼吸の評価

観察の重点は呼吸状態が安定しているかどうか、見かけ（外観）で判断することである。呼吸の評価は、以下のことをチェックする。
- 体位の異常はないか。
- 胸と腹の動きが同時で、左右対称か。無気肺や気胸などが起こると左右が非対称になる。また気道閉塞のときには胸郭がへこみ腹部のみが膨らむことがある。
- 呼吸数が正常範囲を逸脱していないか。呼吸不全では多呼吸になる場合もあるし、乳児では呼吸筋疲労しやすく、徐呼吸、無呼吸になることも多い。呼吸努力のサインとして鼻翼呼吸、陥没呼吸、吸気性喘鳴、呻吟、呼気性喘鳴等がないかチェックする。

＋急変時等への準備

気管切開チューブは事故抜去や閉塞などの急変時に備えて、必ずベッドサイドに予備を用意しておく。また現在使用しているチューブのサイズや吸引カテーテルの太さと吸引の長さをポスターで明示しておくと、急変時や蘇生時の対応が確実である（図1）。人工呼吸器を装着した患者のベッドサイドには当然、手動で換気できるバッグバルブマスク（自己膨張式バッグ）を必ず備えておく。Tピース（流量膨張式バッグ）回路は酸素の供給がないと使用できないため、酸素の供給が途絶えた場合、あるいは使用できない状況も考えて用意しておく。

＋吸引について

気管切開をしている患者の下気道の領域は滅菌の扱い、鼻腔や口腔などの上気道は清潔の扱いである。したがって、口腔や鼻腔と別のカテーテルで吸引すべきであるが、もし同じチューブで吸引を行うとき

図1　ポスターの明示例
当センターでは、気管切開チューブサイズ、気管内吸引カテーテルサイズと挿入長を明示したポスターをベッドサイドに表示し、常時確認しやすくしている。

名前　成育　太郎　様
チューブサイズ　シャイリー PED4.0
気管内吸引　8Fr　挿入長　8cm

には滅菌領域から清潔領域の順に行うべきで、逆に行ってはいけない。

✚加湿について

　気管切開している気道には鼻腔や口腔をバイパスして空気が入るため、気道の粘膜が乾燥しやすい。気道粘膜から水分が奪われると、分泌物が粘稠となり、気管切開チューブが閉塞する原因となる。したがって、絶えず加湿には気を配らなければならない。

　気管切開で自発呼吸をしている患者の加湿の方法は、人工鼻が一般的である。人工鼻は患者の呼気中水分を再利用して加湿する方法である。

　その他の方法としては、ネブライザーによる加湿がある。ネブライザーの加湿は直接霧状にした水が供給されるため加湿効率はよいが、水分による過剰な加湿になる可能性があり、長期の加湿には不向きである。したがって、術後急性期の気道からの吸引物が血性の場合や、粘稠な分泌物が多い場合に適応となる。

　人工呼吸器管理をしている患者においては、温度37度で相対湿度100％になるような加湿が望ましい。小児においては気管切開チューブが細く、分泌物が先端に付着すると閉塞の原因となり、完全閉塞などの重大な合併症を引き起こす可能性があるため、加温加湿器を使用し、口元、つまり気管切開の先端部で上記設定になるような加湿が望ましい。

✚気管切開チューブの固定について

　気管切開チューブは短いため、固定が緩いと簡単に逸脱して、重大な事故につながる。固定には面ファスナーのついた気管切開チューブホルダーを使用することが一般的である。固定においても、肩枕をはずした仰臥位の状態で、小指が1本入る程度に締めるのが安全である。ひもで固定する場合は必ず固結びを3回行う。蝶々結びやリボン結びは緩みやすく、ほどけて事故抜去の原因となるため禁忌である。

✚急激な状態の悪化時

　気管切開や人工呼吸管理中の患者の状態が急激に悪化したときには、DOPE（displacement, obstruction, pneumothorax, equipment failure）にしたがって対応する。

▶ Displacement：チューブの逸脱、事故抜去

　小児の気管切開チューブは細く短いので、逸脱しやすい。その多くの原因は頸部の固定が緩いためである。チューブの先端が、衣服やカニューレガーゼに覆われていて、逸脱の発見が遅れることがある。したがって、逸脱を疑ったら、頸部周りの衣服を緩め、ガーゼを抜き取って確認する。また、人工呼吸管理中の患者では気管切開チューブと呼吸回路の接続部が緩んで漏れがないか、はずれていないかをチェックする。不完全にはずれた場合には人工呼吸器の低圧アラームが鳴らないこともある。

▶ Obstruction：チューブの閉塞

　乾燥した分泌物による閉塞や出血塊による閉塞などがある。気管吸引を行い、吸引チューブが適切な長さ（気管切開チューブの長さ＋2〜3cm）を挿入できない場合は閉塞を疑い、チューブ交換を直ちに行う（図2）。

▶ Pneumothorax：緊張性気胸

　人工呼吸管理を行っている患者ではいつでも起こりうる。呼吸音の低下、頸静脈の怒張などの臨床症状で緊張性気胸が疑われるときには、直ちに脱気を行う必要がある。

▶ Equipment failure：使用している機器の不良

　人工呼吸器のトラブル、電源のトラブル、酸素チューブのはずれなどがある。すぐに、機械換気（人工呼吸器）からはずして、バッグバルブマスク（自己膨張式バッグ）やTピース（流量膨張式バッグ）に変更して患者の状態把握と改善に努める。そのあとに機器のトラブルに対応する。

（鈴木康之）

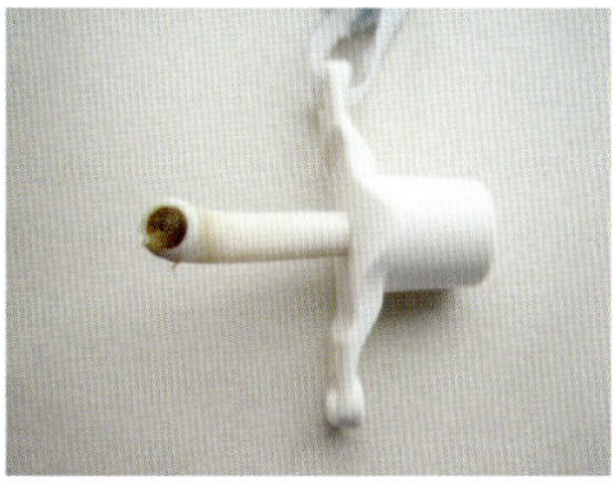

図2　気管切開チューブ閉塞
閉塞はチューブ先端で起こるので、閉塞を疑ったら、気管内吸引カテーテルを挿入し、挿入長（チューブの長さ＋2〜3cm）が入らないことで確認できる。

Extra Lesson

低血糖・代謝異常を疑う子どもの観察と評価

　救急外来や病棟で、低血糖はしばしば経験されるが、一方で見逃されることもしばしばある。低血糖は、血中グルコース濃度が乳幼児では45mg/dL未満、年長児では60mg/dL未満の血糖と定義される。普段健康な幼児が少し重い胃腸炎を起こしただけでも、定義にあった低血糖を起こすことはまれではない。重症低血糖の対応を間違えると、神経学的後遺症を残すことがあるので、その適切な評価と対応は重要である。

低血糖はなぜ起こるか？

　血糖が維持される機序は、糖の産生と消費のバランスが保たれていることによる。

＋糖の産生

　腸管から吸収された炭水化物が代謝過程を経てグルコースとなるが、食事による血糖の上昇は食後4時間程度に限られ、その後の時間帯は肝臓にグリコーゲンとして蓄えられた余剰のグルコースが、グリコーゲンの分解により血中に放出されることで保たれる。また、たんぱく質の分解によりアミノ酸から糖新生が起こる（図1）。

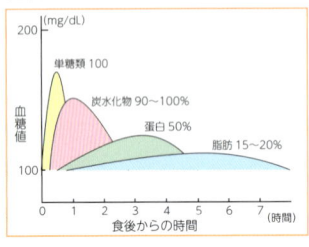

　脂肪そのものは糖に変換されることはないが、糖の不足した状態ではケトン体を産生し、エネルギー産生に寄与する。また、脂肪は糖の吸収速度を遅くするため、脂肪の多い食物をとった後には血糖が下がりにくくなる。

図1 血糖値の食後の推移
（日本糖尿病学会編：糖尿病の療養指導2007．診断と治療社，p114，2007より）

＋糖の消費

　食後の血糖上昇は、ほぼ同時に分泌されるインスリンにより精密に調節されている。正常では血糖値は70〜120mg/dL、幅広くとっても60〜140mg/dLに調節される。インスリンは、グルコースを標的細胞内に取り込ませ、エネルギー源として消費するために必須のホルモンであるため、インスリンの不足では、エネルギー不足と高血糖（グルコースが消費できないために血中に多く残る）が生じる。逆にインスリン過剰がある場合、糖の細胞内取り込みが亢進するため低血糖となり、遊離脂肪酸から中性脂肪への合成を促進して脂肪組織を増加する働きのため、エネルギー不足になる。高インスリン血症の場合はケトーシスとならないことが特徴であるが、飢餓を伴う場合、ケトーシスを伴うこともある。

小児における低血糖の特徴

＋低血糖を起こしやすい条件

　血糖を維持する機序をもとに考察すると、グリコーゲンの貯蔵の少ない乳幼児においては、夜間空腹時間が長時間に及んだり、食事摂取量が少なかったりすると、特に基礎疾患がなくても低血糖を起こす。この場合、脂肪の燃焼によるケトン産生を伴うため、ケトン性低血糖となる。

　先天代謝異常症で糖代謝や脂肪酸代謝にかかわる酵素が欠損している場合も低血糖を来す。重症例は新生児期から重篤な低血糖を来し、代謝性アシドーシスや肝腫大、乳酸の上昇などを伴うため発見されやすいが、中等症〜軽症例では、発症そのものが遅れる例のほか、症状を見逃されている場合もある。感染症などをきっかけに診断されることも少なくない。低血糖が持続する・繰り返す場合には、"低血糖症"として病因検索が必須となる。

＋血糖値と低血糖症状は必ずしも一致しない

　糖尿病でインスリン治療中の子どもなどでは、40mg/dL未満で初めて症状が出ることもある。
　低血糖ではエネルギー不足の状態となり、細胞の活動性が低下する。低血糖症状は脳の活動性低下の状態に伴い、表1に示すように副交感神経反応期から始まり、大脳機能の減退、交感神経反応期、前昏睡〜昏睡期と進む。

観察と評価

＋診断

　先に述べたように、基礎疾患のない子どもにおいても、低血糖は特別な状態ではない。意識レベルの低下、けいれんでは必ず鑑別として低血糖を考える。特に飢餓時間が長い、嘔吐や消化吸収不良が続い

表1　低血糖症状（主として1型糖尿病）

血糖値（mg/dL）	低血糖症状
40〜50	（副交感神経反応期） 空腹感、悪心、あくび
35〜40	（大脳機能減退期） あくび、だるい、無表情、会話の停滞、学習能力の減退
30〜35	（交感神経反応期） 冷や汗、頻脈、腹痛、ふるえ、顔面蒼白または紅潮
25〜30	（低血糖昏睡前期） 奇異な行動、意識低下
20〜25	（低血糖昏睡） けいれん、深い昏睡

ているといった病歴は重要である。臨床所見としては、頻脈、顔色不良、冷汗などがみられるが、非特異的である。肝腫大の有無は、肝型糖原病診断の糸口となるが、糖原病0型では肝腫大は認めない。下垂体機能低下症も鑑別診断の一つである。1型糖尿病でインスリン治療中のように、基礎疾患が明らかで意識の変容をみた場合は低血糖を疑う。

　低血糖の診断は、もちろん血中糖濃度を測定することであるが、同時にケトメーター（簡易ケトン測定器、簡易血糖測定と同様にケトンを測定できる）で血中ケトンを測定する、尿ケトンを測定することは必須である。救急外来にはケトメーターが常備され、使用されていることが望ましい。

　低血糖にもかかわらずケトンが正常〜抑制されている場合は、高インスリン血症を伴っている可能性が高い。一方、ケトンが10,000mmol/mLを超える異常高値の場合は、脂肪酸β酸化異常を考える。糖原病、下垂体機能低下症ではケトン性低血糖を来す。

✚治療

　低血糖、特に重症低血糖の持続は脳に不可逆的ダメージを起こす可能性がある。したがって、速やかな糖の補充は何よりも優先される。

　ブドウ糖の初期静脈投与量は、20%グルコース1mL/kgである。血糖値を急激に高値にする必要はなく、100mg/dL前後に上げればよい。その後、維持輸液として4〜7.5%グルコースの輸液を持続することが大切である。一度血糖が上昇しても、血糖値を必ずモニターする。維持輸液に糖が入っていないと、一度上昇した血糖が容易に低下してしまうことも多いので注意する。

事例紹介

　子どもの低血糖の観察と評価のピットフォールと思われるケースを紹介する。

✚ケース1
低血糖でけいれんを起こした子どもに、糖輸液をせずに頭部CTを撮った。
　→低血糖の処置は何よりも優先されるべきである。CTはその後でよい。

✚ケース2
1型糖尿病でインスリン治療中にけいれんがあり、救急搬送されたときに血糖は70mg/dLだった。低血糖と診断されず、糖が入っていない輸液を受けたため、輸液中に再度けいれんを起こし、親が経口でブドウ糖を与えた。
　→けいれんは血糖値を上昇させ、その前にあった低血糖をマスクする可能性がある。インスリン治療中の低血糖は、インスリン過剰状態が改善するまでは持続する可能性があり、糖輸液が必須である。

✚ケース3
重症の意識障害があり、病歴から代謝異常症が鑑別にあがった。輸液は大量の生理食塩水で、2時間以上管理された。
　→低血糖は、静脈ラインをとるときの採血ですぐにわかる。初期輸液から糖を入れるべきであり、高度の代謝性アシドーシスや乳酸上昇を伴い代謝異常症が疑われる場合は、10%ブドウ糖輸液が必要である。

✚ケース4
胃腸炎が続いた後の低血糖（血糖40mg/dL）の子どもに、20%グルコース10mL/kgの急速静注投与を行った。投与30分後の血糖は260mg/dLに上昇した。
　→初期投与量は1（血糖値が測定感度以下の重症例では2）mL/kgとし、維持輸液で糖の持続補給を行う。

（堀川　玲子）

ふりかえりクイズ

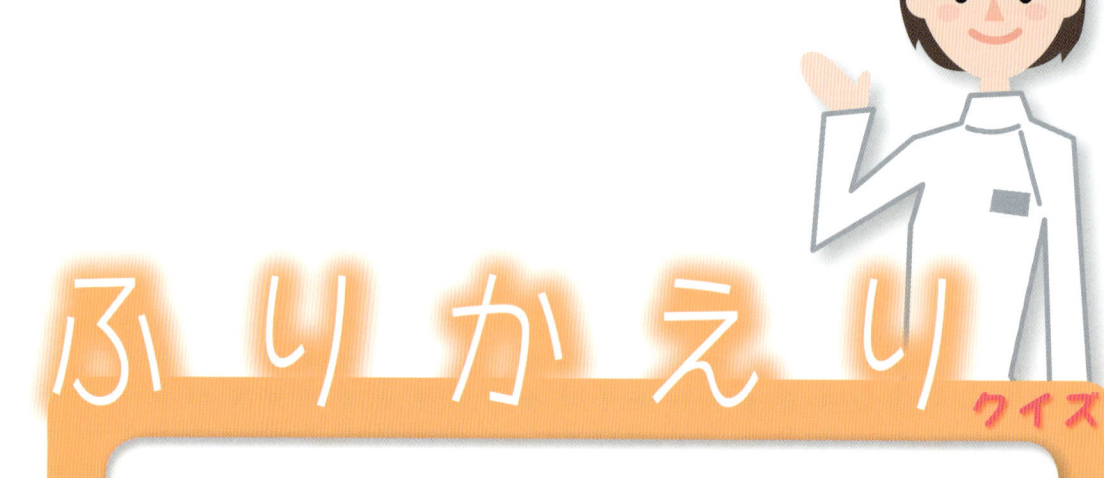

① 「救命の連鎖の輪」とは何か説明してください。　☞ **p.50**

② PBLSのアルゴリズムに沿って小児の一次蘇生の手順を説明してください。　☞ **p.53**

③ 乳児・小児の胸骨圧迫のポイントについて説明してください。　☞ **p.53**

④ 効果的な蘇生チームの要素として、どのようなことがあげられていますか。　☞ **p.60**

⑤ PALSアルゴリズムにおける「第一印象」について説明してください。　☞ **p.64**

⑥ PALSアルゴリズムの一次評価（ABCDEアプローチ）について説明してください。　☞ **p.67**

⑦ PALSアルゴリズムの二次評価におけるSAMPLEでの病歴聴取の項目をあげてください。　☞ **p.80**

Chapter 3 危急的状態の子どもの評価

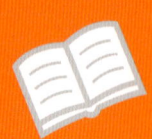

序論 緊急・急変時の看護実践のポイント

　乳幼児期の子どもは、自分の身体の異常を言葉で伝えることが困難である。学童期以降であっても、自分の身体の異常や過去に感じたことのない感覚を正確に伝えられるとは限らない。

　子どもの身体の大きさに対応して少ない生理学的代償機能を考慮すると、緊急もしくは急変時に第一発見者となることが多い看護師が、応援体制を求めつつ、呼吸、循環、一般状態の視診や触診を主として迅速に異常を見きわめ、かつ同時に初期対応ができなければならない。子どもは年少であればあるほど病態の悪化や回復の速度は速い。

　命の危険を回避するためには迅速な判断と対処が必要であり、最悪の事態を想定しながらさらなる悪化を食い止めなければならない。そのためには、病態の緊急性、いわゆる医療介入の必要性を見きわめるための知識と技術に関する継続的な訓練に基づいた実践能力が不可欠である。危急的状態の子どもへの医療介入や看護実践の訓練は、実際の子どもを対象とすることができず、基礎教育や継続教育であっても見学と実際のシナリオに基づいたシミュレーション以外に方法がない。既存のシミュレーターによる教育を継続しつつ、より再現性の高い教育方法を検討することも課題である。

　このような危急的状態のフィジカルアセスメントの要となるのが、小児アセス

序論 緊急・急変時の看護実践のポイント

表1　子どもの病態の緊急・急変時に看護師が実践するポイント

- 子どもの病態が緊急・急変であることを見きわめること
  ——PATで視診、触診、時に問診
- 子どもの病態の緊急・急変時の初期対応
  ——蘇生の基本となるPBLSとPALSアルゴリズムの体得
- 子どもの家族への対応
- 実際のシナリオをもとにしたシミュレーションによる訓練の継続
- 主体的に自分の技能を洗練させる姿勢を有すること
- チーム医療における協働スタッフとしての心構えをもつこと
- 関係職種との協働による医療提供システムの構築
- 看護の質の保障

メントトライアングル（Pediatric Assessment Triangle：PAT）と触診である。高度な訓練によって培われた看護師にとって、子どもの病態の見きわめはPATに終始するといっても過言ではない。熟練した看護師の視診による経験的直感は、大変優れており、かつなぜそのように感じたのかという理由を説明可能にする論理的な思考を有している。

　そして、蘇生に関する知識と技術は不可欠である。小児一次救命処置（Pediatric Basic Life Support：PBLS）の習得はもちろんのこと、可能なかぎり小児二次救命処置（Pediatric Advanced Life Support：PALS）の習得とそのアルゴリズムを体得して、心肺機能を評価することが最善策である。

　子どもの家族からの問診も重要であるが、子どもが危急的状態に陥っている場合は家族が心理的に混乱を来している可能性が高いため、正確に冷静に答えることが困難なこと、家族への看護を開始しなければならない事態を想定しておかなければならない。小児医療においては看護師や医師の観察および判断能力が最も重要となる。習得を求められる能力は高度で専門的であり、看護師自身が主体的に技能をより洗練させていく姿勢を忘れず、新たな技能の習得に挑戦していかなければならない。小児医療において、いずれの看護単位においても必要な姿勢であることには変わりはない[1]。

　ことに、黎明期を迎えた小児救急医療や小児集中治療の最前線において、看護師は医療行為を実践せざるを得ない協働スタッフとして各診療科医師や救急隊員、関係職種者と連携を図りながらチーム医療を展開していくことが求められる[1]。その理由は、医療のパラダイムが医療者主導型から患者家族主体型にシフトしてきたからであり、近代化した時代の要請であり、揺るぎない医療の本質である。

　そもそも医療は、各スタッフがチームで協働的に、かつ質が保障されたシステムとして提供することを基本としている。現在、先進国のなかでも医療資源や人

材が潤沢ではない日本では、医療の需要と供給のバランスを確保するうえで、チームとシステムの構築とその提言をすることが医療従事者に求められており、主体的に医療の質を高めて保障することも忘れてはならない。

　子どもの病態の緊急・急変時に看護師が実践するポイントを表1にまとめる。

（伊藤龍子）

文献
1）伊藤龍子：小児救急看護. 救急医学, 34（9）：1043-1045, 2010

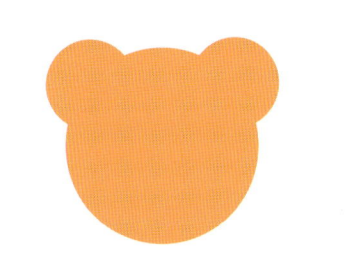

Section1 子どもの病態の見きわめ

緊急性の判断

　緊急性の判断とは、医療的介入が直ちに必要かどうか、かつ心肺機能の重症化を予測して心肺機能不全や停止に陥る可能性を迅速に見きわめることである。昨今の子どもを取り巻く環境において、いつでもどこでも起こりうる突然の事故や虐待、不適切な扱いがある。脆弱な生理学的代償機能と子ども特有の疾患や感染症を考慮すると、軽症であっても重症化する危険性が高く、たとえ軽微な問題であっても、いつでもどこでも医療にアクセスして医療従事者の評価を受けることが最優先であり、そのことが最悪の事態を防ぎ、適切な育児や対処法の習得の機会ともなりうる[1]。

　また、緊急性の判断となる子どもの初期評価、生理学的評価は発達段階に依存する特性を把握しておかなければならず、小児二次救命処置（PALS）の迅速な心肺機能評価を基本とする必要がある。その基本に沿って、視診、触診により判断していくことが多く、その判断の拠り所となる鑑別疾患に基づく臨床像と必要な医療介入を習得しておかなければならない。

　このように習得しておかなければならない医学的知識や技術は、日本でも看護系の大学院教育として議論され、高度専門看護師（Advanced Practice Nurse：APN）の教育内容に匹敵するといえる。そのため著者は、危急的状態にある子どもの病態を見きわめて初期対応が可能となるためには、小児医療における臨床経験が少なくとも3年は必要であり、その後もよりよい実践のために努力が必要であると考える。昨今では、小児救急医学、小児集中治療学などの学問が体系化され、国際的な蘇生の基準、身体評価の基準が開発され、新たな局面に対応する基準の活用や定期的な見直しにより効率的な基準に改訂されている。このような変化に対応するためには、日々努力する姿勢が求められるが、徹底したOJT（On the Job Training）を繰り返し、そこに職業人としてのやりがいを見出していけることが大切と考える。

✚子どもの病態を見きわめるポイント

　最初の見た目の印象から判断して予測する。
　医療機器の使用に及ばず、視診を主として評価する最初の段階であり、手法と

Section1 子どもの病態の見きわめ

して小児アセスメントトライアングル（PAT）を用いて、迅速に得られたサイン、情報を統合して判断を下す。トライアングルに提示された主要な3領域について説明する（図1）[2]。

▶外観

意識レベル、視線、筋緊張等の見た目によって、酸素化、換気、脳循環、中枢神経機能の安定性を評価する。この段階では、迅速小児救急患者の評価としてAVPUスケール（Alert, Verbal, Painful, Unresponsive：AVPU）を用いるのが最もわかりやすい。子どもの反応性からほんのわずかであっても生理学的な異常を見つけ出し、今後の危険性を予測することである。

> cf.
> AVPUスケールついては、p79を参照。

▶呼吸状態

呼吸仕事量として、気道、換気、酸素化の安定性を評価することであり、呼吸努力、呼吸窮迫などの呼吸仕事量の増加や異常、今後陥る危険性を予測する。

▶循環状態

皮膚への循環と出血を主として、心拍出量と主要臓器への灌流の安定性を評価することである。皮膚色の異常や出血の有無から循環不良、酸素化不良、および今後の危険性を予測する。

これらPATでは、3領域の観点を同時かつ迅速に見きわめて、「危機的状態か」、具合が「良さそうか」「悪そうか」、応援体制が必要かを判断して、直ちに適切な加療場所、治療処置の有無を決定して行動することが大切である。PATによって判断および予測される徴候について習得しておかなければならない（表1）[3]。

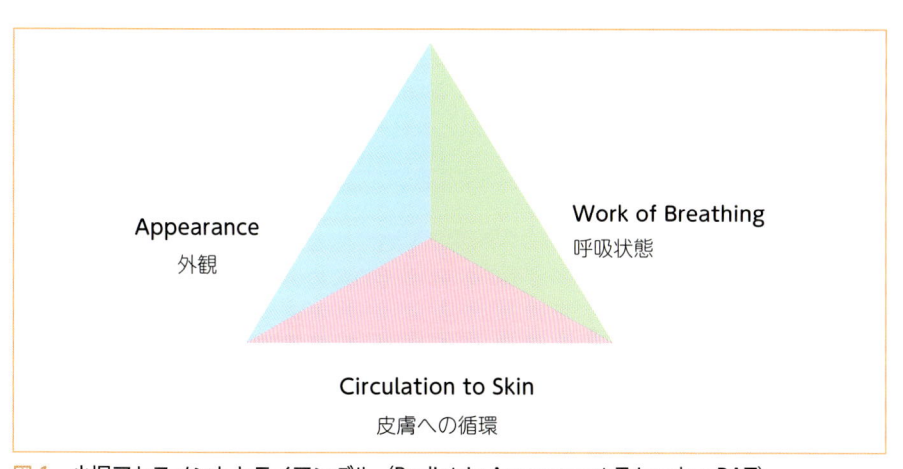

図1　小児アセスメントトライアングル（Pediatric Assessment Triangle：PAT）
(Gausche-Hill M, 他編, 吉田一郎監訳：APLS小児救急学習用テキスト. 診断と治療社, p23, 2006[2]より)

表1 小児アセスメントトライアングル（PAT）による初期評価と認識される徴候

PAT	初期評価項目	PATで認識される徴候
一般状態（外観）	●筋緊張、疎通性、精神的安定 ●視線/注視 ●言葉/泣き声	●意識混濁 ●易刺激性、易興奮性 ●瞳孔異常 ●間欠的啼泣 など
呼吸状態（呼吸仕事量）	●呼吸仕事量の増加 ●異常呼吸音 ●呼吸パターン	●酸素化不良（呼吸窮迫、呼吸不全） ●鼻翼呼吸、陥没呼吸、肩呼吸 ●呼吸努力の減弱または消失 ●聴診器を用いることなく聴取される呼気性喘鳴や吸気性喘鳴、呻吟、嗄声
循環状態 （皮膚への循環、出血）	●皮膚色の異常[*1] ●出血	●皮膚：蒼白色、青みがかった色、大理石模様、青灰白色[*2]、紅潮[*3]、発汗[*4] ●出血：活動性、非活動性の有無

[*1] 乳幼児では、成人に比べ皮膚も薄く、容易に皮膚循環の異常としてとらえることができる。
[*2] 青灰白色は、循環不良または酸素化不良、あるいはその両方を示唆する。
[*3] 発熱や中毒によって認められる。
[*4] 心臓の問題や高体温による窮迫状態を示唆している。
（吉野尚一：トリアージプロセス．伊藤龍子，他編著：小児救急トリアージテキスト．医歯薬出版，p35，2010[3]より）

➕危機的状態を見逃さない

　本来、小児医療はフリーアクセスを基本とし、患者家族を主体として吟味して提供する領域である。日本の育児環境は、社会的支援が十分とはいえない。また、子どもの権利が謳われるようになったのは近代以降であるにもかかわらず、十分に改善されていない。子どもを取り巻く保健や医療の環境を整えることは、保健医療関係者の役割であるが、回避可能な子どもの危機的状態が見逃されていることも、放置されている現実が少なからずあることも事実である。

　危機的状態の子どものなかには、虐待や不適切な扱いを受けている子どもも含まれているため、本項では、子どもの身体評価のための方法論を習得するだけにとどまらず、医療従事者として子どもの命を守り、社会的に育児に関与することを視野に入れていく必要性を強調したい。特に、小児救急医療の現場は、社会的な窓口となっており、育児支援を含めて幅広い社会的な問題に直面せざるをえない。医療従事者は、これらの問題とその改善策に関する提言をしつつ、疾患や障害、傷害の有無にかかわらず子どもが健全に成長・発達を遂げていける環境を整備することに関与することが求められている。

救急場面でのトリアージ

　2012年度の診療報酬改定において、地域の中核的医療機関と近隣医療機関の小児科医の連携により、小児患者（6歳未満）の夜間・休日・深夜・24時間の受診体制を確保することを評価した点数として、院内トリアージ加算が新設された。院内のトリアージ基準に基づいて、患者の来院後、速やかに状態を評価し、緊急度区分に応じて診療の優先順位づけ（院内トリアージ）を行った場合に算定できるようになった。また同じく2012年に、新たなトリアージ基準として、カナダトリアージ緊急度スケール（Canadian Triage and Acuity Scale：CTAS）をもとにした日本版緊急度判定支援システムとしてJTAS（Japan Triage and Acuity Scale）が開発された。

　子どもは、生理学的代償機能の未熟さから突然、また急激に病態が悪化するという特徴があり、心肺機能が不全または停止に至る前に異常を発見して対処しなければ、死亡や障害を回避できない。そのため、迅速で的確な院内トリアージの実施が不可欠である。子どもの病態の変化は著しく、かつ身体の異常を正確に伝えることができない場合が多いため、小児専門の医師や看護師による視診や触診を主とした見きわめが重要である。特に、小児患者の病態がよいのか悪いのかを見きわめるためには、小児専門の医療従事者が実際に見て判断することが不可欠である。ここでは、救急場面でのトリアージとは何か、どのような手順で行うのかについてJTASに基づいて説明する。

✚トリアージとは

　トリアージとは、患者評価の過程の一つであり、治療の優先度と加療場所を決定することである。加えて、その後の待機患者の再評価と必要な看護実践を含めた一連の看護ケアである。語源はフランス語の「選別」を意味する"triage"からきており、診療順位が従来の受付け順ではなく、医療の優先度順にいくつかの区分に振り分けることであり、公正の倫理原則に則っている[2]。

　小児救急医療は、近年新たなパラダイムとして変革されてきており、その一環として院内トリアージも重要視されるようになった。しかし、休日や夜間は、子どもの身体の異常に驚き、軽微な主訴であっても緊急と判断して受診する患者家族が多いため、すぐに診てもらえないことに不満や疑問を抱きやすい。そのため、トリアージについて地域や施設の広報によって一般市民の理解を得ることが重要である。

　トリアージのプロセスは、トリアージ時点からその後の病態悪化および重症化

の可能性があるかどうかを予測するため、PALSにおける迅速な心肺機能評価を基本とする。JTASにおけるトリアージプロセスは、①第一印象における重症感の評価、②感染管理、③自覚症状および他覚所見の評価、④緊急度レベルの決定、⑤緊急度レベルに応じて診察室および待合室への誘導、⑥初期対応を含む必要な医療の提供、⑦再評価、によって構成されている[4]。

✚トリアージ手順の実際

トリアージを実践する医療施設には、実施基準となるトリアージガイドラインを整備しておかなければならない。日本では、カナダの国家基準であるCTASを訳出したガイドラインが出版された[5]。さらに同時期に、米国心臓協会（American

表2　JTASの5段階緊急度判定レベル：小児での具体例

緊急度レベル	状態	具体例	再評価
1 蘇生	●生命または四肢を失う恐れがある状態（または差し迫った悪化の危険がある状態） ●積極的な治療が直ちに必要な状態	●けいれん（持続状態） ●重症外傷 ●意識障害（高度） ●重度の呼吸障害	継続加療
2 緊急	●潜在的に生命や四肢の機能を失う恐れがあるため、迅速な治療が必要な状態 ●医師または医師の監督下に、迅速な医学的介入を必要とする状態	●重度の脱水症 ●息切れ（中等度の呼吸障害）$O_2Sat<92\%$ ●普通ではない流涎を伴う咽頭痛 ●歯の完全脱臼	15分ごと
3 準緊急	●重篤化し救急処置が必要になる潜在的な可能性がある状態 ●強い不快な症状を伴う場合があり、仕事を行ううえで支障がある、または日常生活にも支障がある状態	●救急部門受診前のけいれん、現在意識清明 ●異物誤飲、呼吸障害なし ●軟口蓋の刺創・中等度の喘息 $O_2Sat=92〜94\%$ ●頭部外傷、意識消失を認めたが現在は意識清明（GCS14〜15）	30分ごと
4 低緊急	●患者の年齢に関連した症状、苦痛と感じる症状、潜在的に悪化を生じる可能性のある症状で、1〜2時間以内の治療開始や再評価が望ましい状態	●軽度の喘息　$O_2Sat>94\%$ ●裂創・挫創、縫合が必要 ●軽度の頭部外傷、意識消失を認めない ●発熱、不特定のもの（具合よさそう）〔学校から連れられて来院〕	60分ごと
5 非緊急	急性期の症状だが緊急性のないもの、および増悪の有無にかかわらず慢性期症状の一部である場合	●包帯交換 ●軽微の咬傷 ●処方の継続希望 ●縫合の必要のない軽度の裂創	120分ごと

（日本救急医学会，他監：緊急度判定支援システムJTAS2012ガイドブック，へるす出版，p16-19, 33, 2012[4]を参考に筆者作成）

Heart Association：AHA）から『心肺蘇生と救急心血管治療のためのガイドライン2010（2010 American Heart Association Guidelines for CPR and ECC）』が公表された。本ガイドラインによると、乳児および小児のCPR（Cardio Pulmonary Resuscitation：心肺蘇生法）の開始時に、人工呼吸を行う前に胸骨圧迫を開始する（A-B-CではなくC-A-B）と改訂され、かつ小児の心停止傷病者の大半はバイスタンダー（その場に居合わせた人）によるCPRを一切受けておらず、CPRが行われる可能性が向上するという希望を伴って、すべての年齢層の傷病者にCABDEアプローチが採用された[6]。並行して、前述のCTASをもとにした日本版のJTASが標準化された[4]。JTASでは、来院時の状態に基づいて来院時主訴リストから最も適切な主訴を選定して、緊急度を5段階で判定する（表2）[4]。このJTASに基づいた小児のトリアージプロセスについて説明する（図2）[7]。

▶ステップ1：重症感の評価

◉評価方法

子どもの成長発達的な特徴をふまえながら、第一印象から「見た目の重症感」を評価する。医療者が子どもに手を触れる前の視覚と聴覚によって直接感じられた情報（第一印象）を、外観、呼吸状態、皮膚への循環の3つの要素に基づいて体系的に評価する（図1）[2]。

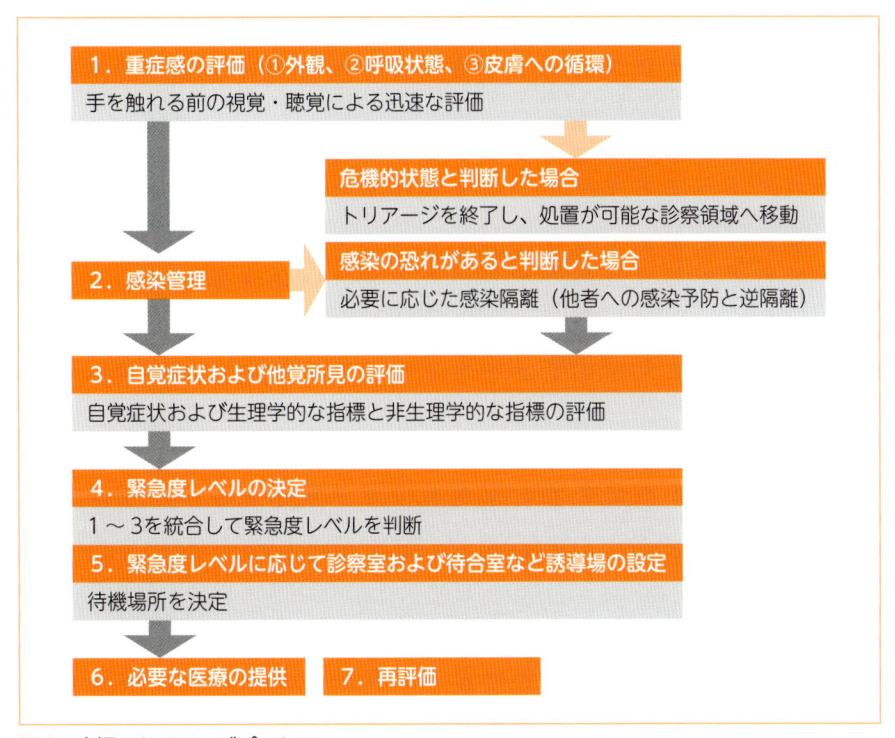

図2 小児のトリアージプロセス
（林 幸子：小児救急トリアージ. JTASによる小児救急患者のトリアージプロセス. 救急看護&トリアージ, 2(5), 49, 2013[7]より）

このステップで重要なことは、鑑別診断や原因追及ではなく、直ちに医療介入が必要かどうかをPAT評価で迅速に見きわめることである[4]。PAT評価は、すべての年齢の、またすべてのレベルの内科系疾患と外傷の子どもを評価するための迅速、単純かつ有用な方法である。すでに小児救急学習コースのPALS、病院前救護医療従事者のための小児救急教育コースPEPP（Pediatric Education for Pre-hospital Professions）においてPATを用いた評価方法が導入されており、米国および国際蘇生医療教育における基本的な評価モデルである[2]。

●PAT評価

最初の手がかりとなる、外観（見かけ）、呼吸状態（呼吸仕事量）、循環状態（皮膚への循環）の3つの要素に注意を払い、医療機器を用いない視診を主とした初期評価として迅速かつ系統的にアセスメントする。

最初に、外観では、意識レベル、顔色、筋緊張などの見た目から酸素化、換気、脳循環および中枢神経機能の安定性を評価する。AVPUスケールを目安に、子どもの反応性と活動性から生理学的問題を反映する異常を見きわめる。

呼吸仕事量を表す呼吸状態では、呼吸努力の見きわめを主とした気道、換気、酸素化の安定性を評価する。

代償性ショックの見きわめとなる皮膚への循環では、主に皮膚や粘膜の蒼白、まだらな斑状発疹、チアノーゼがないかを評価する。

この時点で、重症感があり直ちに治療を開始する必要があると判断した場合には、トリアージを終了して適切な処置介入が可能な加療場所に誘導する。見た目に重症感はないと判断した場合には、引き続き緊急度判定に必要な情報を収集する。

▶ステップ2：感染管理

第一印象で重症感はないと判断した場合は、続いて感染性疾患のスクリーニングを行う。救急医療においては、感染症罹患の有無や罹患している感染症が不明な場合がほとんどであり、他者また医療従事者への感染防止のためにはスタンダードプリコーション（標準予防策）に従い、必要に応じて患者の感染隔離をしなければならない。

子どもは免疫獲得過程にあるため感染症に罹患しやすく、冬期間を主として受診時に感染症症状を呈していることも多い。したがって、感染対策の基本は流行性ウイルス疾患患者がほかの患者と接触する前に隔離することである。感染の可能性が疑われたら、感染拡大の防止が最優先であり、補足として予防接種歴や周囲の流行性に関する情報を確認する[4]。

救急医療施設では、独立した空調設備のある個室を用意して隔離し、感冒症状に対してはマスクの着用を促し、嘔吐・下痢などに対する接触感染予防などの対

策を講ずる必要がある。また、免疫が抑制された易感染患者の交差感染を防ぐための個室隔離も必要である。

▶ステップ3：自覚症状および他覚所見の評価

●自覚症状の評価

受診の理由、現在の症状、現病歴や基礎疾患の有無、予防接種歴、食事と水分摂取量、排泄量などについて聴取し、年少児の場合は、保護者から問診する。あわせて、子どもが呈している症状から推察して潜在的な問題を抽出するための短時間で緊急度が判定できる質問を追加する[4]。この際に注意することは、保護者の情報によっては主訴と病態は一致せず、そのため自覚症状の評価は医療者の客観的評価である他覚所見の評価を統合して評価する必要があるということである。さらに実際に呈している症状と保護者の言語情報との間に矛盾や乖離がある場合は、虐待の可能性を視野に入れなければならない。

●他覚所見の評価

バイタルサインである呼吸数、心拍数、体温、SpO_2、血圧を測定する。呼吸数、心拍数は表3[4]の評価表を用いて評価し、同時に呼吸窮迫の程度、循環動態、外観と意識レベルを評価する。体温は、表4[4]に基づいて、3か月未満の乳児や免疫抑制状態の患者の発熱は、全身状態が良好であっても重症細菌感染症のリスクを考慮して緊急度判定を行う。

なお、バイタルサイン測定においては、啼泣や興奮など、子どもの状態を記録し、客観的に評価できるようにしなければならない。

○非生理学的指標

〔疼痛〕

疼痛は、発症時期と持続時間から急性か慢性か、反復性か一時性かを聴取して判断する（表5）[7]。子どもの場合、発達レベルや疼痛の経験の有無により疼痛のとらえ方や表現が異なるため、子どもの発達レベルを考慮して、表情、啼泣の程度、機嫌、行動表現、生理学的指標などの客観的情報と保護者からの情報を統合して判断する必要がある。そのためには、いくつかの既存の評価スケールを組み合わせて活用することが不可欠であり、なかでも子どもが的確に伝えられない場合に、行動観察により評価するFLACCスケールが有用である（表6）[8]。最終的には、表7を用いて疼痛のJTASレベルを判定することが効果的である[4]。

〔出血性素因〕

先天性の出血性疾患や重度の凝固因子欠乏症、抗凝固薬を内服している子どもが出血した場合は、大量出血を引き起こす危険が高く、迅速な治療が必要となるため、出血性素因がある子どもへの配慮が必要である。

表3 正常のバイタルサインと標準偏差
◎生理学的範囲－呼吸数　　　　　　　　　　　　　　　　　　　　　　　　　　　　単位（回/分）

	JTAS 1	JTAS 2	JTAS 3	JTAS 4/5	JTAS 3	JTAS 2	JTAS 1
0〜3か月	<10	10〜20	20〜30	30〜60	60〜70	70〜80	>80
3〜6か月	<10	10〜20	20〜30	30〜60	60〜70	70〜80	>80
6〜12か月	<10	10〜17	17〜25	25〜45	45〜55	55〜60	>60
1〜3歳	<10	10〜15	15〜20	20〜30	30〜35	35〜40	>40
3〜6歳	<8	8〜12	12〜16	16〜24	24〜28	28〜32	>32
6〜10歳	<8	8〜10	10〜14	14〜20	20〜24	24〜26	>26

◎生理学的範囲－心拍数　　　　　　　　　　　　　　　　　　　　　　　　　　　　単位（回/分）

	JTAS 1	JTAS 2	JTAS 3	JTAS 4/5	JTAS 3	JTAS 2	JTAS 1
0〜3か月	<40	40〜65	65〜90	90〜180	180〜205	205〜230	>230
3〜6か月	<40	40〜63	63〜80	80〜160	160〜180	180〜210	>210
6〜12か月	<40	40〜60	60〜80	80〜140	140〜160	169〜180	>180
1〜3歳	<40	40〜58	58〜75	75〜130	130〜145	145〜165	>165
3〜6歳	<40	40〜55	55〜70	70〜110	110〜125	125〜140	>140
6〜10歳	<30	30〜45	45〜60	60〜90	90〜105	105〜120	>120

（編集部注）＜JTASレベル＞レベル1：蘇生、レベル2：緊急、レベル3：準緊急、レベル4：低緊急、レベル5：非緊急
（日本救急医学会，他監：緊急度判定支援システムJTAS2012ガイドブック，へるす出版，p74，2012[4]より）

表4 小児の発熱

年齢	体温	徴候	JTASレベル
0〜3か月	>38.0℃		2
3か月〜3歳	>38.0℃	免疫不全患者（好中球減少症、臓器移植患者、ステロイド投与患者）	2
		具合悪そうな外観	2
		具合良さそうな外観	3
>3歳	>38.0℃	免疫不全患者（好中球減少症、臓器移植患者、ステロイド投与患者）	2
		具合悪そうな外観（呼吸数および心拍数を考慮する）	3
		具合良さそうな外観	4

（日本救急医学会，他監：緊急度判定支援システムJTAS2012ガイドブック，へるす出版，p46，2012[4]より）

表5 OPQRST法（疼痛の病歴聴取法）

O：発症様式（Onset）	R：部位/放散（Region/Radiation/Related symptom）
発症が急激か、緩慢（徐々に痛くなった）か、何をしているときに起こったのか、始まったときの様子	痛む部位はどこか、痛みは違う所（部位）に移るか、痛みはどこに広がるか、1本の指を使って示すように患者に伝える
P：影響因子（Provocation/Palliative factor）	S：痛みの程度（Severity of pain）
どうすれば痛みが軽減するのか、もしくは痛みが悪化するのか	ひどく痛むか、可能であればペインスケールを用いる
Q：痛みの性質（Quality of pain）	T：経過/治療（Time/Treatment）
どのような感じの痛みか 具体的な表現：ズキンズキンという痛み、ヒリヒリとした痛み、ちくちくする痛み	痛みはいつ始まったか、どれくらい続いたか、痛みには波があるか、痛みに変化はあるのか（間欠的な痛みや増強など）何らかの治療を行ったか、最後の服用はいつごろか

(林 幸子：小児救急トリアージ．JTASによる小児救急患者のトリアージプロセス．救急看護＆トリアージ，2(5)，52，2013[7]より)

表6 FLACCスケール

カテゴリー	スコア 0	スコア 1	スコア 2
表情（Face）	表情に異常なし、または笑顔である	ときどき顔を歪めたり、しかめ面をしている、視線が合わない、周囲に関心を示さない	頻回にまたは持続的に歯をくいしばっている、下顎を震わせている
足の動き（Legs）	正常な姿勢、または落ち着いている	落ち着かない、じっとしていない、四肢が緊張している	蹴る動作をしたり、足がひきつっている
活動性（Activity）	おとなしく横になっている、正常な姿勢、容易に動くことができる	身もだえしている、前後（左右）に身体を動かしている、四肢が緊張している	弓状に反り返っている、硬直またはけいれんしている
泣き声（Cry）	泣いていない（起きているか眠っている）	うめき声を出す、またはしくしく泣いている、ときどき苦痛を訴える	泣き続けている、悲鳴を上げている、またはむせ泣いている、頻回に苦痛を訴える
あやしやすさ（Consolability）	満足している、落ち着いている	ときどき触れたり、抱きしめたり、話しかけるなど気を紛らわすことで安心する	なだめることが困難、苦痛を取り除けない
合計スコア			

(Merkel SI, et al: The FLACC: A behavioral scale for scoring postoperative pain in young children. Pediatric Nursing, 23 (3), 293-297, 1997[8]より)

表7 小児の疼痛評価

疼痛の強さおよびスコア	急性/慢性疼痛	JTASレベル
強い痛み スコア8〜10/10	急性	2
中等度の痛み スコア4〜7/10	急性	3
弱い痛み スコア0〜3/10	急性 慢性	4 5

(日本救急医学会，他監：緊急度判定支援システムJTAS2012ガイドブック．へるす出版，p48，2012[4]より)

〔受傷機転〕

　外傷の場合は、"どの程度のエネルギーや外力が、どのようにしてどこに加わったのか"を推定し、外傷を予測するための受傷機転を把握することが重要である。見た目が安定していても、高エネルギー外傷の場合は、緊急度が高くなる場合がある。目撃者のいない子どもの事故の場合も、エネルギーの大きさが予測困難なため、慎重に判断しなければならない。

〔血糖値〕

　子どもは代謝が活発である反面、生理的機能が未熟であり生理的予備力が乏しいため、エネルギー貯蓄量も少ない。そのため、経口摂取量の不足や運動消費量が高まることにより容易に低血糖を来す場合がある。意識レベルの低下、けいれん、行動の異常などがある場合、また経口摂取量の不足、糖尿病や副腎不全のある子どもの嘔吐・下痢の際には、血糖値を測定して評価する必要がある。

〔脱水症〕

　子どもは、体重あたりの体内水分量いわゆる細胞外液の占める割合が多い。一方、子どもは腎臓における濃縮機能が未熟なため、嘔吐・下痢や経口摂取量の不足により、容易に脱水症に陥りやすい。そのため、摂取水分量の聴取と脱水の程度を評価しなければならない。

▶ステップ4・5：緊急度レベルの決定と場所の選定

　ステップ1「重症感の評価」、ステップ2「感染管理」、ステップ3「自覚症状および他覚所見の評価」を統合させて、医療者として総合的に判断して緊急度を決定する。また、緊急度を判定したら診察室もしくは待合室など、子どもと保護者が安全に待機できる場所を決定して誘導する[4]。

▶ステップ6：必要な医療の提供

　ここでは、経時的な観察が必要な子どもへのモニター装着や呼吸困難がある子どもへの酸素吸入、発熱している子どもへの冷罨法など、必要な医療を提供する[4]。待合室で待機する子どもと保護者に対して、症状緩和のための援助や、子どもの病態の観察、および医療者に申告する必要がある子どもの徴候、施設内などで決められている治療プロトコルにしたがって行われる検査・処置について説明する。子どもや保護者が診察に至るまでの見通しが立てられるよう、また安心して待機できる環境を提供することが重要である。

▶ステップ7：再評価

　JTASでは、再評価の時間目標は緊急度レベルに即して設定している（表3）[4]。生理学的特徴から子どもは病態の変化が早いため、待ち時間の間に病態が悪化することを想定して、医療者は待機している子どもや保護者を見渡していなければ

ならない。設定されている再評価の時間目標を目安として再評価を行い、病態の変化に対して再評価により緊急度区分を変更して、病態の悪化に対しては迅速に対応する必要がある。

(伊藤龍子)

文献
1) 伊藤龍子：小児救急看護．救急医学，34(9)：1043-1045，2010
2) Gausche-Hill M，他編．吉田一郎監訳：APLS小児救急学習用テキスト．診断と治療社，p23-45, 2006
3) 伊藤龍子，他編著：小児救急トリアージテキスト．医歯薬出版，p35，2010
4) 日本救急医学会，他監：緊急度判定支援システムJTAS2012ガイドブック，へるす出版，p16-19, 33, 46-48, 74, 2012
5) 日本救急医学会，他監：緊急度判定支援システム；CTAS2008日本語版／JTASプロトタイプ．へるす出版，2010
6) 「アメリカ心臓協会 心肺蘇生と救急心血管治療のためのガイドライン2010（2010 American Heart Association Guidelines for CPR and ECC)」のハイライト．
http://eccjapan.heart.org/pdf/ECC_Guidelines_Highlights_2010JP.pdf
7) 林 幸子：小児救急トリアージ．JTASによる小児救急患者のトリアージプロセス．救急看護&トリアージ，2(5)，49-52，2013
8) Merkel SI, et al：The FLACC：A behavioral scale for scoring postoperative pain in young children. Pediatric Nursing, 23 (3), 293-297, 1997

Extra Lesson

重症度と緊急度の考え方

　子どもは、生理学的予備力が脆弱であり、正確に身体の異常を伝えることができないことが多いため、家族や周囲の大人もどのように対処してよいのかわからない場合や、対処したけれども変化しない場合などが想定される。このような特性を考慮すると、医療施設の事務職を窓口として受付け順に医療を提供することは危険であり、命の保障はないと考える。子どもの場合は具合をみて、直ちに医療的介入が必要なのか、待機可能なのかを見きわめて、緊急性の高さと医療優先度順で評価されるべきと考える。この考え方は、ようやく小児専門の医療従事者には浸透し始めているが、小児重症患者が小児専門スタッフが不在の医療施設に受診していることも懸念される。

　ここでは、小児患者には、小児専門スタッフの関与、小児医療施設に集約することが死亡率や障害残存率をなくす方策であるととらえたうえで、重症度と緊急度の考え方について検討してみよう。

重症度とは？

　重症度とは、文字が示すとおり、病態の重い度合いを表している。子どもは、生理学的予備力の脆弱さから、病態が重症化する速度は大人とは比較にはならないほど速いことは周知されてきている。子どもには、直ちに小児の特性に応じた医療的介入を開始しなければ、死亡や障害を残す危険を回避できない病態があり、来院した時点で軽微と判断されたとしても悪化する危険性がある。そこを見きわめるためには、そのための訓練を受けて技能を洗練させなければならない。

緊急度とは？

　緊急度とは、命への危険が差し迫っていて、医療的介入を急がなければならない度合いを表している。小児医療においては、急性疾患や器質的な疾患を有している小児患者も含まれ、そのなかには重症な病態の患者も含まれる。直ちに対処しなければならないとは限らないとしても、子どもの特性を根拠に、初期評価の段階から重症化することを予測して最悪の結果を想定しておくことが大切である。小児医療においては、最悪の事態に陥らないように医療従事者が未然に対応しなければならないことを念頭に置いておこう。

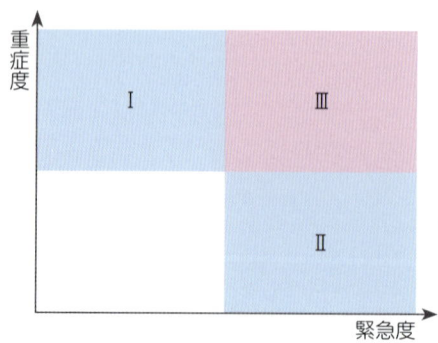

考え方の基本
Ⅰ 重症度は高いが、緊急性は乏しい状態
Ⅱ 緊急性が高いが、迅速な対応で結果的に重症とならない病態
Ⅲ 緊急度と重症度も高い状態
　例）心肺機能不全および停止

これらを見きわめるための訓練が重要

（伊藤龍子）

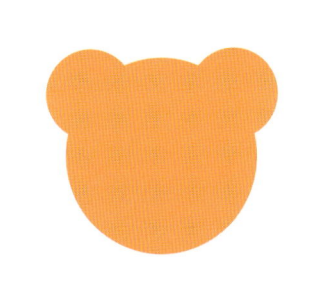

Section2
子どもおよび家族からの問診と記録

子どもおよび家族からの聞き取り方（問診）

　救急外来受診患者や緊急入院を要する患者からは、まず緊急性を除外するために、現在の状態に影響を与えていると推測される情報を手早く確実に収集し、医療記録として残しておく必要がある。患者・家族に初めて接する際に、どのような点に配慮しながら子どもおよび家族からの聞き取りを行ったらよいのか、国立成育医療研究センター（以下、当センター）のトリアージを例に、その具体的方法を述べる。

＋患者・家族の心理

　救急外来を受診する患者・家族の多くは、突然の急病の発症や受傷に対し強い不安や緊張感を抱いて来院する。生命に直結した患者のみならず、「いつもとちょっと違う」「どうしても心配」などというような些細な変化を不安に思い施設を訪れる家族も多くいる。
　家族の心理状態は子どもの状態に比例する（子どもの状態が悪いほど不安は大きくなる）が、家族のほとんどが子どもの急病に対し、一刻も早く医師の診察を受けたいと思って来院している。
　小児救急外来における問診は、そういった不安を抱えて来院した患者・家族と初めて対面し、不安と緊張でうろたえる患者・家族から緊急性を除外するための情報を手早く収集しなければならない。また患者・家族の不安を軽減するための心理社会的介入も考慮していかなければならない。

＋環境設備

　患者・家族をトリアージルームに呼び入れるところから問診は始まる。問診を行う環境としては、周りが騒がしい環境では注意力も散漫になり落ち着いて話ができず、受診する患者の年齢は乳児から学童・思春期と幅広いため、プライバシーが保持できる環境が必要である（図1）。
　また、乳幼児にとって初めての病院は「怖いところ」であり、過去に注射等を経験したことのある子どもでは「痛いことをするところ」という思いから過大な不安と緊張に包まれ、トリアージルームに呼び入れて看護師の顔を見たとたんに

泣き出す子どもも多くいる。少しでも緊張や不安を軽くできるよう、部屋に工夫をすることも重要である。子どもの好きなキャラクターのポスター等を掲示したり、人形を置いたりすることで子どもの興味を引き、緊張を和らげることができる（図2）。

╋患者・家族を共感する姿勢で、温かく迎え入れる

　家族の多くは子どもの急病に困惑しながらも、家庭でできる何かしらの対処を行ってから来院する場合が多い。それでも子どもの症状（状態）が変わらないことや、自宅で行った対処に自信がないことなどから不安を抱えて受診に至っている。このときに医療者に求められることは、相手の気持ちを受け止めることである。医療者からみて些細な症状であっても、「こんな軽い症状で受診するなんて……」といった非難的な態度をとってはならない。患者・家族の訴えを傾聴し、家族の不安に共感しながら、受診に至るまでの気持ちや行動を肯定的に受け止める姿勢が大切である。

╋トリアージルームに呼び入れる

　問診はトリアージルームに患者・家族を呼び入れるところから始まっている。トリアージ待合室で「どのように待っているか」── 長椅子に横たわりぐったりしているのか、絵本を読んで待っているのか、飲食をしているのか、なども患者の状態を把握する重要な情報である。また、トリアージルームに入室する際の様子も、第一印象で全身状態を把握する重要な観察ポイントである。自分で歩けるのか、歩く姿勢は、表情は、顔色は、など、一見して緊急性の有無を判断する情報となる。緊急性がないと判断したら席へ案内し、落ち着いて問診へと移る。

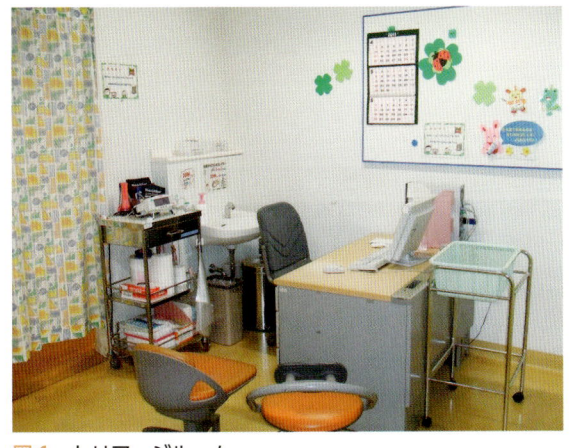

図1　トリアージルーム
問診を行う部屋は、扉やカーテンで待合室とは区切られた空間であることが望ましい。

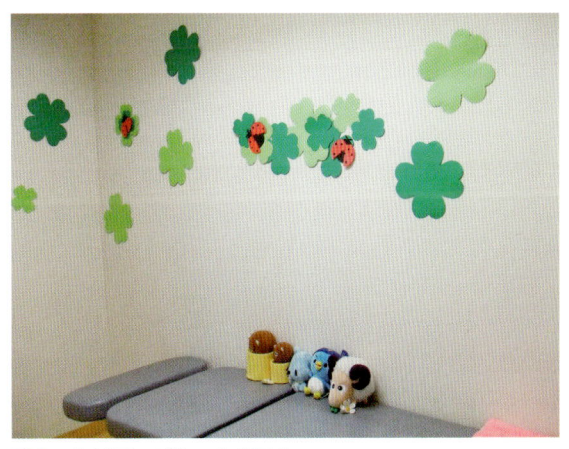

図2　トリアージルームの工夫

✚初めに行うこと

　患者・家族が席に着き問診の準備が整ったら、まず「こんにちは」と挨拶し自己紹介をする。患者確認を行い、患者・家族をリラックスさせるアイスブレーキング（ice breaking）を効果的に行い、患者・家族が自由に話しやすい雰囲気づくりをするとよい。アイスブレーキングとは、初対面の相手の気持ちを解きほぐすコミュニケーションの技法である。

●一般的な患者確認・自己紹介の例
　　看護師：成育太郎様、どうぞお入りください。
　　　　　　お待たせいたしました。どうぞそちらのいすにおかけください。

　　看護師：こんにちは。看護師の成育花子です。よろしくお願いします。
　　　　　　お名前を確認させていただいてもよろしいでしょうか？
　　患者の家族：成育太郎です。
　　看護師：太郎君、こんにちは。
　　　　　　かっこいいの持ってきたね〜。車好きなの？

　上記に示した例は主に患者の家族へのアイスブレーキングである。成人に対する問診であればここで質問へと移っていくが、子どもに対してのアイスブレーキングも重要なポイントであると考える。乳幼児に対し目線を合わせ微笑む、持ってきた玩具について聞いてみるなど、方法はさまざまである。例のなかの「かっこいいの持ってきたね〜。車好きなの？」（色文字部分）のように、子どもの興味ある事柄について話しかけると応答してくれることが多くあると著者の経験から感じる。

▶言語的コミュニケーションと非言語的コミュニケーション

　一般的なコミュニケーションは、言語的コミュニケーションと非言語的コミュニケーションに分類される。言語的コミュニケーションは言語を介するコミュニケーションの方法であり、話し言葉と書き言葉がある。また非言語的コミュニケーションは言語以外の手段によって行われるコミュニケーションであり、音声的なものに声の高低、速度、抑揚、間の取り方があり、非音声的なものに表情や服装、身体接触、身体動作、におい、空間使用、時間概念などがある。メッセージの35％が言語から、65％が非言語的手段によって伝達される[1]といわれていることからも、非言語的コミュニケーションがいかに重要な役割をしているかがわかる。

したがって、看護師は単に情報を聞き取ろうとするのではなく、非言語的コミュニケーションを駆使し主訴の確認を行いながら、小児アセスメントトライアングル（PAT）を用いて、「今」の状態について、すばやく、可能な限り評価に必要な情報を収集することを心がけなければならない。

非言語的コミュニケーションに空間使用がある。箕輪は問診の際は、患者と約1mの距離で診察机の角で90度に向かい合うのが望ましい[2)]と述べている。当センターでもこの空間使用に基づいてトリアージを実施している（図3）。

○ cf.
PATについては、p94を参照。

✚ 来院の理由と簡潔な病歴の聴取

より詳細な情報を得ることは、患者の状態をより正確に評価できる。しかし、大人と子どもの混在する救急外来において次々と来院してくる患者に対し、病態の緊急性を評価されないまま診察を待つことがないようにするためには、一人の問診に要する時間は3～4分であることが望ましい。問診には、必要な情報を引き出しつつ、相手を不愉快にさせないで話を折るコミュニケーションの技術が必要である。

▶ インタビューの手法

インタビューの手法には自由回答式質問（オープンエンドクエスチョン）と択一回答式質問（クローズドクエスチョン）がある。自由回答式質問は、情報に伴う感覚や認識を導き出す手助けとなり、「はい」「いいえ」で答えるような択一式質問は事実を確認するために役立つ。一般に来院の理由を知るなどの最初の質問は、主観的情報を自由回答式質問で引き出し、次に択一回答式質問を用いて患者の情報を確認していく。

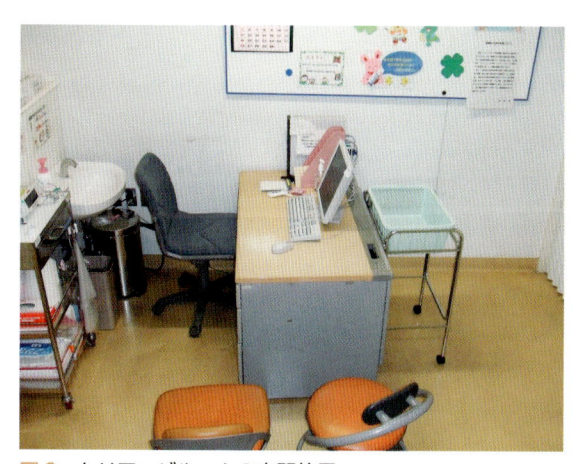

図3　トリアージルームの空間使用

◉自由回答式質問（オープンエンドクエスチョン）
●自由回答式質問の例
- 今日は、どんな理由で来院されましたか。
- その症状はいつからどのような様子でしょうか。
- その症状はまだ続いていますか。
- ほかに気になることはございませんか。

　これらの主観的情報は家族だけから引き出すのではなく、患者自身から得ようとすることも必要である。年少児だからと軽視せず、年齢や発達に応じたわかりやすい声かけや接し方を工夫する。そうすることで、発声できるのか、嗄声はないか、会話が可能かどうかといった情報を収集できるだけでなく、患者自身が症状をどうとらえているのか（感じているのか）、話の理解はどこまで可能なのかなどの情報も得ることができる[2]。

　自由回答式質問は、患者や家族が自分の状況を自由に話すことが可能であり、相手の話をじっくり傾聴するには効果的であるが、限られた問診時間のなかで多くの情報を収集するためには注意して使用しなければならない。

◉択一回答式質問（クローズドクエスチョン）
●択一回答式質問の例
- よく眠れましたか。
- 痛みはありませんか。
- 今朝から発熱しているのですね。

　択一回答式質問は医療の場においては、自分の知りたい情報に対して患者・家族から即答を得ることができるので能率的である。しかし、択一回答式質問は質問者に主導権があり、患者が言いたいことを医療者の意図によって妨げられてしまう可能性がある。医療者の知りたい事柄だけを択一回答式質問で質問した場合、患者・家族が本来伝えたかった医療者にとっても重要な内容を聞き逃してしまう危険性がある[3]。

◉問診時の姿勢
　何人もトリアージを待つような忙しい状況であると、つい気持ちも焦り、患者・家族の話を遮り短時間で問診をすませようとしがちであるが、その短い時間内でも「今はあなたの話をお聞きする時間です」という姿勢をみせることが重要なポイントである。トリアージにおける問診で最も時間を費やされる任務は、患者や家族の不安を緩和することである。患者・家族に接する態度や共感の気持ちをも

ち問診をするのは重要なことであり、すべての患者に対して一貫した対応をすること、個人的判断を避けることが重要である。

▶何を聞き、何を見るか

表1[4]に質問・観察のポイントを示す。

家族が提供している情報は、必ずしも子どもの状態を表しているとは限らない。核家族化による育児能力の低下、また育児情報の氾濫による育児不安の増強により、多くの家族は医療者が思っている以上に子どもの状態を深刻と思い、強い不安を抱き来院している。

この家族の伝える情報が「家族の不安」なのか「実際の症状」なのかを区別しながら話を聞かなければならない。そして、家族の言葉を鵜呑みにしてはいけな

表1　問診項目

●主観的評価：訴え、症状の始まり、推移、継続時間
- 症状はいつ起こりましたか（時間について正確に）
- 症状が起こったときには何をしていましたか
- どれくらいの間続きましたか
- 症状は出たり消えたりしていますか
- その症状はまだ続いていますか
- 問題はどこの部位ですか、症状の特徴や強さを教えてください
- 悪化する要因、緩和する要因はありますか
- 痛みがありますか、どのような痛みですか
- 訴えていることは食欲にも影響していますか
- 訴えていることは通常の生活にも支障があるほどですか
- 子どもは親や介護者によってなだめられますか
- 過去に同様の経験がありますか、ある場合は、そのとき何と診断されましたか
- 親や介護者は問題あるいは悪化の原因は何だと思っていますか

●客観的評価
- 身体的外観：色、皮膚、動き
- 苦痛の程度：強い苦痛、中等度の苦痛、軽度の苦痛
- 情動反応：不安、無関心
- トリアージレベルの決定のために、完全なバイタルサイン測定が必要（「準緊急」の患者の場合）
- 年齢や発達段階に応じた行動や社会的相互作用（会話など）であるか
- 家族関係性は適切か
- 児童虐待や育児放棄の徴候はあるか
- 配偶者間の虐待の徴候や様子があるか
- 全般的な身体的評価

●追加情報（詳細の程度は来院時の訴えにより増える可能性がある）
- アレルギーはないか
- 薬物：可能ならば薬物名のリスト、薬物名がわからない場合には分類のリスト
　（例：抗生物質、喘息治療薬、胃腸薬、けいれん治療薬）
- 同様の病気の家族歴
- 旅行や感染者との接触、保育所やデイケアセンターへの託児も含めて
- これまでに受けた予防接種
- これまでの健康状態と発達状態

(宮坂勝之, 他：小児救急医療でのトリアージ ― P-CTAS；カナダ小児救急トリアージ・緊急度評価スケールを学ぶ. 克誠堂出版, p12-13, 2006[4] より)

いが、子どもの様子をいつも見ている家族だからこそ「いつもと違う」という気づきがあることも忘れてはいけない。家族の話を軽視すると重要な情報を見逃すことにもなりかねない。また、家族は「何が問題なのか気がついていない」「情報を整理できていない」ということがよくある。子どもの状態を確認しながら情報整理をして、家族が子どもの状態を客観的に見ることができるよう手助けすることも必要である。

　そして情報聴取は、家族だけではなく子どもからも行うべきである。年少児が症状や感覚、そして事態を正確に述べうる能力を軽視しない。このとき、子どもの年齢や発達に応じてアプローチの方法や言葉遣いを選択するなど、相手に合わせたコミュニケーションスキルを用いることが大切である。そして救急外来には、虐待を含めた不適切な養育による事故での受診も存在する。虐待は、「疑わなければ」気づけないため、誰にでも潜んでいる危険性があると認識する必要がある。家族から得た情報と子どもに起こっている事象との関係性や親子関係をアセスメントすることが必要である。

✚看護師に求められること

　以上をふまえたうえで患者・家族からの問診を行うべきであるが、すべての患者・家族に対しこれらすべての情報を収集することは、限られた時間のなかでは困難であり、トリアージを受けずに待つ患者の行列をつくってしまうことになる。限られた時間で、患者・家族から緊急度を判断するために必要な情報を収集することは容易ではない。患者・家族からの簡潔明瞭な情報が得られれば、看護師はバイタルサインを測定すればよいだけで、熟練した看護師であれば緊急度を判定するには十分である。しかし実際には、必要な情報を聞き出すためのコミュニケーション技術を駆使し、患者・家族から情報を収集するために大部分の時間を費やすこととなる。何が必要な情報なのかを聞き出すための卓越したコミュニケーション技術を医療者は身につける必要がある。そして、それらの技術を駆使して情報収集し、決して批判することなく常に温かく迎え入れる態度と共感の気持ちをもって問診することが重要である。

情報の記録

　問診で得ることができた情報は、記録として記載されなければならない。これらの得られた情報は、看護師・医師の共通の情報として次の診察・処置への貴重な情報となりうる。

Section2 子どもおよび家族からの問診と記録

　当センターでは電子カルテシステムでの問診および診療を行っている。そのため問診で得られた情報はすばやくほかのスタッフへ伝達することができ、早い段階でのアセスメントが可能となっている。問診して収集された情報は看護記録として記載し、診療録に保存されなければならない。

　以下に当センターのトリアージガイドラインで定められた記入（評価）項目を掲載するとともに、電子カルテシステムでの記録画面を紹介する（表2、図4）。

表2　小児のトリアージ記入（評価）項目

① トリアージ評価の日時
② 子どもを同伴して来院した人（母親、学校の先生など）
③ 搬送方法
④ 看護師の氏名
⑤ 主訴もしくは来院時訴えている諸問題
⑥ 簡単な主観的既往歴（患者家族が訴える簡単な既往歴）
⑦ 客観的な観察内容
⑧ トリアージレベル区分

⑨ 患者を診た救急部門内の場所
⑩ 処置担当看護師への報告内容
⑪ アレルギーの有無
⑫ 薬物使用の有無
⑬ 予防接種の状況
⑭ 社会サービスの関与（ソーシャルワーカーの関与など）
⑮ 行われた初期対応、治療的、診断的介入
⑯ 実施された患者再評価

①〜⑧までは必須記入項目であり、時間的余裕があれば⑨〜⑯についても必要時に応じて記入する。

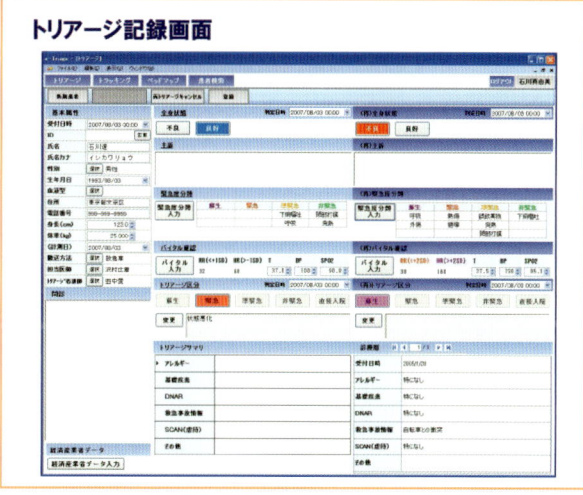

図4　トリアージ評価記録画面

（石井　希）

文献
1) 中村　勝：ナースのためのコミュニケーション術．臨床看護，26(5)：619－627，2000
2) 箕輪良行：患者とのコミュニケーションスキル．臨床栄養，105（4）：9，2004
3) 工藤真奈美：小児救急トリアージテキスト－患者・家族へのインタヴュー．医歯薬出版，p74，2010
4) 宮坂勝之，他：小児救急医療でのトリアージ ― P-CTAS；カナダ小児救急トリアージ・緊急度評価スケールを学ぶ．克誠堂出版，p12-13，2006

参考文献
1) 工藤真奈美：小児救急トリアージテキスト－患者・家族へのインタヴュー．医歯薬出版，p73-76，2010
2) 川住隆一，他：小児看護におけるコミュニケーション技術．小児看護，26(6)，2003
3) 村松真司，他：コミュニケーションスキルトレーニング－患者満足度の向上と効果的な診療のために．医学書院，2007
4) 宮坂勝之，他：小児救急医療でのトリアージ　P-CTAS：カナダ小児救急トリアージ・緊急度評価スケールを学ぶ．克誠堂出版，2006
5) 箕輪良行，他：コミュニケーションスキル．臨床栄養，105（4）：446-462，2004
6) 上村克徳：小児救急診療の掟．臨床研修プラクティス，1（3），2004

ふりかえりクイズ

①緊急性の判断のための子どものトリアージの手順について説明してください。☞p.98

②救急外来での保護者への問診において、どのようなことに配慮すべきかを説明してください。☞p.108

③救急外来での、保護者への問診項目を具体的にあげてください。☞p.113

Chapter 4 子どもに特徴的な症状と観察

序論 主な病態別の看護介入とドクターコールのポイント

✚ はじめに

　子どもの救急患者の多くは急性疾患で、さまざまな症状を呈して救急外来を受診する。その多くは、軽症患者であるが、なかには少数の重症患者が混在する。しかし、子どもは重症疾患であっても初発症状は非特異的であり、一見すると軽症にもみえる「発熱」や「腹痛」といった症状のなかに、きわめて重症度の高い疾患が隠れていることがある。軽症そうにみえて実は重症であったり、逆に、重症そうにみえて実は軽症であったりもする。また、子どもは、生理・解剖学的にも機能の未熟性から予備力が乏しく病態の変化が速く重篤化しやすいため、病状の進行は成人と比較して速い。心理・社会的にも成長・発達の途上にあり表現能力が未熟なため、みずから症状や苦痛を適切な言葉で伝えることができず問題の本質をとらえづらいといった特徴をもつ。そのため、子どもの病態を判断するためには、系統立てた観察から病態を客観的に評価することが必要である。そして、起こりうる病態の変化を予測するために、小児疾患の特徴を鑑みて、各年齢レベルにおける見落としてはならない重症度や緊急度の高い特徴的な疾患ではないかを、まず疑ってみることが必要である。
　本Chapterでは、子どもの救急医療において主訴として多くみられる、「発熱」

序論 主な病態別の看護介入とドクターコールのポイント

「咳嗽・喘鳴」「嘔吐・下痢・便秘・腹痛」「痛み」について、緊急性の判断のための評価の視点をふまえた症状の観察と看護介入について述べる。

子どもの病態評価

✚ 最初の観察：早急な医療介入が必要か判断する

子どもの病態評価は最初に、見た目の重症感（第一印象）から早急に医療的な介入が必要か否かを判断する。

いかなる症状を呈する子どもに対しても、最初に見た目の重症感（第一印象）から、「危急的な状態か否か」、「早急に医療的な介入が必要か否か」を判断する。そして、このアプローチは「小児アセスメントトライアングル（PAT）」を用いて行うことができる（p95の図1参照）。

小児アセスメントトライアングルとは、子どもの反応性および活動性から意識レベルの見きわめを主とした「外観・意識」、呼吸努力の見きわめを主とした「呼吸状態」、代償性ショックの見きわめを主とした「循環状態」、の3つの要素のことである。これら3つの要素を、聴診器やモニターなどの機器を用いずに、医療者の視覚と聴覚を使って子どもから直接感じられる情報に基づいて判断する。

【Note】
小児アセスメントトライアングル
・外観・意識
・呼吸状態
・循環状態

✚ 小児アセスメントトライアングル：観察ポイント

▶ **外観・意識：小児患者の反応性および活動性から意識レベルを見きわめる**

意識レベル、顔色、視線、筋緊張などの外観の良し悪しは、換気・酸素化・脳血流・生体の恒常性の適切性と中枢神経機能を反映している。そのため、外観の観察では、子どもの反応性および活動性から意識レベルを見きわめることがポイントになる。

外観のカギとなる身体的特徴を表1に示す[1]。簡易的な意識レベルの評価（AVPUスケール）については、p79の表16を参照とする。AVPUスケールにおいて、A（覚醒）以外は、緊急な医療介入が必要となる。

▶ **呼吸状態：呼吸努力の見きわめを主とした「呼吸仕事量」を評価**

呼吸仕事量は、気道、酸素化と換気の安定性の指標であり、呼吸努力は異常を補おうとする患児の試みを反映している。ここでは、呼吸状態の評価を副雑音の有無、患者の姿勢、呼吸努力、呼吸数が見た目に多いか少ないかといった情報を評価する（表2）[2]。

▶ **皮膚への循環状態：代償性ショックの見きわめを主とした「循環・皮膚色」を評価**

脳の血流障害は異常行動の原因となるため、外観は循環の評価の一つの指標に

なる。しかし、外観の異常は循環不全以外の原因によっても起こるため、小児では皮膚への循環も重要な指標になる。皮膚・粘膜の蒼白や、まだらな斑状皮疹、チアノーゼがないかを視覚的に観察する。

表1 外観の評価項目と所見

評価項目	正常な所見	異常な所見
筋緊張（Tone）	・適度な筋緊張がある ・均等な四肢の動きがある ・元気に動いている	・流涎 ・筋肉の硬直がある ・ぐったりしている
周囲への反応（人・音・物への反応：Interactiveness） 　受け答えの様子 　家族とのやり取り 　医療者への反応	・年齢相応の呼名反応がある ・周囲に関心を示している（人・音・物で容易に注意をそらす、また、注意を引くことができる）	・反応が乏しい ・家族を認識できない ・無関心
精神的安定（Consolability） 保護者や医療者にあやされたり、なだめられたりしたときの様子	あやされたりなだめられたりしたら落ち着く	・なだめても泣き止まない ・興奮している ・抱いているときは不機嫌で、そうでないときにはぐったりする
視線/注視（Look/Gaze）	・開眼している ・視線が定まっている	・うつろ ・視線が定まらない
Speech/Cry：会話/啼泣 　話し方 　泣き方	力強い泣き声	・弱々しい泣き方 ・こもった声や、かすれた声

（西田志穂：小児アセスメントトライアングル．ナーシング・トゥデイ 23(14)：5-7, 2008[1]より一部改変）

表2 呼吸状態の評価項目と所見

評価項目	異常な所見
呼吸音（聴覚）	・吸気性喘鳴（stridor） ・呼気性喘鳴（wheezing） ・呻吟、いびき音など ・こもった声、嗄声など
体位・姿勢（視覚）	・匂いをかぐ（sniffing）姿勢 ・三脚姿勢 ・頭部の上下首ふり ・鼻翼呼吸
呼吸努力 胸部・腹部の動き （視覚）	・陥没呼吸 ・シーソー呼吸
呼吸数（視覚・聴覚）	正常範囲より多いか、少ないか

（林 幸子：救急外来のトリアージプロセス-小児．日本救急看護学会監：看護師のための院内トリアージテキスト．へるす出版，p83, 2012[2]より）

✚3つの指標を統合して評価する

上記の「意識・外観」「呼吸状態」「循環状態」といった3つの評価結果を統合して見た目の重症感(第一印象)を評価する。表3,4[3]に呼吸系緊急事態での第一印象および対応、表5,6[3]に心血管緊急事態での第一印象および対応を示す。

▶「直ちに医療的な介入が必要と判断」した場合

見た目の重症感の評価で「直ちに医療的な介入が必要と判断」した場合は、速やかにABCDE評価(**A**irway:気道の開通性、**B**reathing:呼吸数・呼吸努力・呼吸音など、**C**irculation:心拍・末梢循環・(血圧)、**D**isability:意識レベル、**E**xposure:体温を含んだ全身観察)および必要な緊急処置・治療を開始しながら、ドクターコールおよび応援要請を行う。

▶見た目の重症感の評価で「良好」と判断した場合

見た目の重症感の評価で「全身状態良好」と判断した場合は、病気の程度や経過、予後を知るために、病歴聴取(問診)および症状観察と並行して身体的観察を行う。

表3 呼吸系緊急事態での第一印象

評価	呼吸窮迫	呼吸不全	呼吸停止
意識状態	意識清明、不機嫌、不安、不安定	意識混濁、混乱、傾眠、間欠的な興奮や暴力的体動	呼びかけや痛み刺激に無反応
筋緊張	座っていられる(生後4か月以上)	正常か低下	筋弛緩状態
体位	三脚位をとる	三脚位 疲れるにつれ、座位をとるのに支持が必要	座位をとれない(生後7〜9か月)
呼吸数	正常より速い	頻呼吸と徐呼吸が交代で現れる。徐呼吸から死戦期呼吸	呼吸なし
呼吸努力	肋間陥没 鼻翼呼吸 頸部呼吸補助筋使用 シーソー呼吸	不十分な呼吸努力、胸の動き	なし
聴診器なしで聞こえる呼吸音	吸気喘鳴、呼気喘鳴、うがい様音	吸気喘鳴、呼気喘鳴、呻吟、喘ぎ呼吸	なし
皮膚色	ピンクあるいは蒼白 酸素投与で消える中枢性チアノーゼ	酸素投与でも消えない中枢性チアノーゼ まだら模様皮膚	まだら模様皮膚 末梢性、中枢性チアノーゼ

(宮坂勝之訳編:日本版PALSスタディガイド:小児二次救命処置の基礎と実践. エルゼビア・ジャパン, p70, 2008[3] より)

表4 第一印象に基づく呼吸系緊急事態での迅速な対応

	対応
呼吸窮迫	速やかに患者に対するが、適度な速度で動く
	子どもがとりたい姿勢をとらせる
	患者を興奮させないように配慮して酸素投与
	評価所見によりさらなる対応
呼吸不全	迅速に動く
	気道を開放し、必要に応じ吸引
	高流量酸素を投与し、低酸素を是正
	患者が改善しなければ、用手換気補助
	評価所見によりさらなる対応
呼吸停止	迅速に動く
	ただちに気道を開放し、必要に応じ吸引
	100%酸素で用手換気
	呼吸の再開を評価
	評価所見によりさらなる対応

(参考：Foltin GL, Tunik MG, Cooper A, et al：Teaching resource for instructors in prehospital pediatrics for paramedics. New York：Center for Pediatric Emergency Medicine, 2002)
(宮坂勝之訳編：日本版PALSスタディガイド；小児二次救命処置の基礎と実践. エルゼビア・ジャパン, p71, 2008[3]より)

表5 心血管緊急の第一印象

評価	心肺不全切迫状態	心肺不全	心肺停止
意識状態	清明、不安、不穏	傾眠、間欠的な暴れ、興奮	声、接触にも無反応
筋緊張	座位を維持できる（生後4か月以上）	三脚位をとる。疲れて座位を維持できなく、支えが必要	座位をとれない（生後4か月以上）
呼吸数	年齢相応より速い	時々徐呼吸を伴う頻呼吸 徐々に徐呼吸・死戦期呼吸	無呼吸
呼吸努力	肋間陥没 鼻翼呼吸 頸筋使用 シーソー呼吸	鼻翼呼吸、胸骨上陥没、著明な呼吸補助筋使用、陥没呼吸、首振り呼吸、胸の動きの低下、シーソー呼吸	無呼吸
聴診器なしで聞こえる呼吸音	吸気性喘鳴、呼気性喘鳴、うがい様音	吸気性喘鳴、呼気性喘鳴、呻吟、死戦期呼吸	無呼吸
皮膚色	ピンクあるいは蒼白 酸素投与で改善	酸素投与にもかかわらず中枢性チアノーゼ まだら模様	まだら模様、中枢性、末梢性チアノーゼ

(宮坂勝之訳編：日本版PALSスタディガイド；小児二次救命処置の基礎と実践. エルゼビア・ジャパン, p179, 2008[3]より)

序論 主な病態別の看護介入とドクターコールのポイント

表6 第一印象に基づく心血管緊急への初期対応

	初期対応
心肺不全切迫	素早く駆けつけるが、対応は慎重に
	子どもの好きな体位にさせる
	子どもを不安がらせずに酸素投与
	評価に応じて以後対応
心肺不全・心肺停止	迅速に対応
	気道を開放し、必要なら吸引
	体位調整、エアウェイ類の挿入
	高濃度酸素投与
	必要なら胸骨圧迫
	心電図モニターをつけリズムを確認
	マスク換気が不十分あるいは気道がほかの方法で維持できない場合には、気管挿管
	適応あれば、輸液投与、投薬、除細動
	呼吸、循環が戻ったか再評価を繰り返す
	評価により、さらに治療を進める

(宮坂勝之訳編:日本版PALSスタディガイド;小児二次救命処置の基礎と実践. エルゼビア・ジャパン, p180, 2008[3]より)

◉ **病歴聴取時のポイント**

病歴聴取に際しては、以下の5つのポイントを踏まえる。

1) 必要な情報を選択して聴き取り、子どもの病態を短時間で系統的に整理することが必要である。必要な聴取項目の英語表記の頭文字を並べたSAMPLE情報(p80の表18)とCIAMPEDS情報(表7)を示すので参照されたい。

2) 家族からの聴取が主となることが多いが、家族からだけではなく、年齢や発達に応じた言葉かけや接し方を工夫して子ども本人からも情報を得る。そうすることで、発声できるのか、嗄声はないか、会話が可能かといった客観的な情報や、子ども自身が症状をどうとらえているのか、または感じているのか、話の理解はどこまで可能なのかといった情報も得ることができる。

3) 家族および子どもが提供している情報は、子どもの状態の認知次第で変わる可能性があり、「必ずしも主訴と病態は一致しない」ことがある。そのため、病歴聴取と同時に行われる症状観察と身体的観察から得られる情報を統合して病態の緊急性を判断する。

4) 病歴聴取によって得られる客観的情報は病態評価の情報のみではない。子ども

⊃cf.
SAMPLEについては、p80を参照。

表7 病歴聴取項目（CIAMPEDS情報）

CIAMPEDS情報	
C（Chief Complaint）	主訴
I（Immunizations）	予防接種歴
A（Allergies）	アレルギーの既往
M（Medications）	内服薬
P（Post medical history, Parents' impression）	既往歴、保護者の疾病のとらえ方
E（Events surrounding）	現病歴
D（Diet, Diapers）	食事・おむつ交換回数（摂取量と排泄量）
S（Symptoms associated with illness/injury）	疾患/外傷の随伴症状（来院時諸症状）

や家族の行動・言動を観察しながら、子どもは発達段階に相応な行動や会話などができているか、子どもと家族の関係性や家族関係性は適切か、虐待の徴候はないかなどを評価していくことが望まれる。

5）病歴聴取を行っている途中で急激な悪化の可能性が見出された場合は、速やかに問診を中断し、緊急対応へと切り替えることが必要である。全身状態が悪いと判断した場合に、何の疾患であるのかを追求して症状観察にいたずらに時間を費やすのではなく、まず早急に対応を行うことが必要である。

身体的観察 （次項「発熱」〈p130〉も参照のこと）

　ここで行う身体的観察は、全身をくまなく時間をかけて観察するものではない。子どもや家族が訴える症状および苦痛がある（苦痛があると思っている）という問診からの情報に加え、見た目の重症感の評価から得た徴候を踏まえて、予測をもって手短に関連する部位を中心とした重点的な観察を行う。視診・聴診・触診・打診などの手技を用いて観察し、並行してバイタルサイン（呼吸数、心拍数、体温、SpO_2、血圧）を測定する。バイタルサインの評価にあたっては、呼吸数・心拍数は表8[4]を用いて、正常範囲からの逸脱の有無とその程度を評価する。子どもの心拍数や呼吸数は測定時点の子どもの啼泣、興奮などといった情動や発熱の有無にも影響されるが、単に"泣いているから"、"発熱しているから"、数値が逸脱しているとして緊急度を低く評価することは危険である。多呼吸・頻脈はショックの代償機転の唯一の徴候であることも多く、その評価には十分な注意が必要である。

　そのため数値のみを評価するのではなく、同時に呼吸窮迫の程度（表9）[5]や循環動態（表10）[5]、意識レベル（表11）[5]の評価を行う。

序論 主な病態別の看護介入とドクターコールのポイント

表8 小児のバイタルサイン（呼吸数と心拍数）　　　　　　　　　　　　SD=標準偏差

年齢	呼吸数（RR） ±2SD	±1SD	正常範囲（NR）	心拍数（HR） ±2SD	±1SD	正常範囲（NR）
出生〜3か月	10〜80	20〜70	30〜60	40〜230	65〜205	90〜180
3〜6か月	10〜80	20〜70	30〜60	40〜210	63〜180	80〜160
6か月〜1歳	10〜60	17〜55	25〜45	40〜180	60〜160	80〜140
1〜3歳	10〜40	15〜35	20〜30	40〜165	58〜145	75〜130
6歳	8〜32	12〜28	16〜24	40〜140	55〜125	70〜110
10歳	8〜26	10〜24	14〜20	30〜120	45〜105	60〜90

(Gausche-Hill M, 他編. 吉田一郎監訳：APLS小児救急学習用テキスト. 診断と治療社, p6, 2006[4]) より）

表9 呼吸窮迫の程度の評価

呼吸障害の度合い	呼吸数	酸素飽和度
重度 過度の呼吸努力により疲労している状態： ・チアノーゼ、傾眠傾向、不穏状態 ・家族を認識できない状態 ・痛み刺激に対する反応が低下、単語のみ話せる状態または会話できない状態 ・頻脈または徐脈、頻呼吸または徐呼吸、無呼吸、不規則な呼吸 ・大きな陥没呼吸、鼻翼呼吸、呻吟、呼吸音の消失または減弱 ・上気道閉塞（嚥下障害、流涎、弱々しい声、努力呼吸および吸気性喘鳴） ・気道が保護されていない状態（咳嗽反射・嘔吐反射の減弱または消失） ・筋緊張の低下	正常範囲から2SD以上（以下）	<90%
中等度 ・努力呼吸の増加、不穏状態、不安状態または闘争的な状態 ・頻呼吸、過呼吸、呼吸補助筋の軽度使用増加、陥没呼吸、鼻翼呼吸 ・文節単位の会話、とぎれとぎれの会話 ・吸気性喘鳴はあっても気道は保護された状態 ・呼気の延長	正常範囲から1SD以上（以下）	<92%
軽度 ・呼吸苦、頻呼吸 ・労作時息切れ ・明らかな呼吸努力の増加を認めない ・文章単位で会話可能 ・吸気性喘鳴はあっても明らかな上気道閉塞は認めない ・軽度の労作時息切れ ・頻回の咳嗽	正常範囲内	92〜94%
なし	正常範囲内	>94%

(日本救急医学会, 他監：緊急度判定支援システムJTAS2012ガイドブック. へるす出版, p41-42, 2012[5]) より一部改変）

表10 循環動態の評価

循環動態	心拍数
ショック（重度の終末臓器循環不全の徴候） ・著明に蒼白で冷たい皮膚、冷汗、弱いまたは微弱な脈、低血圧、起立性失神、著しい頻脈または徐脈、換気不全や酸素化の不良、意識レベルの低下、敗血症性ショックでは、紅潮、発熱し、具合が悪そうに見える場合もある	正常範囲から2SD以上の頻脈と以下の徐脈
循環動態不安定 ・毛細血管再充満時間の遅延（>4秒） ・頻脈・尿量減少および皮膚の変化は組織灌流の低下を示す ・感染性胃腸炎による下痢・嘔吐が原因であることが多い。特に、年少児では脱水徴候は必ずしも信頼できる指標ではない ・外傷による出血は患児の血圧を維持する代償能力により不顕在化する場合もある	正常範囲から1SD〜2SDの頻脈と徐脈
バイタルサインの異常を伴う体液量減少、毛細血管再充満時間（>2秒）	正常範囲から1SDの頻脈と徐脈
バイタルサイン正常	正常範囲内

（日本救急医学会，他監：緊急度判定支援システムJTAS2012ガイドブック．へるす出版，p43，2012[5]より一部改変）

表11 意識レベルの評価

意識レベルー状態	GCS
意識障害（高度）、無反応 ・痛み刺激や大きな声のみに目的なく反応する ・屈曲位または伸展位（回内位、回外位陽性） ・けいれん持続 ・意識レベルの進行性の増悪 ・気道を保護することができない状態	3〜8
意識障害（中等度） ・患児の「正常な」意識レベルからの変化 ・傾眠傾向 ・昏迷状態 ・痛み刺激部位に手足をもってくる ・混乱状態 ・失見当識状態 ・不穏状態 ・易刺激的な状態 ・興奮状態または攻撃的な態度 ・あやしても落ち着かない状態 ・乳児の哺乳不良 ・気道の保護は可能な状態 ・意識ははっきりしているが正常時に比べて軽度の行動変化またはバイタルサインの変化を認めるもの	9〜13
正常（意識清明） ・認知ができる状態 ・人、場所、時に対する見当識障害を評価 ・年齢相当のやり取りをする（例：喃語を話す乳児など） ・泣いてもあやしたら泣き止む	14〜15

（日本救急医学会，他監：緊急度判定支援システムJTAS2012ガイドブック．へるす出版，p44，2012[5]より一部改変）

ドクターコールの基準

　ドクターコールが必要な例を表12に示す。以下、国立成育医療研究センター救急センター（以下、当センター）における院内トリアージの基準について述べる。

　当センターでは看護師が診察前に患者の病態判断を行う院内トリアージを実践している。"生命または四肢・臓器の危急的状態で直ちに診察・加療が必要な状態"を「蘇生トリアージ」、"生命または四肢・臓器が危急的状態に陥る可能性が高く、早急に診察・加療が必要な状態"を「緊急トリアージ」とし、適切な介入までの時間目標を「蘇生トリアージ」は直ちに、「緊急トリアージ」は15分以内として対応している。

　また、子どもの病態に応じてトリアージナースによる子ども・家族への初期対応が可能となるように、あらかじめ「SpO_2：93％以下は酸素投与」「意識レベルの低下や血糖の異常が予測される場合は、迅速血糖測定」など、いくつかの医療指示が事前になされている。表13は、院内トリアージの基準として使用している緊急度分類表からの抜粋である。このように基準を示すことで、緊急に治療が必要な患者を見つけ出し、遅滞なく治療へと結びつけることが可能となっている。

　また、当センターも含め院内急変の発生を未然に防ぎ、発生した事例に適切な介入を行うための院内急変対応システム（Rapid Response System：RRS）を導入する施設が国内でも増加している。RRSは、呼吸数増加、頻脈、血圧低下、意識低下などの急変の徴候を早期に認識して対応することで、患者の状態を早期に安定化させることに主眼をおいたシステムである。院内トリアージもRRSも患者の現在の病態を評価するだけでなく、病態の変化を予測することが必要である。そして、生命が危険な状態の患者を迅速に見きわめて対応することは至極当然であるが、医療現場においては、生命の危機的状況に陥る前の段階で生命を脅かす可能性を見きわめて早期治療へと結びつけていくことが重要である。そのためには、子どもの病態の緊急性や重症度の予測も含めたうえで、ドクターコールの判断基準および医師が到着するまでに看護師が行う医療処置について、施設の状況に合わせて医療チーム内で検討し、あらかじめ明文化したマニュアルを作成しておくことが必要である。

（林　幸子）

表12　緊急ドクターコール

- 生命または四肢・臓器の危急的状態（致命的状態、あるいはそうした状態にすぐに陥りそう）で、直ちに診察・加療を要する状態
- 呼吸不全、ショック、昏睡、心肺停止状態
- 生理学的な安定状態を保つのに、絶え間ない注意が必要
- 意識障害：せん妄状態を思わせる異常な興奮、無反応（昏睡、痛み刺激に無反応）、意識レベルが進行性に悪化など
- 重症の呼吸窮迫あるいは不十分な呼吸
- チアノーゼ、著しい頻脈もしくは徐脈（安静時に心拍数が正常範囲より2SD以上あるいは以下）
- 頻呼吸もしくは徐呼吸（安静時に呼吸数が正常範囲より2SD以上あるいは以下）
- 重度の外傷

表13　国立成育医療研究センター緊急度分類表（抜粋）

	蘇生	緊急
適切な介入までの目標時間	直ちに	15分以内
状態	生命または四肢・臓器の危急的状態で直ちに診察・加療を要する	生命または四肢・臓器が危急的状態に陥る可能性が高く、早急に診察・加療を要する
中枢神経	昏睡、痛み刺激に無反応 意識レベルが進行性に悪化 けいれん中	傾眠、混迷、混乱　⇒　**迅速血糖測定** けいれん頓挫：意識障害残存、同日複数回 意識障害の疑い
呼吸	呼吸停止/呼吸不全、高度の徐呼吸 $SpO_2 < 90\%$ 発語・会話不能、チアノーゼ アナフィラキシー 上気道閉塞：窒息、著明な流涎、著明な吸気時陥没呼吸・喘鳴 下気道閉塞：呼吸不全	呼吸窮迫症状が明らか SpO_2 90〜93% 会話困難、多呼吸 呼吸努力 （呻吟・鼻翼呼吸・肋間陥没呼吸・肩呼吸） 上気道閉塞：安静時の吸気性喘鳴 下気道閉塞：著明な呼気性喘鳴 　　　　　　両方向性の喘鳴 　　　　　　呼吸音低下・呼吸音消失
循環	心停止　⇒　**コードブルー** 高度の徐脈 血圧低下 重篤な臓器灌流障害の所見、ショック（脈拍微弱、顔面蒼白） 大量出血中	末梢循環不全（末梢冷感、CRT≧3秒） 頻脈（1歳未満＞220、1歳以上＞180） 上室性頻拍疑い 新たな不整脈 胸痛（苦悶様顔容貌、発汗あり） 大量出血（圧迫にて止血可能）
移動場所	初療室	診察室
モニタリング	ECG/SpO_2/バイタルサイン測定	SpO_2/バイタルサイン測定
バイタルサイン	呼吸数または心拍数が±2SDを超える	呼吸または心拍数が±1SDを超える
介入	必要時CPR/酸素投与 直ちに医師を呼ぶ	酸素投与 看護師の応援を呼ぶ 早急に診察が開始されるように調整

文献

1) 西田志穂：小児アセスメントトライアングル．ナーシング・トゥデイ 23(14)：5-7，2008
2) 林　幸子：救急外来のトリアージプロセス－小児．日本救急看護学会監：看護師のための院内トリアージテキスト．へるす出版，p83，2012
3) 宮坂勝之訳編：日本版PALSスタディガイド；小児二次救命処置の基礎と実践．エルゼビア・ジャパン，p70-71，179-180，2008
4) Gausche-Hill M，他編．吉田一郎監訳：APLS小児救急学習用テキスト．診断と治療社，p6，2006
5) 日本救急医学会，他監：緊急度判定支援システムJTAS2012ガイドブック．へるす出版，p40，p43-44，2012

参考文献

1) Foltin GL, et al：Teaching Resource for Instructors in Prehospital Pediatrics for Paramedics．Center for Pediatric Emergency Medicine，2002

Section1 発熱

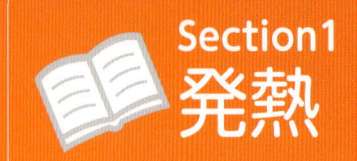

体温についての基礎知識

＋子どもの体温

　ヒトの体温は脳の視床下部にある体温調節中枢によって一定に制御され、体内の熱の産生と体外への熱の放散のバランスが維持されている（表1）。しかし、子ども（特に乳幼児期）の体温調節機能は、1）体重の割に基礎代謝が大であるため、発熱体としての子どもの熱容量は小さく、体温が安定しにくい、2）比較的体表面積が大きく皮膚から熱放散が大きい、3）体温調節中枢が未熟である、4）皮下脂肪層が少なく、筋肉層も薄いため熱放散が大きい、5）発汗機構が未熟である、6）皮膚血管の温度に対する反応が緩慢である[1]といった特徴をもつ。そのため、代謝が盛んな子どもは成人と比較して体温が高く、乳児では平熱でも37℃を超えるといった年齢差や個人差がある。また、子どもの体温は朝方は低く、夕方に高くなるといった生理的な日内変動や、着衣や外気温といった環境条件、運動や啼泣などの影響によっても変動する。

表1　熱産生と熱放散に関与する因子

熱産生とは
体内の熱を生産すること。細胞で代謝が行われると必ず熱も発生し、代謝の盛んな細胞や臓器ほど熱の産生量も大きい。また骨格筋は最大の熱産生器官であり、収縮に伴い熱を発生する
関与する因子
基礎代謝、骨格筋の運動および無意識の収縮（振戦）、ホルモンの作用、食事誘発性熱産生反応など
熱放散とは
体内の熱を、体表面から輻射・対流・伝導・蒸散という4つの物理的機序によって体外へ放散すること
関与する因子
輻射：外界温度が体温より低いときに生じ、体温の熱が空中に逃げる 対流：空気の流れによる体温の放散 伝導：熱の温かい物から冷たい物へと伝わる性質により、ほかの物体に体温を伝導する 蒸散：不感蒸泄や発汗など

✚体温の測定方法

▶測定部位

　ヒトの身体は、表面や内部、またその場所（部位）によっても温度が異なる。身体の内部の温度は、脳や心臓・肝臓・腎臓などの大切な臓器の働きを保つために安定している。この身体内部の体温を「核心温」という。核心温を測定すれば、安定した指標としての体温が得られるが、通常身体内部の温度測定は困難であるため、一般的には、腋窩温、口腔温、直腸温などで体温が測定される。表2[2]に体温測定部位による特徴を示す。

▶体温計

　子どもの体温測定には、短時間で測定できる電子体温計が多く選択されるが、電子体温計で同じ部位を何回か繰り返し測定すると、毎回その値が異なることを経験する。これは、体温計をあてる角度や、あてる位置に少しずつずれが出るためである。短時間で測定する電子体温計は実測式体温計とは異なり、計測開始からの温度センサー部分の温度上昇のカーブから体温の予測検温値を計算して表示を行うものである。そのため、電子体温計は、±0.2℃の許容範囲をもって（最高と最低の間隔が0.4℃の差）測定されていることを考慮して用いる。

表2　体温測定部位による特徴

測定部位	適応	腋窩温との差	特徴および注意点
腋窩	全年齢		●予測式の体温計では正確な値が得られにくい ●体温計の挿入角度により測定値が変化する
口腔内	5〜6歳以上で協力が得られる場合	+0.2〜0.4℃	●口腔内での体温計破損の危険があるため、乳幼児、意識レベルが低い、けいれん傾向のある小児に対しては選択しない
直腸	全年齢 低体温、末梢循環不全、重症な小児	+0.4〜0.8℃	●未熟児、新生児ではよく用いられる ●直腸穿孔のリスク、測定自体が侵襲的であるため、ほかに測定できる部位がないときのみ選択されることが多い ●直腸肛門系の疾患、下痢の小児では禁忌
鼓膜	全年齢	−0.3〜+0.5℃	●短時間で測定でき、乳幼児には適している ●正確さにはまだ疑問が残る ●急性中耳炎など耳鼻科疾患、外耳道が狭い小児には用いない

（奈良間美保, 他：小児看護学1＜系統看護学講座 専門分野Ⅱ＞. 第11版. 医学書院, p180, 2007[2] より）

発熱についての基礎知識

✚発熱とは

▶主な原因と特徴

　発熱を来す主な原因とその特徴を表3[2]に示す。発熱とは、感染症や膠原病、熱傷、甲状腺機能亢進症などの化学的刺激により体温調節の基準値（以下、セットポイント）が正常より高い値に温度設定されたり、脳腫瘍や脳出血などの機械的刺激によって視床下部に障害がおよび、体温中枢機能が破綻してセットポイントが上昇し、新しいセットポイントまで熱産生の著しい増加と末梢血管収縮による熱の放散の抑制によって体温が上昇した状態をいう。

　一方、熱射病などのように、セットポイントの変化はないが、環境温度が体温よりも高く、高温多湿な環境で体温の放散が障害されたり、激しい運動などにより放散の限界以上に筋肉における体熱の産生がある場合に、体熱の産生が熱放散を超えてしまってバランスが崩れ、体内の熱量が増して体温が上昇することも、広義においては発熱に含まれる。熱射病は、重度になると体温調節機能が破綻し、多臓器障害やDIC（Disseminated Intravascular Coagulation：播種性血管内凝固症候群）を引き起こすため、発症機転より予測して、迅速に対応していくことが求められる。

▶分類

　発熱を程度により分類すると、1）微熱（軽熱）：37.6〜37.9℃、または平熱と比較して1.0℃以内の上昇。またその体温の状態がしばらく続いているもの、2）中等熱：38.0〜38.9℃、3）高熱：39.0℃以上[2]の3つに分けられる。

表3　発熱をきたす主な原因とその特徴

主な原因および誘因	特徴・メカニズム
機械的刺激（脳出血、脳腫瘍、頭蓋底骨折など）	●視床下部の体温調節中枢の圧迫による体温中枢機能の障害
化学的刺激（感染症、膠原病、熱傷、悪性腫瘍、甲状腺機能亢進症などによる） ●細菌体や毒素などの発熱物質 ●組織崩壊により死滅した細胞からの発熱物質 ●甲状腺ホルモン、カテコラミン、プロゲステロンなどのホルモン異常	●外因性発熱物質の生体内への侵入 　→免疫担当細胞への働きかけ 　→内因性発熱物質（サイトカイン）の産出・放出 　→脳質周囲器官の細胞に作用 　→体温調節中枢への刺激 　→体温調節レベルの高温値設定 ●熱の生産が増大し、熱放散を上回る
精神的刺激（ヒステリー、神経症など）	●大脳皮質からの影響が考えられる

（奈良間美保, 他：小児看護学1＜系統看護学講座 専門分野Ⅱ＞. 第11版. 医学書院, p319, 2007[2]より）

✚ 感染による発熱のメカニズム

　子どもの発熱の原因として最も多いのは、ウイルス感染症である。生体は、ウイルスや細菌などの外因性発熱物質が体内に侵入すると、好中球、単球、マクロファージなどの免疫活性食細胞に作用し、内因性発熱物質であるサイトカインの産生放出を誘導する。このことにより前視床下部が刺激され、発熱の指令を出すプロスタグランジンが産生されて体温中枢に作用し、セットポイントが正常より高い値にセットされて熱の産生が増大し発熱する。このとき体温は、新しいセットポイントに早く近づこうと、皮膚末梢血管を収縮させて放熱を防ぎ、骨格筋の不随意な周期的収縮（シバリング）により筋肉での熱産生を促進するため、発熱初期には皮膚の蒼白、冷感と悪寒・戦慄が現れる。さらに体温は、体温中枢の設定温度と実際の体温が一致するまで上昇し、新しいセットポイントで体温が維持できるよう調節が行われるため、セットポイントが下がらない限り、さまざまな方法により体温を上昇させるように働く。そして、炎症反応が軽減して発熱の原因がなくなると、体温中枢はセットポイントを平熱にセットし直すため、身体の各機能もその設定に従い、体温を下げるべく皮膚血管の拡張と発汗によって熱の放散を増加させて体温が正常化する（図1）[3]。

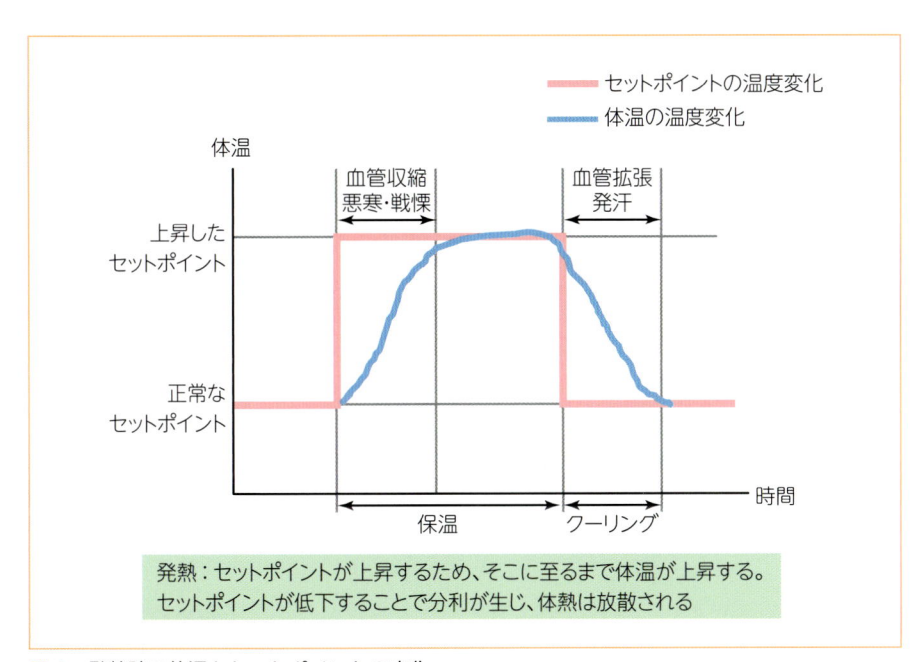

図1　発熱時の体温とセットポイントの変化
（中田　諭：発熱時に使うクーリングは有効か？　月刊ナーシング，28（8）：12，2008[3]より）

表4 発熱時の主な随伴症状

基礎代謝の亢進	（体温1℃上昇に対し7～13％の代謝亢進がみられる） 熱感、発汗、倦怠感など
細胞内代謝の亢進	（細胞内浸透圧の上昇による細胞外液の細胞内への移動により血液濃縮） 脱水とそれに伴う随伴症状
循環器系の変化	心拍・脈拍数の増加、心悸亢進、血液速度の増加、血圧低下など
呼吸器系の変化	浅く促迫した呼吸、呼吸困難など
消化機能の低下	食欲不振、吐き気、嘔吐、便秘、下痢など
中枢神経機能障害	頭重感、頭痛、めまい、吐き気、嘔吐など

（奈良間美保, 他:小児看護学1＜系統看護学講座 専門分野Ⅱ＞. 第11版. 医学書院, p319, 2007[2]より抜粋）

✚発熱に伴う主な症状

　先に述べた発熱のメカニズムに基づき、セットポイントの上昇に伴い熱産生の亢進および放散の減少を行うことにより、悪寒・戦慄（ふるえ）、末梢血管の収縮（とりはだ）、アドレナリン分泌の増加といった反応を示す。新しいセットポイントと実際の体温が一致し、正常より高い体温で熱の生産と放散が平衡になり、基礎代謝の変化や蛋白分解の亢進、水・電解質・代謝の変動、食欲や消化能力の低下など、表4[2]のような随伴症状を呈する。また、細胞の温度が42℃を超えると、体内の酵素系の障害が起こり始める。

子どもの発熱

　小児救急外来を受診する患者の主訴で、「発熱」は最も多い症状である。体温は、家族が子どもの状態をみるうえで簡易に数値化して表すことが可能な、最もわかりやすいバイタルサインである。子どもが「何となくぐったりしてきたから」「赤い顔をしていたから」「抱っこしたら体が熱かったから」などを契機に体温を測定し、数値に驚いてあわてて救急外来を受診するといった家族をよくみかける。子どもの発熱は、患児の示す症状への対応のみでなく、このような家族への対応も求められる。

　発熱は、感染症、外傷、腫瘍、自己免疫疾患、内分泌疾患などにおいて身体の異常徴候の症状としてみられる。子どもの発熱疾患の多くは感染症に由来するもので、来院する子どもの多くは軽症で、処置も処方もなく様子観察で帰宅できる場合も少なくない。しかし、なかには緊急処置を要したり、重症度の高い疾患が隠れていることがあり、多数の発熱した乳幼児のなかから長期に後遺症を残す重症感染症を見つける努力が必要となる。そのため、**小児期に特有な疾患**や**子ども**

の成長発達段階の特徴を考慮しながら、子どもの客観的な身体評価、子どもおよび家族からの病歴聴取を行っていくことが必要である。

発熱のアセスメント

➕見た目の重症感を評価

発熱が主訴の患者であっても、まず、最初に見た目の重症感から危急的な状態か否か（ただちに緊急処置が必要か否か）を判断する。迅速に「眼で視て」「耳で聴いて」、一般状態（外観）、呼吸状態、循環状態を評価する。

意識レベルが低下している、**呼吸パターンがおかしい**、**チアノーゼがある**、**末梢の脈が触れない**等、「危急的」な状態と判断した場合は直ちに、医師・看護師の応援を呼ぶとともに、気道の確保、酸素投与、呼吸心拍モニター・パルスオキシメーターを装着すると同時に、気道・呼吸・循環の迅速評価を行う。

◯cf.
見た目の重症感については「序論」p119を参照。

➕症状の観察と問診

病気の程度や経過、予後を知るために、病歴聴取および症状観察を行う。

▶ **症状観察および病歴聴取のポイント**

来院前の全身状態の把握と、発熱アセスメントのため、下記の項目を聴取して評価する（表5[4]、6[2]）。

1）**体重**：薬液使用時の目安とする。年齢相応の成長発達であるかを確認する。
2）**年齢**：発熱の原因はさまざまであるが、小児の発熱では、新生児（0〜28日）、3か月未満の乳児、3か月から3歳未満の乳幼児、3歳以上の子どもと階層化して対応するとわかりやすい。
3）**発熱状態**：いつから発熱し、どれくらい持続しているのかといった現在までの経過、および1日のうちで平熱に下がることはあるのか、日内変動はあるのかなどの発熱のパターン（熱型：表7）を把握する。熱型には特徴的なものがあり、熱型より病態を推測できる場合もある。また、行った治療や解熱剤の使用、内服の状況を確認し、治療による効果について評価する。
4）**機嫌**：不機嫌さや啼泣（涙は出るか、泣き声に力はあるかなど）、ふだんの遊び方との違い、活気の有無について確認する。特に機嫌は、みずから症状・苦痛を訴えることのできない年少児においては病態判断のための重要な情報となる。
5）**食事**：哺乳力および食欲の低下はないか、何をどれくらい摂取しているかを

◯cf.
小児の発熱（p102の表4）を参照。

表5 発熱時の身体所見のトリアージ基準

- 発熱何日目か（6時間以内、5日以上は要注意）
- 解熱剤に反応して下がるか（下がったときの一般状態は？）
- 活気・機嫌はよいか（ぐったり、不機嫌・無表情はないか？）
- 顔色・皮膚色は普通か（まだら・蒼白・チアノーゼはないか？）
- 末梢循環はよいか（爪床のrefillingが3秒未満か？）
- 姿勢反応は正常か（四肢・躯幹は普段どおりに動かせるか？）
- 筋緊張は正常か（筋トーヌスが異常に低下していないか？）
- 呼吸状態はいつもどおりか（呻き、努力呼吸はないか？）
- 意識レベルはよいか（異常な興奮や無反応さはないか？）
- けいれんはあったのか（けいれんのパターンと持続時間は？）
- 皮膚に発疹や出血斑はないか（発疹のパターンと消長の有無）
- その他（いつもと変わったところはないか？）
- 環境熱を思わせる所見はないか？

（市川光太郎：発熱．岡元和文，他編：新臨床研修のための救急診療ガイドライン；小児から成人の救急トリアージと処置．総合医学社，p24[4]，2004より）

表6 発熱に関する主なアセスメント項目とその内容

アセスメント項目	内容
発熱状態	発熱の程度、いつからどれくらい持続しているか、発熱のパターンなど
前駆症状	不機嫌、啼泣、哺乳力・食欲の低下、下痢・嘔吐などはなかったか。また咽頭痛や咳嗽、鼻汁など、かぜ症状の有無。耳漏や痛みなど炎症を疑わせるような症状の有無
伝染性疾患との接触・予防接種	伝染性疾患（水痘・麻疹・風疹・耳下腺炎など）に罹患している者が周囲に存在するか、また接触はなかったか。あればその時期を確認する 予防接種の状況について確認する
随伴症状	下痢、嘔吐、脱水症状の有無とその程度。発疹があればその状態 けいれんや意識障害の有無。四肢の関節痛・筋肉痛・リンパ節腫脹などの有無や程度、症状のある部位 頻拍や呼吸数の増加、呼吸困難、血圧の変動の有無とその程度
環境	温度や湿度、また衣服などは適切に保たれているか
発熱の誘因として考えられるもの	手術創の異常（発赤、腫脹、縫合不全などの有無） ドレーンからの排液状況、ドレーン刺入部位の異常の有無 点滴刺入部の異常（発赤、腫脹などの有無） 薬剤（輸血、アトロピンなど）の使用状況
検査データ	血液検査（白血球、白血球分類、赤血球、血小板、CRP、ASLO、赤沈、電解質などの異常の有無。血液像［骨髄穿刺］などの異常所見の有無） 尿検査（尿比重、潜血反応の陽性、蛋白反応陽性などの異常の有無） 髄液検査（腰椎検査・細胞数、化学的性状の異常の有無） 各細菌培養検査（検査、尿、髄液、痰、ドレーンよりの排液などから菌の検出はされていないか） レントゲン所見の異常の有無 （必要時）ツベルクリン反応検査の結果
その他	熱性けいれんの既往の有無。既往がある際の解熱剤の投与方法など

（奈良間美保，他：小児看護学1＜系統看護学講座 専門分野Ⅱ＞．第11版．医学書院，p320, 2007[2]より）

表7 主な熱型

稽留熱	体温が持続的に上昇して、体温の日内変動が1℃以内
弛張熱	体温の日内変動が1℃以上あるが、低いときでも37℃以下には下がらない
間欠熱	日内変動が1℃以上あり、1日のなかで37℃以下になる
二峰熱	発熱が数日みられた後、いったん下がるが、再び上昇し、後に解熱するもの
周期熱	規則正しい周期で発熱を繰り返す

本人の平熱よりも1℃以上体温が高ければ発熱とみなすことができる。発熱には熱型に特徴をもつものがあり、1日のなかで体温測定を繰り返すことによって、その特徴から病的な発熱を疑うことが可能となる。

確認し、脱水および低血糖がないか評価する。子どもは、エネルギー貯蓄量が少なく、経口摂取不良により容易に低血糖を来す。そして、その症状は非特異的で不明瞭なことがある。そのため、問診と観察から得た情報を統合して低血糖を疑って評価することも必要である。問診において「食事は摂れていない」と家族が答えても、「お菓子、果物、好きなものは摂れている」ことがあるので、聞き方の工夫が必要である。水分も同様に、「摂れている」と言われるなかには、「お茶のみ」「0カロリーや無糖の飲料」といったこともあるため、「どんなものを、どの程度摂取しているか」を確認する。

6) **排泄**：排尿（尿量、排尿回数、尿の色など）、排便（性状、回数、最終排便など）の変化を確認する。口腔内・皮膚の乾燥はないかなど、脱水の徴候はないかを観察する。

7) **睡眠**：夜間および日中に眠れているかを確認する。

8) **環境**：温度や湿度、また衣服の調整が適切に行われているかを確認し、必要に応じて、保温もしくは脱衣を行い、衣類・寝具を調節する。

9) **随伴症状**：発疹も含めた発熱以外の症状の把握を行う。

- 咳嗽・鼻汁・咽頭痛などの風邪症状や、嘔吐・下痢などの症状があった場合は、その程度も確認する。
- 大泉門が閉じる前の乳児に対しては、大泉門の膨隆・陥没がないかを観察する。生後6か月～1歳までの乳児の場合、「突発性発疹」でも、大泉門の膨隆を伴うことが少なくない。しかし、大泉門の膨隆は脳圧の亢進を示す症状であるため、発熱を伴うものでは脳炎、脳症、髄膜炎といった中枢神経系の感染症も疑う。また、大泉門の陥没を伴う場合は、脱水や栄養障害を疑う。このとき、これらの一つの症状だけで判断するのではなく、ほかの症状と合わせて観察を行っていくことが必要である。
- 耳漏や痛み（耳介を引っ張る、手がよく耳にいく）などの炎症を疑わせるよう

【Note】
環境温度からの予測：高温な環境
発症機転から熱中症が考えられ、発汗停止や循環不全（低血圧）、およびせん妄状態などの意識障害がみられるときには熱射病が考えられるため、迅速に対応する。

⊃ cf.
「咳嗽・喘鳴」についてはSection2 (p150)、「嘔吐・下痢」についてはSection3 (p162)を参照。

⊃ cf.
脳炎・脳症・髄膜炎については、p145を参照。

- 　な症状や、四肢の関節痛、筋肉痛、リンパ節腫脹などの有無や程度と症状のある部位を確認・観察する。
- 疼痛：中耳炎や関節炎、骨髄炎は痛みを伴うことが多いが、言語能力が発達途上な年齢の場合、痛みの有無を確認することが難しい。手足を動かさない、体に触れると啼泣する、耳を触る、歩きたがらないといった様子は疼痛のサインである可能性がある。
- 限局性の腫脹や紅斑についても確認・観察する。
- 皮疹：発疹の有無と出血斑の有無を観察する。発疹を伴う場合は、伝染性疾患（水痘、麻疹、風疹など）の周囲での流行や、罹患者との接触歴を確認して、必要時、隔離して感染の拡大を予防する（図2）[5]。また、予防接種歴を確認する。
- 意識障害：けいれん（けいれん重積や同日複数回のけいれんの有無）や、異様な興奮（意味不明な言動を含む）、歩行の異常・手足を使うことを嫌がるなどがないか、確認・観察する。
- ほかに発熱の原因として考えられるもの：手術創の異常、ドレーン刺入部の異常および排液状態、点滴刺入部の異常の有無を観察する。また、薬剤（輸血、アトロピンなど）の使用状況や、家族内・集団生活の場（保育園、学校など）での疾患の流行の有無を確認する。

【Note】感染拡大の予防
各医療施設が作成している院内感染対策の基準を遵守する。

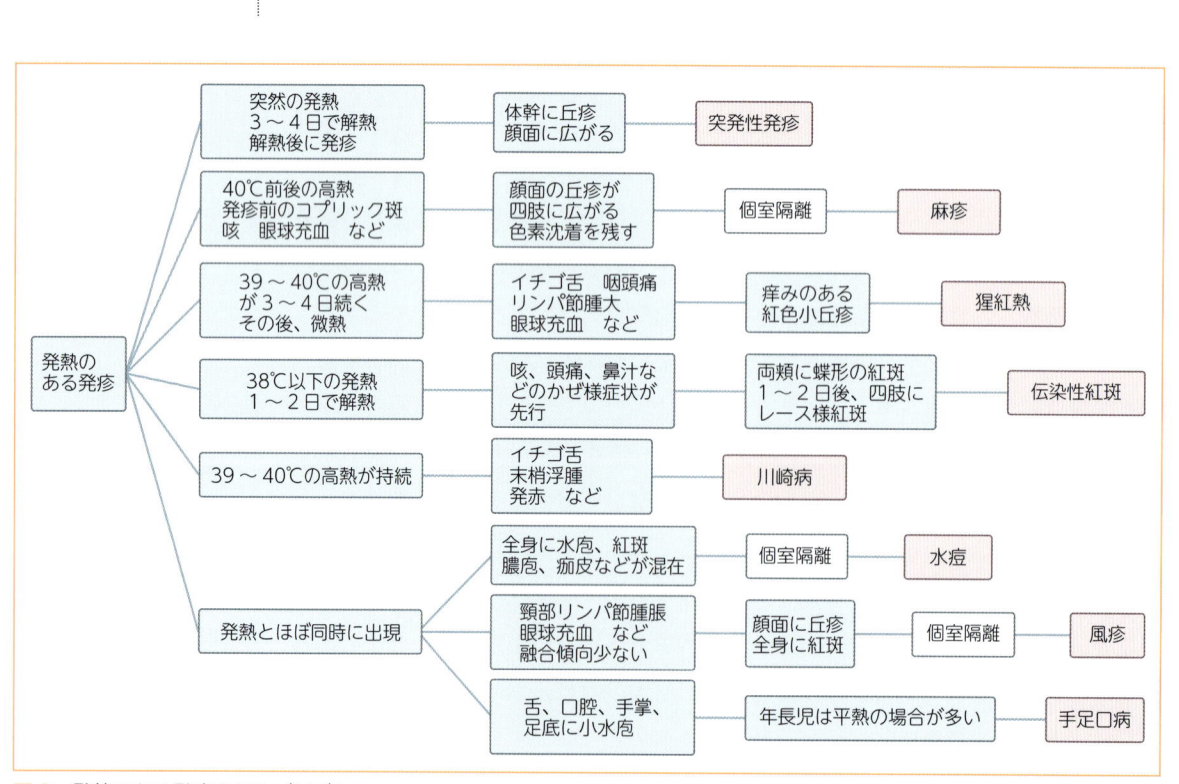

図2　発熱のある発疹のアルゴリズム
（斉藤理恵子，他編：発熱．小児看護ポケットナビ．中山書店，p44，2008[5] より一部改変）

10) **基礎疾患**：心疾患、糖尿病、副腎機能低下症など発熱に伴い急性増悪する疾患や、血液疾患や免疫抑制剤内服などにより免疫が抑制された易感染状態でないかを確認する。

▶身体的観察

上記の問診と並行して身体的観察を行い、問題が見つかればその時点で治療を開始する。

◉気道の評価

気道を評価し、開放されているか、体位や吸引などで気道を確保できるか、できないかを評価し、開放されていれば呼吸の評価に進む。

「三脚姿勢やスニッフィングポジション（においをかぐような姿勢）などの独特の体位はないか」「流涎、嚥下困難はないか」「吸気性喘鳴・呼気性喘鳴・呻吟など異常な呼吸音はないか」を観察する。このとき、喘息重症発作や声帯下の気道異物ではわずかな喘鳴しか聴診できないことがあるため、喘鳴の強さは必ずしも気道狭窄の程度と関連しないことを認識して観察を行う。

◉換気状態の評価

換気の状態について、低酸素を示す徴候がないか、十分なガス交換が行われているかを、呼吸数、呼吸努力、呼吸音、経皮的酸素飽和度（パルスオキシメトリー）の観察から評価する。

- **呼吸数**：頻呼吸、徐呼吸、無呼吸はないか。年齢の正常値に基づいて、呼吸数の評価を行う。呼吸数は発熱、不安、疼痛、興奮を反映して増加する。また、発熱による代謝の亢進は、酸素消費量の増加として呼吸数を増加させる。そのため、数値だけで評価するのではなく、外観・呼吸運動・換気の程度を合わせて解釈していく必要がある。そして、啼泣や、睡眠など測定時の状況を記録に残す。
- **呼吸努力**：陥没呼吸、鼻翼呼吸、頭部の上下顎振りはないかを観察する。
- **呼吸音**：吸気性喘鳴、呼気性喘鳴、呼気時呻吟、吸気時肺雑音、呼吸音を伴わない呼吸努力はないかを観察する。
- **経皮的酸素飽和度（パルスオキシメトリー）**：パルスオキシメータープローブを子どもの四肢に装着して観察する。

酸素飽和度が94％以上であれば酸素化は適切であると思われる。マスクで100％酸素を投与しても酸素飽和度が90％以下であれば補助呼吸を始める適応である[6]といわれている。酸素飽和度の数値が保たれている子どもであっても、代償機転により呼吸数と呼吸努力で酸素化を維持していることがあるため、呼吸運動と合わせて評価を行う。

⊃ *cf.*
「基礎疾患をもつ場合」p143を参照。

⊃ *cf.*
「スニッフィングポジション」についてはp205の図3を参照。

【Note】呼吸数の測定
呼吸数測定は、正常な乳児でも睡眠時に呼吸休止時間が認められることがあるため、10～15秒の測定では呼吸数が低く評価されることがある。そのため、胸の呼吸運動を30秒間数えて2倍にして測定する。

⊃ *cf.*
「呼吸数の評価」については、序論（p125）の表8を参照。

【Note】聴診部位
両側の左右差はないか確認するため、聴診は左右の中腋窩線上あるいは、鎖骨中線上で聴く。

●循環血液量の評価

　意識状態、脈拍、血圧、皮膚色の評価により心血管機能の評価、組織灌流の評価を行い、有効な循環血液量が保たれているかを確認する。

- **心拍数**：年齢の正常値に基づいて心拍数の評価を行う。頻拍は低酸素や循環不全における早期の徴候であるが、発熱・不安・疼痛・興奮により影響を受けることもある。発熱による代謝の亢進は、酸素消費量の増加として心拍数を増加させる。そのため、単に発熱によるものかどうかを鑑別するため、問診、第一印象、身体的観察で得た情報を統合して解釈する。そして記録には、啼泣や睡眠など測定時の子どもの状況を記録する。
- **皮膚の循環の評価**：皮膚への血流や組織への酸素化は適切か。手足末梢の温かさ、毛細血管再充満時間（Capillary Refill Time：CRT）、皮膚色（ピンク、蒼白、チアノーゼ、大理石様、網目状など）を観察する。
- **血圧**：血圧測定は、上腕または大腿の長さの2/3幅の適切なカフサイズを選択する。最低収縮期血圧＝70＋（2×年齢）で計算することができる。

●意識状態の評価

　覚醒しているか否か、意識が清明か否かといった意識状態を評価する。子どもの反応性および活動性から意識レベルを観察し、意識レベルをAVPUスケール（p79の表16参照）または、小児用グラスゴーコーマスケール（以下、小児用GCS；p78の表15参照）を用いて評価する。呼びかけに答えないなど、意識レベルが低下しているときや、けいれん重積およびけいれん後の意識障害が持続するとき、意味不明の言動がみられるときは、両側瞳孔径や対光反射も観察する。

●全身観察

　全身を観察する。皮膚の状態や出血・外傷の有無をはじめ、著しい体温異常や腹部膨満などがないか、子どもの全体を見て異常所見の存在を確認する。脱衣時にはプライバシーに配慮しながら、可能なかぎり頭から足に向かって左右対称に観察を行う。

- **体温**：体温測定方法は施設の方針に従う。

✚ドクターコールのポイント

　見た目の重症感の評価で危急的状態および全身状態不良と判断した場合は、直ちにドクターコールおよび応援を要請し、気道・呼吸、循環、意識といった評価を行いながら必要に応じた緊急処置に同時進行で対応する（図3）。緊急対応が必要な発熱は表8[4]に示す。

【Note】心拍数の測定
・心拍数は聴診器を心尖部にあてて測定する。同時にリズム不正の有無を聴取する。
・小児60回/分以下、新生児100回/分以下の徐脈は、危険な低酸素や虚血の存在を示唆する。

⇨cf.
「心拍数の評価」については、序論（p125）の表8を参照。

【Note】CRTについて
CRTは、温度により影響を受けるため、環境温度を確認し、あくまでも一つの指標として用いる。CRTは、通常は2秒以内であり、3秒以上は灌流異常、5秒以上はショック状態と考える。

Section1 発熱

```
                          発熱
          ┌────────────────┼────────────────┐
       危急的 不良                          良好
          │
  ┌───────────────────────────────────────┐
  │ ドクターコール                          │
  │ ●生命または四肢・臓器の危急的状態（致命的状態、あるいはそうし │
  │  た状態にすぐに陥りそう）で、直ちに診察・加療を要する状態 │
  │ ●呼吸不全、ショック、昏睡、心肺停止状態     │
  │ ●生理学的な安定状態を保つのに、絶え間ない注意が必要な状態 │
  │ ●意識障害：せん妄状態を思わせる異常な興奮、無反応（昏睡、痛み │
  │  刺激に無反応）、意識レベルが進行性に悪化している状態など │
  │ ●重症の呼吸窮迫あるいは呼吸が不十分な状態    │
  │ ●チアノーゼ、著しい頻脈もしくは徐脈（安静時に心拍数が正常範囲 │
  │  より2SD以上あるいは以下）の状態         │
  │ ●頻呼吸もしくは徐呼吸（安静時に呼吸数が正常範囲より2SD以上あ │
  │  るいは以下）の状態                │
  │ ●重度の外傷がある場合              │
  │ ●トキシック・アピアランスを認める場合      │
  │  蒼白、ぐったり、動かない、低血圧、嗜眠、呼吸困難など │
  │ ●以下の随伴症状を有する場合           │
  │  けいれん重積・反復、意識障害（特にせん妄状態を思わせる異常な │
  │  興奮や無反応）、出血斑、激しい頭痛・腹痛など  │
  └───────────────────────────────────────┘
          │                                  │
    ┌─────────┬─────────┬─────────┐
  3か月未満    3か月～3歳未満    3歳以上
  38.0℃以上    40℃以上
    │              │
 ドクターコール   ドクターコール
            ┌─────────────────────────┐
            │ ●40℃以上の発熱、5日以上の発熱      │
            │ ●基礎疾患を有している子ども        │
            │  悪性疾患・免疫異常、心疾患、筋神経疾患、精神運動発達遅滞など │
            │ ●発熱・全身症状を伴う蜂窩織炎       │
            │ ●発熱・嘔吐で水分摂取が少ない       │
            │ ●高熱と激しい関節の痛みおよび関節の炎症症状 │
            └─────────────────────────┘
```

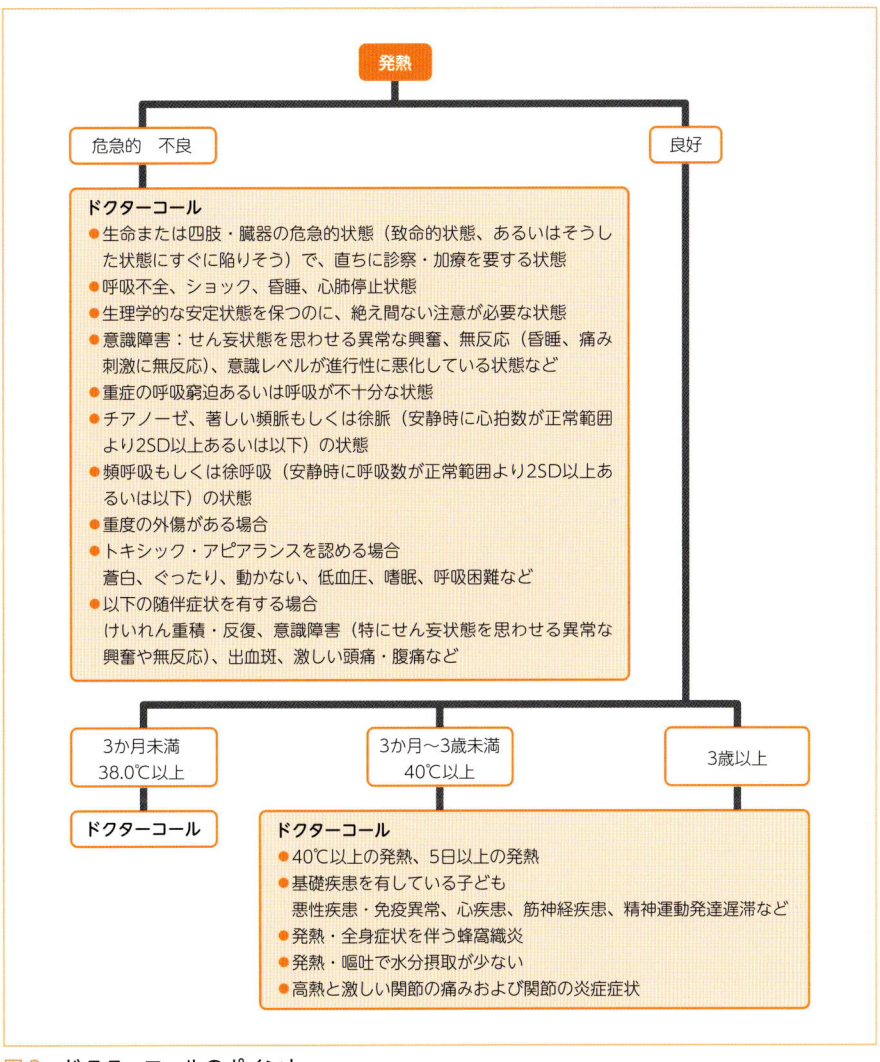

図3　ドクターコールのポイント

表8　緊急対応が必要な発熱

- 3か月未満児（特に1か月未満児は即刻入院精査）
- 40℃以上の発熱、5日以上の発熱
- トキシック・アピアランスを認める場合
  蒼白、ぐったり、動かない、低血圧、嗜眠、呼吸困難など
- 以下の随伴症状を有する場合
  けいれん重積・反復、意識障害（特にせん妄状態を思わせる異常な興奮や無反応）、出血斑、激しい頭痛・腹痛など
- 基礎疾患を有している子ども
  悪性疾患・免疫異常、心疾患、筋神経疾患、精神運動発達遅滞など
- 家族の異常な（過度の）心配がある場合

(市川光太郎：発熱. 岡元和文, 他編：新臨床研修のための救急診療ガイドライン；小児から成人の救急トリアージと処置. 総合医学社, p24, 2004[4] より)

▶年齢別発熱鑑別

子どもの発熱は、「新生児（0〜28日）」「3か月未満の乳児」「3か月以上36か月未満の乳幼児」「3歳以上の小児」に分けて考えると整理しやすい。特に、3か月未満の乳児の発熱は、全身状態良好と判断しても重症細菌感染症の可能性を疑い、早期の医療的介入が望まれる。

●3か月未満児の発熱（特に1か月未満児は入院精査）

感染症は年齢が低いほど重症化しやすく、悪化の速度も速い。特に生後3か月未満の新生児および乳児は、それ以降の年齢群に比べて免疫応答システムが未熟であり、敗血症や細菌性髄膜炎の発症頻度および重症化する可能性がともに高い。3か月未満児の発熱は、重症細菌感染症が10〜15％存在する[6]。

また、重症細菌感染症であっても、その徴候は、「何となく活気がない」「元気がない」など、症状が非特異的でとらえにくい場合が多い。したがって、3か月未満児の発熱は、全身状態良好と判断しても重症細菌感染症の可能性を疑う必要がある。

特に1か月未満の新生児に対しては、入院にて治療および経過観察が行われる。インフルエンザ桿菌b型ワクチンおよび肺炎球菌ワクチンの普及により、この2種類を起因菌とする乳児の重症細菌感染症の減少が見込まれる。しかし、1か月未満児に関してはこの2種類以外の起因菌による重症細菌感染症が多いこと、予防接種開始が生後2か月以降であることからも、3か月未満児の発熱に対しては重症細菌感染症を疑っての対応が必要である。

●3〜36か月未満児の発熱[7]

Occult bacteremia（潜在性菌血症）とは、3〜36か月の乳幼児に多く発症する菌血症である。39℃以上の高熱があっても明らかな局所感染症状がみられず、全身状態が悪くならないので、臨床症状からの診断は困難といわれる。

Occult bacteremiaは、化膿性髄膜炎など、重症細菌感染症に移行するリスクがあり、3〜36か月の乳幼児が、39.5℃以上に発熱していて、フォーカス不明（感染場所が不明）の場合、3〜12％の頻度で存在する。

起因菌は、肺炎球菌が85％、インフルエンザb型桿菌（Hib）が5％とほとんどを占めるため、ワクチンの普及により2大起因菌による敗血症・髄膜炎などの減少が期待される。

▶40℃以上の発熱、5日以上の発熱

高熱や発熱が4、5日以上持続するときは、ウイルス感染以外の原因で発熱している可能性も高くなり注意が必要である。「体温40℃以上の発熱、5日以上の発熱」で、川崎病（小児急性熱性皮膚粘膜リンパ節症候群〔Mucocutaneous Lymph-node Syndrome：MCLS]）や肺炎などが想像されるが、まず行うことは、診断ではなく、熱型やほかの症状、身体的観察とも合わせて病態を評価し、その緊急性に応じて対応することである。そして、次に、起こりうる病態の変化を予測するために特徴的な疾患をいくつか想定しながら、対応を変化させることが必要である。

●川崎病

はっきりとした原因は特定されていないが、全身性に血管の炎症が起き、冠動脈瘤などの後遺症を残すことがある。4歳以下の乳幼児に多くみられ、その主要症状は、抗菌薬治療に反応しない発熱、両側眼球結膜充血、口唇・口腔の発赤（いちご舌、口腔咽頭粘膜のびまん性発赤）、不定形発疹、四肢末端の変化（硬性浮腫、膜様落屑）、頸部リンパ節腫脹である。また、BCG接種部位が赤くなるなどの特徴的な所見もあるが、発熱初期にこれらすべての症状がそろうわけではない。

しかし、免疫グロブリン製剤による治療を早期に開始すれば、冠状動脈の瘤の発生を抑えられることがわかっているため、見落としなく、時期を逸することなく診断と治療ができるよう、川崎病が疑われた場合は、早期にエコー検査などによる冠動脈病変の有無の評価が必要であるといわれる。

▶基礎疾患をもつ場合

一般に基礎疾患を有する子どもは基礎疾患のない子どもに比べて、感染症罹患時にはより重症化する傾向がみられる。症例ごとに異なるが、心臓血管系疾患、腎臓疾患、肝臓疾患、血液疾患および発育障害などの基礎疾患や、原疾患および治療に伴い免疫能の低下を考慮する必要がある病態には注意が必要である。

●免疫不全状態、免疫抑制状態にある子どもの発熱

先天性免疫不全や好中球減少症の患者、臓器移植患者、ステロイド投与患者など免疫抑制状態にある子どもは、さまざまな感染症に罹患しやすく、何らかの病原体に感染した場合には急激に重篤な病態に陥ることが考えられる。そのため、免疫抑制状態の子どもが発熱で来院したときには敗血症に陥る可能性があることを念頭に「緊急度が高いと判断」することを原則とする。来院時には一見病態が落ち着いているようにみえていた子どもが、経過観察中に心拍数が上昇して代償性ショックに陥り、さらに低血圧性ショックに進行してしまうことがないよう、早急な医療介入が求められる。

▶吸気性呼吸困難を伴っている場合

吸気性呼吸困難を伴っている場合は、インフルエンザ桿菌による急性喉頭蓋炎が疑われ、即刻の抗菌薬投与と適切な呼吸管理が必要となる。臨床症状は、虚脱状態（distress）、嚥下障害（dysphagia）、発声障害（dysphonia）、流涎（drooling）

である。突然の高熱、咽頭痛で発症する。

◉喉頭蓋炎

喉頭蓋に起こる重症の細菌感染症で、通常、突然に始まり急速に進行する。感染して腫れた組織が気管をふさいで空気の流れを妨げることがあるため、短時間で致死的になることがあり、緊急に治療を必要とする疾患である。2〜5歳の幼児に最もよくみられる。

▶トキシック・アピアランスを認める場合

ぐったりして元気がない、視線が合わない、周囲に興味を示さないなどの様子や、末梢の循環不全を示す蒼白な皮膚色、多呼吸や呼吸努力といった呼吸困難などは、「トキシック・アピアランス（toxic appearance）」ともよばれ、重症細菌感染症の徴候である。

◉重症細菌感染症

免疫能が低下しているような場合、感染症罹患により重症化しやすい。一般的に、細菌による感染症は、抗菌薬の投与により治癒するが、発熱や下痢などの感染症状が重く、抗菌薬を3日間投与しても症状がよくならない場合、「重症感染症」と考えられる。

重症感染症では、発熱、頻脈、頻呼吸、倦怠感などの全身状態の悪化や、臓器障害による意識不明、乏尿、肝機能障害、呼吸不全などの症状がみられる。主な重症感染症としては、敗血症、肺炎などの呼吸器感染症、腎盂炎などの尿路感染症、腹膜炎、胆嚢炎などの消化器感染症、やけど、手術後に起きる感染症などがあり、生命にかかわる疾患である。

▶発熱・全身症状を伴う蜂窩織炎

蜂窩織炎は、進展性の化膿性炎症で、顔面、四肢に好発し、境界不明瞭な局所の発赤、腫脹、疼痛、熱感が急速に拡大する。感染症が広がると、血液への感染拡大もあり、高熱を伴う場合は、重症化のサインでもある。

◉口底蜂窩織炎、眼窩蜂窩織炎

う歯などの歯の炎症が口腔底におよぶ口底蜂窩織炎では、炎症が周囲の組織に広範囲に広がりやすい性質があり、治療が遅れると致命的になる。また、眼窩への細菌感染による眼窩蜂窩織炎では、眼球および眼周囲の発赤、強い痛みを伴い、重症化すると炎症が眼球内に波及する。

▶高熱と激しい関節の痛みおよび関節の炎症症状

子どもの骨関節感染は、感染が治癒しても成長障害、変形、機能障害を来す恐れがあり、早期の発見、対応が求められる[8]といわれている。

乳幼児の場合、訴えが不明瞭であるため、感染部位の熱感、腫脹、痛がって動

かさない、もしくは動かすと泣くことから、症状を予測することが必要となる。

▶出血斑（紫斑）を伴う発熱

子どもの紫斑の原因には、局所の外傷、敗血症、血管炎、出血性疾患があり、全身性血管炎であるアレルギー性紫斑病や血小板の破壊が亢進している免疫疾患である突発性血小板減少性紫斑病の頻度が高い。しかし、発熱や全身状態の悪化に伴ってみられる紫斑には、急速な症状の進行が考えられる髄膜炎菌性敗血症も考えられるため、緊急性は高いと判断する。

▶以下の随伴症状を有する場合

けいれん重積・反復、意識障害（特にせん妄状態を思わせる異常な興奮や無反応）、出血斑、激しい頭痛・腹痛など急性脳症、細菌性髄膜炎など重症中枢神経感染症を考慮する症状を有する場合は、緊急性が高い。

●細菌性髄膜炎

細菌性髄膜炎は、髄膜・脳脊髄液に細菌が侵入し感染したことで起こる中枢神経系の感染症で、化膿性髄膜炎ともよばれる。発熱、頭痛、嘔吐、不機嫌などの症状がみられ、症状が進行すると、けいれんや意識障害も現れる。髄膜炎では脳脊髄液の圧力（脳圧）が高まり、脳自体に浮腫を伴うこともあるため、その刺激や血流の不足によって嘔吐、意識障害などの症状が現れると考えられている。

●急性脳炎・急性脳症

感染症を契機に急性の脳障害が生じる急性脳炎・急性脳症の主な症状としては、発熱、けいれん、意識障害が多くの例で認められる。そのため、呼びかけに答えないなど意識レベルの低下や、けいれん重積およびけいれん後の意識障害が持続する、意味不明の言動がみられるときは、脳炎・脳症も考慮した対応が必要である。

▶発熱・嘔吐で水分摂取が少ない場合

詳細は、Section 3「嘔吐・下痢・便秘・腹痛」（p162）を参照。

発熱時の看護介入

見た目の重症感およびバイタルサイン、倦怠感や睡眠状態、食事摂取や活動レベルから発熱による全身や精神的な影響についてアセスメントを行い、必要な生活援助を実施する。

✚家族への対応

乳児の体温調節機能は未熟であるため、過度の保温による発熱を主訴とした来院も珍しくはない。家では38.0℃を超える発熱があったが、来院時には発熱がな

いこともある。しかし、このようなときも安易に「過度の保温」「測り方の問題」と決めてしまわず、全身状態を評価することはもちろんのこと、来院直前に家庭で計測して発熱があった場合は「発熱があったもの」として対処することも必要である。

　また、体温の高低のみに着目し、発熱に対して不安をもつ保護者に対しては、発熱を単なる炎症反応ととらえるのではなく、身体を守る生体防御反応ととらえて、子どもの全体の様子をみて状態をとらえていく必要があることを伝えるのは重要である。同時に、現在の子どもの状態を、目に見える事象を交えながら、たとえば、体温は○○℃あるが、「テレビや遊びに興味を示して活動性があること」や「飲水できていること」を評価して伝える。このように正しい知識と適切な対処を家族へ伝えていくことは、子どもの安楽と回復を促すことにもつながる。

✚環境

　発熱が続くと体力を消耗するため、安静が保てるような静かな環境とともに、室温を、夏は25度、冬は20度程度、湿度を50％以上を目安として調整する。このとき、エアコンなどの風が直接皮膚にあたらないようにする。また、厚着させるとますます体温が上昇するため、体温上昇後は体温の放散を促進するために子どもが寒がらない程度の薄着（下着1枚程度）として、掛け物も薄めに調整する。

✚クーリングと保温

　発熱の原因をアセスメントし、クーリングが必要な状態か否かを判断し、患者の状態に応じたクーリングの方法を選択する。

　セットポイントの上昇による発熱か、うつ熱や熱射病など体温の放散障害や中枢神経障害による発熱かをアセスメントし、後者の場合には積極的にクーリングを行う。前者においては、悪寒・戦慄がある場合は、発熱の有無にかかわらず保温に努め、体温がセットポイントまで上昇し熱の放散や発汗がみられてからクーリングを開始する（図1）。

　クーリングの部位は、氷枕を用いた頭部の冷却や、熱の高さに応じて腋窩や鼠径部など太い動脈が走行する部位や、面積が広い背中などを冷却する。市販のジェル状の冷却シートの使用をよく見かけるが、熱による不快感を緩和するためのものであり、本人が嫌がり安静が保てないような場合は無理をしない。そして、クーリングを行う際は、定期的な体温測定を行い、解熱の程度を観察して低体温を防ぐことも必要である。

✚解熱剤の使用

　発熱への対処行動として、家庭においても解熱剤はよく使用されている。しかし、解熱剤を使用したが解熱されないことを理由に病院を受診する保護者は多い。「熱が上がったから」というだけで使用している事例も多く、熱の高さだけにとらわれない解熱剤の使用についての指導が必要である。

　解熱剤は、根本的な治療ではなく、一時的に熱を抑えるものであり、原因疾患が治癒しなければ再び体温が上昇することを説明する。しかし、発熱による代謝の亢進は酸素消費量を増加させ、呼吸数や心拍数も増加させて体力を消耗させる。倦怠感が増強すると食事摂取の障害や体力の消耗が増加する。そのため、解熱剤の使用により1℃程度下がっているだけでも基礎代謝が抑えられ身体への負担が軽減し、その間に、少しでも睡眠や栄養および水分補給を行い身体の安静を保つことを可能とするためのものであることを説明する。よって、解熱剤使用のタイミングは、38.5℃以上で元気がないとき、眠りが浅く安静が保てないとき、食欲がなく水分が摂れないときである。体温が38.5℃以上あっても元気があり、水分も摂れている場合は、クーリングで様子をみる。

　子どもの解熱剤の第1選択はアセトアミノフェンであり、指示を守って使用する。使用時は、薬剤名・量・使用時間・使用前の体温や患者の状態を記録に残し、使用30分〜1時間後に体温測定し、その反応を確認する。

✚栄養補給、水分補給

　発熱時は代謝の亢進により熱量消費が増加し、身体的に消耗する一方、消化管活動が低下しているため食欲が低下する。そのため、経口摂取が可能なときは、いつもの食事ではなく、できるだけ水分や熱量が高く消化吸収のよい物の摂取を勧める。食欲が低下しているときは、果物やゼリー、スープなど比較的摂取しやすいもので子どもが好んで摂取できるものがあれば代替として与え、時間にとらわれず少量ずつでも摂取できるような工夫が必要である。そして、食欲がなければ無理に摂取させることはしない。

　しかし、食事からの水分摂取量が低下する一方、発熱による肺と皮膚からの不感蒸泄の増加、細胞内代謝の亢進により、子どもは容易に脱水傾向に陥る。そのため、水分の補給は重要である。ジュースやイオン水などの水分を少量ずつでも頻回に与えるようにする。

　経口摂取が困難な場合、輸液投与による水分管理も必要となる。輸液時は、輸液の内容・時間投与量・バイタルサインを定期的に確認する。

○cf.
栄養補給、水分補給については、Section 3「嘔吐・下痢・便秘・腹痛」(p162) も参照。

✚清潔の保持

　発熱時は基礎代謝の亢進により発汗が増え、皮膚も不感蒸泄により汚染されやすい。そのため、発汗時の寝衣の交換や、状態のよいときには清拭するなど皮膚の清潔保持に努めるとともに、清拭時には皮膚状態の観察を行う。また、口内炎や呼吸器系の二次感染を予防するために口腔清拭やうがい・歯磨きに努め、口腔粘膜の清潔にも努める。

✚その他

　伝染性疾患が疑われる場合、診断が確定するまでは他児への感染を予防するために隔離することも必要となる。

（林　幸子）

文献

1) 吉田時子，他監，小沢道子，他編：発熱．小児看護学＜標準看護学講座29＞．第2版増補．金原出版，p247，1999
2) 奈良間美保，他：小児看護学1＜系統看護学講座 専門分野Ⅱ＞．第11版．医学書院，p180，319，320，2007
3) 中田　諭：発熱時に使うクーリングは有効か？　月刊ナーシング，28（8）：12，2008
4) 市川光太郎：発熱．岡元和文，他編：新臨床研修のための救急診療ガイドライン；小児から成人の救急トリアージと処置．総合医学社，p22-24，2004
5) 斉藤理恵子，他編：発熱．小児看護ポケットナビ．中山書店，p28-31，44，2008
　　Gausche-Hill M，他原著編，吉田一郎監訳：APLS小児救急学習用テキスト．診断と治療社，p32-41，2006
6) 関島俊雄：発熱，敗血症．五十嵐隆総編集：小児救急医療＜小児科臨床ピクシス1＞．中山書店，p108-111，2008
7) 上村克徳，他：発熱．日本小児救急医学会，他監，日本小児救急医学会教育・研修委員会編：ケースシナリオに学ぶ小児救急のストラテジー．へるす出版，p42-46，2009
8) 鍵本聖一：感染性骨関節疾患．五十嵐隆総編集：小児救急医療＜小児科臨床ピクシス1＞．中山書店，p120-123，2008

Section2 咳嗽・喘鳴

咳嗽・喘鳴を伴う子どもの評価

　咳嗽や喘鳴を伴う子どもの病態評価も、最初に見た目の重症感（第一印象）で、意識状態および異常姿勢（スニッフィングポジション〔においをかぐような姿勢〕や三脚姿勢）の有無、呼吸困難感や肩呼吸・多呼吸、異常呼吸音といった呼吸の状態、チアノーゼなどの循環状態を評価し、危急的な状態か否か（直ちに緊急処置が必要か否か）を判断する。このとき、聴診器なしで聞こえる喘鳴があり、意識レベルの低下があった場合は、速やかに気道の確保および酸素投与を開始し、呼吸・心拍モニターや経皮的酸素飽和度モニターを装着してモニタリングを開始しながらドクターコールする。

身体的観察

✚呼吸困難の程度を評価

　換気の状態について、低酸素を示す兆候がないか、十分なガス交換が行われているかを、呼吸数、呼吸努力、呼吸音、経皮的酸素飽和度（パルスオキシメトリー）の観察から評価する。このとき子どもが保護者のあやしに対しても不機嫌に啼泣し続け、異常に興奮したり不穏状態にある場合は意識変容を疑い、呼吸循環動態の継続的なモニタリングを行う。

- **呼吸数**：頻呼吸、徐呼吸、無呼吸はないか。
  呼吸数を年齢ごとの正常値に基づいて、逸脱はないか、またその程度について評価する（p125の表8参照）。すでに無呼吸や60回/分を超える多呼吸がある場合は、モニター装着し経時的観察を行う。また、発熱による代謝の亢進は、酸素消費量の増加として呼吸数を増加させるが、子どもの不安・疼痛・興奮時にも呼吸数は増加する。そのため、これらのことを考慮して呼吸数の数値だけで評価するのではなく、外観・呼吸運動・換気の程度を合わせて解釈していくことも必要である。そして、啼泣や睡眠など測定時の状況を記録に残す。
- **呼吸努力**：陥没呼吸、鼻翼呼吸、頭部の上下顎振りはないか。
- **呼吸音**：吸気性喘鳴、呼気性喘鳴、呼気時呻吟、吸気時肺雑音、呼吸音を伴わ

【Note】
呼吸数測定は、正常な乳児でも睡眠時に呼吸休止時間が認められることがあるため、10〜15秒の測定では呼吸数が低く評価されることがある。そのため、胸の呼吸運動を30秒間数えて2倍にして測定する。

【Note】
両側の左右差の有無を確認するとき、聴診は左右の中腋窩線上あるいは鎖骨中線上で行う。

ない呼吸努力はないか、肺野への空気の流入音が十分あるか、左右差はないかを確認する。
- **経皮的酸素飽和度（パルスオキシメトリー）**：パルスオキシメータープローブを子どもに装着する。酸素飽和度が94％以上であれば酸素化は適切であると思われる[1]。マスクで100％酸素を投与しても酸素飽和度が90％以下であれば補助呼吸を始める適応である[1]。酸素飽和度の数値が保たれている子どもであっても、代償機転により呼吸数と呼吸努力で酸素化を維持していることがあるため、呼吸運動と合わせて評価を行う。

✚ 咳嗽の評価

咳嗽は、異物や気道分泌物および気道外からの圧迫といった気道への物理的刺激による気道狭窄を防衛するための生体防御反応である。それと同時に、気道内に吸引した刺激性のガスやタバコの煙、排気ガスといった外因性の刺激と感染症による炎症性産物やアレルギー反応に関連した内因性の刺激といった化学的刺激によっても咳嗽は引き起こされる。その一方で、随意的に起こすことも可能である。

咳嗽を来す疾患や病態はさまざまであるが（表1）[2]、咳嗽のしかた（咳嗽の性状）によってある程度の疾患の予測や、病態の緊急性の見通しがつくものもある。そのため、咳嗽のアセスメントでは、貴重な情報源として耳を傾けて音を聴くことが重要である。また、持続する咳嗽は、睡眠障害や食事摂取障害、横隔膜や肋間

表1　小児の咳嗽の主な要因

1. 正常範囲の貯留気道分泌物の排除
2. 呼吸器の感染、炎症
   咽頭・喉頭・気管・気管支・肺炎、胸膜炎、縦隔炎
3. 気道の物理的刺激
   分泌物流入、誤吸引、圧迫、気道異物、乾燥・寒冷
4. 胸膜・横隔膜の物理的刺激
   胸水貯留、気胸・縦隔気腫、腹部膨満、胸壁腫瘤、など
5. 化学的刺激
   刺激性ガス・塵埃の吸入
6. アレルギー性
   気管支喘息、喉頭浮腫
7. 心・血管系性
   肺うっ血、肺塞栓、肺高血圧
8. 神経性
   反回神経圧迫、外耳道刺激
9. 精神性
   チック、ヒステリー、習慣性

（横山美貴：咳嗽．小児科診療，70(5)：799，2007[2] より）

筋の急激な運動による疲弊等の原因ともなるため、咳嗽の性状や程度の確認および観察と同時に、随伴症状の確認・観察を併せて行っていくことが必要である。

▶咳嗽の性状とアセスメント

◉急劇な発症か否か

突発性や急性進行性の咳嗽で、呼吸困難の程度が強い場合やチアノーゼを伴う場合は、気道異物やアレルギー反応による気道の浮腫によって気道狭窄もしくは気道閉塞の可能性が高いことが予測され、緊急性が高い状態である。そのため、緊急処置や心肺蘇生が必要となることも予測し、早急に対応することが必要である。突然の咳き込みや異物誤嚥のエピソードがある場合は、常に気道異物を念頭においてアセスメントすることが必要である。しかし、なかには保護者が異物誤嚥に気づいていないことや、誤飲だと思っていたところアナフィラキシーが咳症状から始まり次第に気道閉塞に進行することもある。そのため、まずは、気道開通のための気道閉塞および気道狭窄への対応を行いながら、並行して病歴聴取による原因検索を行っていくことが必要である。

◉乾性咳嗽か湿性咳嗽か

咳嗽は、喀痰を伴わない「から咳」とよばれる乾性咳嗽と、気道で増加した分泌物が気道を刺激して痰を喀出するために生じる湿性咳嗽がある。

乾性咳嗽は、気道粘膜の炎症性の刺激や気道内外からの機械性の刺激によって起こりうる。しかし、痰もからまず乾いた軽い咳嗽であっても、気管支炎や肺炎を起こしていることもあり、やはり随伴症状の観察は重要である。

湿性咳嗽は、下気道からの分泌物のみではなく、鼻汁なども分泌物の原因となる。子どもは、気道が細いうえに痰や分泌物の喀出力も弱いため、気道内径の狭窄を起こしやすい（図1）[3]。また、乳児では口呼吸が困難で鼻閉でも呼吸困難となることがあるため、分泌物による随伴症状の評価を行っていくことが必要である。

◉特徴のある咳嗽か否か

咳嗽には、そのしかたが特徴的で、けいれん様咳嗽や犬吠様咳嗽のように疾患の予測を容易にするものがある。

- **けいれん様咳嗽**：発作的に激しい刺激性の咳嗽を繰り返す。気道異物や喘息発作、百日咳などが疑われる。喘息発作では喘鳴も聞かれるが、重症例ではかえって喘鳴を聴取しないこともあるので注意する。また、百日咳は、息も継げないような連続した咳の後、急に息を吸い込んでヒューといった笛の音のような音（レプリーゼ）を発するエピソードを繰り返すことから予測が可能となる。
- **犬吠様咳嗽**：犬が吠えるような、あるいは、オットセイの鳴き声のような音の咳嗽。この咳嗽が聞かれる場合は、喉頭部周囲の炎症性浮腫により気道の狭窄

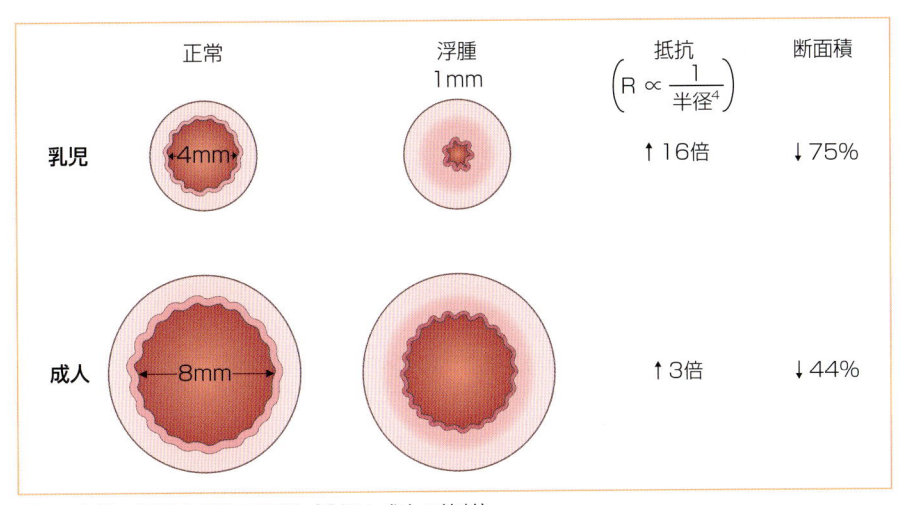

図1 気道の浮腫と抵抗の関係（乳児と成人の比較）
(American Heart Association，日本小児集中治療研究会監：PALSプロバイダーマニュアル AHAガイドライン2005準拠 日本語版．シナジー，p38，2008[3] より)

が起こっていることが予測される。上気道に狭窄の予測されるクループ症候群に特徴的な咳嗽でもある。

●咳嗽のみられる時間帯による変化はあるか

肺炎・気管支炎など感染性の咳嗽の場合は1日中咳嗽がみられるが、夜間に悪化する傾向がある。気管支喘息やクループ症候群では、夜間から早朝にかけて咳嗽が悪化することが考えられる。日中は激しく咳き込むが、夜間就寝時やゲームなどに熱中（集中）しているときは咳嗽が消失する場合は心因性の咳嗽を疑うなど、咳嗽の激しい時間帯の情報は疾患を予測する一助となる。しかし、ここで重要なのは疾患の鑑別ではなく、何によって咳嗽が起こっているのか、また、咳嗽が起こることが予測されるのかの予見である。

✚喘鳴の評価

喘鳴とは、狭窄された気道を空気が通過する際に生じるゼイゼイ、ヒューヒュー、ゼロゼロといった連続性異常呼吸音のことで、狭窄のある部位によって原因となる疾患は多岐にわたる。子どもにおいては、気道狭窄がなくても、生理的な狭窄性や気道壁の柔軟性、呼吸の深さによっても生じることがある。

一般に、気管より上部の鼻、咽頭、喉頭部を主とする胸郭外の上気道由来で吸気時に聴かれる吸気性喘鳴（stridor）と、気管分岐部より末梢の気管、気管支などの胸郭内の下気道由来で呼気時に聴かれる呼気性喘鳴（wheezing）に大別される。喘鳴の音質や大きさは気流速度と気道狭窄の程度によって変化するため、音の性状や程度を観察し、アセスメントしていくことが重要となる（表2）[4]。

表2　喘鳴を来す疾患

主に吸気性喘鳴（stridor）をきたす疾患	
気道の狭窄	扁桃腺肥大、喉頭軟化症、喉頭炎、喉頭蓋炎、喉頭浮腫、喉頭囊胞、喉頭麻痺、先天性膜様遺残、声門下狭窄、クループ症候群、気管狭窄症
気道の圧迫	巨舌症、小顎症、咽後膿瘍、腫瘍
気道内閉塞	喉頭乳頭腫、血管腫、舌根囊腫、気管内異物
主に呼気性喘鳴（wheezing、rhonchi）をきたす疾患	
気道の狭窄	気管支喘息、細気管支炎、喘息様気管支炎、マイコプラズマ肺炎、間質性肺炎、過敏性肺臓炎、誤嚥性肺炎、気管支狭窄症、気管支軟化症、気管支過形成
気道の圧迫	血管輪、リンパ腺肥大、縦隔腫瘍、肺分画症
気道内閉塞	気管支異物、閉塞性細気管支炎
その他	心不全、胃食道逆流症

（望月博之，他：喘鳴. 小児科診療，70（5）：806, 2007[4]）より）

▶喘鳴の性状とアセスメント

●吸気性喘鳴か呼気性喘鳴か（図2）[5]

○吸気性喘鳴

　吸気性喘鳴は、胸郭外にある上気道（鼻腔・咽頭・喉頭）の狭窄で、上気道異物や喉頭浮腫などの上気道狭窄により吸気時に聴かれる異常呼吸音である。吸気性喘鳴を伴うものには、主としてウイルス感染で発症する犬吠様咳嗽を伴うクループ症候群（好発年齢7か月〜3歳）や、細菌感染が原因となることが多い急性喉頭蓋炎（好発年齢2〜6歳）がある。感染症状を伴わない場合は、乳幼児では喉頭軟化症や気管狭窄・扁桃腺肥大などが原因となる先天性喘鳴や、年少児（特に1歳代の男児に多い）では危険予知能力が低く何でも口に入れるため誤嚥や誤飲による気道異物や食道異物がある。また、アナフィラキシーでも喘鳴・咳嗽を呈する場合もある。

　上気道は、多数ある下気道と異なり解剖学的に空気の通り道が1本しかない。しかも、子どもの気道は、より年少児ほど細く、異物や分泌物、気道粘膜の腫脹によって容易に閉塞へと進行する。図1は、子どもと成人の気道を表した図だが、気道の1mmの浮腫を成人と子どもとで比較した場合、成人モデルでは断面積が44％減少し、気道抵抗が3倍になっているのに対し、乳児モデルでは断面積が75％も減少し、気道抵抗は16倍にも達している。いずれも断面積の減少と気道抵抗の増加がみられるが、その差は歴然としている。子どもの吸気性喘鳴は気道閉塞に進行する可能性のある危険なサインであるという認識が必要である。

Section2 咳嗽・喘鳴

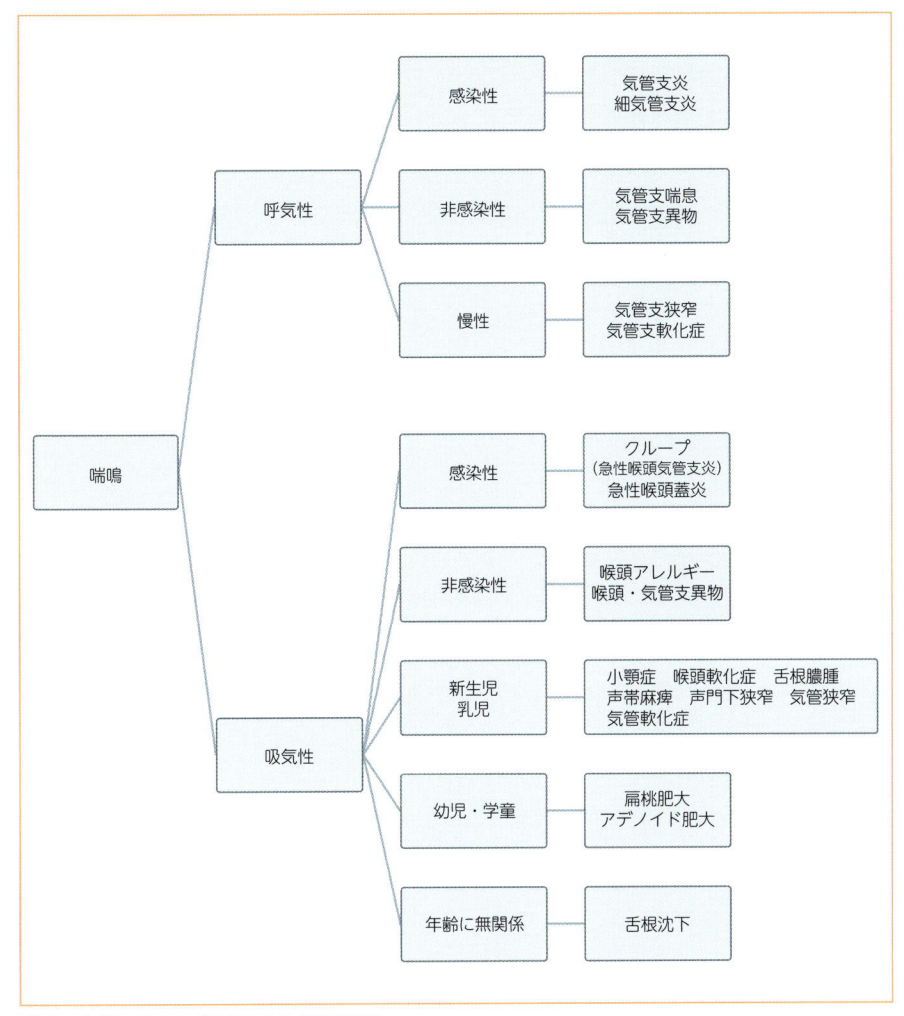

```
喘鳴 ─┬─ 呼気性 ─┬─ 感染性 ──── 気管支炎／細気管支炎
      │          ├─ 非感染性 ── 気管支喘息／気管支異物
      │          └─ 慢性 ────── 気管支狭窄／気管支軟化症
      │
      └─ 吸気性 ─┬─ 感染性 ──── クループ（急性喉頭気管支炎）／急性喉頭蓋炎
                 ├─ 非感染性 ── 喉頭アレルギー／喉頭・気管支異物
                 ├─ 新生児 乳児 ── 小顎症／喉頭軟化症／舌根膿腫／声帯麻痺／声門下狭窄／気管狭窄／気管軟化症
                 ├─ 幼児・学童 ── 扁桃肥大／アデノイド肥大
                 └─ 年齢に無関係 ─ 舌根沈下
```

図2　小児における喘鳴の主な鑑別疾患
(網本裕子, 他：呼吸困難・喘鳴の診かた. 臨床と研究, 86 (4)：427-431, 2009[5] より)

　吸気性喘鳴があり、呼吸状態が危急的と判断した場合は、疾患が何であるかといった確定診断のために時間を要するのではなく、まず確実な気道確保を最優先して速やかに対応することが必要である。そして、治療および処置においては、子どもが激しく啼泣すると気道内が乱流となり気道抵抗をいっそう増加させて呼吸状態を増悪させる因子となるため、"できるだけ子どもを興奮させない"ためにも家族の協力を得ながら治療・観察を行っていくことが必要である。

○呼気性喘鳴

　呼気性喘鳴は、気管下部から気管支にかけて胸腔内気道の狭窄によって生じる。特に、子どもは気道内径が狭く気道内分泌物の喀出力が弱い、気道感染症の頻度が高いことなどから呼気性の喘鳴を来しやすい。

呼気性喘鳴を伴うものには、乳児期に多くみられる、陥没呼吸やチアノーゼを伴うRSウイルス感染による細気管支炎や気管支炎などの炎症性疾患と、夜間あるいは朝方に喘鳴がみられる気管支喘息や、突然の咳嗽や呼吸困難を伴い発症する気道異物などの感染兆候を伴わないものがある。

　喘鳴の音質や大きさは気流速度と気道狭窄の程度によって変化するが、より強度の気道狭窄となる喘息重症発作や声帯下の気道異物では、逆にわずかな喘鳴しか聴診できないことがあるため、音の強弱のみで重症度を判断するのは危険である。意識レベルなどほかの症状と合わせて観察・評価していくことが必要である。すでに気管支喘息と診断されたことがあるかを確認し、喘息がある子どもでは、

表3　小児喘息の発作程度の判定基準

		小発作	中発作	大発作	呼吸不全
呼吸の状態	喘鳴	軽度	明らか	著明	減少または消失
	陥没呼吸	なし〜軽度	明らか	著明	著明
	呼気延長	なし	あり	明らか	著明
	起坐呼吸	なし	横になれる	あり	あり
	チアノーゼ	なし	なし	あり	顕著
	呼吸数	軽度増加	増加	増加	不定
覚醒時における小児の呼吸数の目安		＜2か月　＜60/分 1〜5歳　＜40/分		2〜12か月　＜50/分 6〜8歳　＜30/分	
呼吸困難感	安静時	なし	あり	著明	著明
	歩行時	軽度	著明	歩行困難	歩行不能
生活の状態	会話	普通	やや困難	とぎれとぎれ	不能
	食事	やや低下	困難	不能	不能
	睡眠	眠れる	時々目を覚ます	障害される	障害される
意識障害	興奮状態	正常	やや興奮	興奮	錯乱
	意識低下	なし	なし	ややあり	あり
PEF	（吸入前）	＞60%	30〜60%	＜30%	測定不能
	（吸入後）	＞80%	50〜80%	＜50%	測定不能
SpO$_2$	（大気中）	≧96%	92〜95%	≦91%	＜91%
PaCO$_2$		＜41mmHg	＜41mmHg	41〜60mmHg	＞60mmHg

（向山徳子：気管支喘息（内山　聖，他編：現場で役立つ小児救急アトラス）．西村書店，p148，2009[6]）より）

表3[6]の発作程度の判定基準に照らし合わせて重症度を予測していくことは発作時の救急処置を行ううえでも重要である。

●急性発症か慢性発症か

子どもが起きているときの突然のむせ込みから始まった症状であれば気道異物を疑い、食事中から食後に突然喘鳴が出現した際にはアナフィラキシーも考慮することが必要である。

突然の発症で高熱と激しい咽頭痛を伴い、スニッフィングポジションや流涎（唾液を嚥下できないため、よだれが口腔外へこぼれてくる）が認められる場合は、急性喉頭蓋炎が疑われる。急性喉頭蓋炎の認識は緊急疾患として極めて重要である。喉頭蓋炎を疑った場合は、啼泣といったわずかな興奮でも気道閉塞へと容易に進行することも予測されるため、気道確保の準備を行うと同時に子どもを刺激しないように速やかに診療に結びつけることが必要である。

また、先天性喘鳴でも、感染を契機に呼吸困難となり重度の呼吸不全を来すことがあるため"いつもと比較してどうなのか"といった確認と症状観察が必要である。

問診

✚ 咳嗽や喘鳴による随伴症状の確認

咳嗽や喀痰、喘鳴、鼻閉、発熱、胸痛、嗄声などの随伴症状はないか観察および確認をする。睡眠が妨げられるような呼吸困難や、食事摂取や水分摂取などの経口摂取が不十分なことによる脱水を評価するため、咳き込んで吐いたり、眠れないあるいは咳嗽で睡眠が中断される、活気がない、不機嫌などの「食べて・寝て・遊べるか」といった情報を確認する。

冬期に流行するRSウイルス感染は、乳児では鼻汁・咳嗽のみでなく呼気性喘鳴を来し陥没呼吸やチアノーゼを伴う呼吸困難に至る。なかでも、月齢の低い乳児では無呼吸を呈することがあるため、「無呼吸」を伴う訴えが聴取された場合は、必ずモニターを装着して継続的な観察を行い評価することが必要である。このとき、20秒以上の無呼吸に伴いSpO_2の低下や徐脈が観察された際には、子どもへの刺激や酸素吸入を行いながら医師へも報告する。

喘息がある子どもでは、発作の程度の客観的指標としてピークフロー（PEF）[1]の値を確認する。発作が起こっていないときの値と比較し、80％以下の場合、なんらかの治療対象となる（表3）。

▶1 ピークフロー
一定時間に息を吐き出すときに生じる流量は、気管支の半径に比例するため、気管支が太ければ流量は増加し、気管支が細ければ流量は低下する。この流量をピークフロー（PEF）とよび、発作の重症度判定に用いることができる（対象年齢は6歳以上とされている）。

✚既往歴・家族歴の確認

　咳嗽や喘鳴は、呼吸器疾患のみで起こるものではないため、心臓疾患などの合併症による可能性はないかを確認しなければならない。また、新生児呼吸障害や人工呼吸管理の有無、先天性疾患や慢性疾患などの基礎疾患のある子どもは重症化しやすいことも考えられるため、基礎疾患・既往歴の確認を行う。

　このとき、アレルギー性疾患の既往から気管支喘息やアナフィラキシーの可能性を疑い、次に行われる治療・処置介入を予測するべきである。年少児においては予防接種歴の確認から百日咳や麻疹などの感染性疾患の可能性や、周囲や家族内での流行の有無を確認し、隔離の必要性はないかの判断も必要である。

ドクターコールと看護介入

✚ドクターコールが必要な状態

　以下にドクターコールが必要となる状態を示す。
- 気道異物の可能性、アナフィラキシーがある場合
- 突発性や進行性の症状で、呼吸困難の程度が強い場合やチアノーゼを伴う場合
- 呼吸数や正常範囲から±1SDを超える場合、呼吸努力（陥没呼吸、呻吟・下顎呼吸・喘ぎ呼吸）がある場合
- 胸骨上窩や肋間の陥没呼吸があるのに対し、呼吸音が聴取されない場合
- 吸気性喘鳴を伴っている場合
- 急性喉頭蓋炎を疑った場合
- 聴診器なしで聴かれる呼気性喘鳴があり、意識レベルの低下があった場合
- 酸素化不良で酸素投与の有無にかかわらず$SpO_2 \leq 93\%$の場合
- 不機嫌、興奮、不穏状態（呼吸障害の進行の可能性）や意識障害（傾眠、反応が乏しい）を伴う場合
- 20秒以上の無呼吸に伴いSpO_2の低下や徐脈が観察された場合

✚看護介入時の留意点

▶子どもと家族への対応

　処置を急ぐ余りの性急なアプローチは子どもの興奮や啼泣へとつながり、気道の狭窄を助長して呼吸状態を悪化させる可能性がある。そのため子どもには、優しく落ち着いた態度や言葉かけで接し、保護者の協力を得ながら保護者を通して

話しかけたり、可能であれば保護者の抱っこで処置を行うなど、子どもが少しでも落ち着いて治療を進められるように工夫することが必要である。

▶気道の確保

処置を優先させて意識のある子どもを仰臥位にすることは、上気道の開通を妨げることもあるため注意が必要である。ギャッジアップして頭部を高く保持したり、必要時には肩枕を入れて気道を確保する。徐呼吸や無呼吸となった場合は、用手換気にて補助呼吸を行う。

▶窒息解除

窒息を解除するためには、自発的な咳嗽を促す。咳をしなくなった場合や呼吸困難が進行して反応が乏しくなった場合は、乳児では背部叩打法、幼児以上ではハイムリック（Heimlich）法または背部叩打法にて異物の除去を試みる。

▶吸引

気道分泌物が増加する場合は、口鼻腔より吸引を行う。特に乳児は鼻呼吸であり、鼻閉により呼吸困難となることもあるため、鼻腔吸引は重要である。また、吸引は咳嗽反射を誘発して排痰を促す効果もあるため、嘔吐に注意しながら手早く愛護的に行う。吸引処置中、処置後は十分に観察を行い、状態の変化に注意する。吸引後は、吸引物の量・色調・性状を確認して記録する。処置中、それまで泣いていた子どもが予期せず急に静かになったときには初期対応をはじめ注意が必要である。

▶吸入

加湿や気管支拡張の目的で吸入が実施されるが、β_2刺激剤の吸入は、一過性の換気血流比の不均衡を生じ、SpO_2の低下、状態の悪化をもたらすことがあるので注意が必要である。可能であれば、吸入は酸素で行うことが望まれる。

吸入を子どもが嫌がる場合は、保護者の抱っこで行ったり、DVDなどを使用して子どもの気を紛らわせるなどの工夫が必要である。

▶酸素投与

SpO_2の低下（≦93％）やチアノーゼがあれば酸素を投与する。また、チアノーゼが明らかでなくても、呼吸困難や意識障害があれば酸素投与の適応となる。酸素投与に際しては、パルスオキシメーターを装着してモニタリングを行いながら実施する。酸素投与方法は、酸素の吹き流し、酸素マスク、経鼻カニューレ、リザーバーマスクなどがあるが、それぞれの特徴を理解し子どもにとって苦痛の少ない方法を選択することが必要である。

▶肺理学療法

気道分泌物の貯留が症状悪化に関与する場合が多いため、排痰を促したり換気

量を増大させるために肺理学療法を実施するが、合併症の危険もあるため手技に習熟した者が行うことが望まれる。

▶感染予防

他者への感染予防のためのマスクの着用および必要時には予防のための感染隔離を行う。

（林　幸子）

文献
1）西田志穂：咳嗽・喘鳴．小児看護，32(7)：839-843，2009
2）横山美貴：咳嗽．小児科診療，70(5)：798-804，2007
3）American Heart Association，日本小児集中治療研究会監：PALSプロバイダーマニュアル AHAガイドライン2005準拠　日本語版．シナジー，p38，2008
4）望月博之，他：喘鳴．小児科診療，70（5）：805-810，2007
5）網本裕子，他：呼吸困難・喘鳴の診かた．臨床と研究，86（4）：427-431，2009
6）向山徳子：気管支喘息．内山　聖，他編：現場で役立つ小児救急アトラス．西村書店，p148-151，2009

Section3 嘔吐・下痢・便秘・腹痛

✚はじめに

　子どもは、発熱や呼吸器症状に次いで、「嘔吐、下痢、便秘、腹痛」といった腹部症状を主訴にした受診が多く、その多くは軽症から中等症の急性胃腸炎である。しかし中には、「嘔吐、下痢」から脱水状態に陥り、急速に重篤化したり、消化管穿孔や敗血症性ショックといった生命にかかわる危急的な状態の患者が少数混在する。

　また、「嘔吐、腹痛」主訴の子どもであってもその原因は内因性疾患によるものとは限らず、転倒・転落といった外傷によるものも含まれる。さらに、みずからの症状を適切に訴えることが困難な乳幼児においては、必ずしも腹部症状を訴えてくるとは限らず、不機嫌や啼泣、活気の低下などの非特異的な症状のみで表わされていることもある。

　これらのことから子どもに対峙したときは、一つの症状に固執することなく、全身状態を系統的に観察し、医療者側が起こっている事象を推察していくことが肝要である。

見た目の重症感（第一印象）

　最初に見た目の重症感（第一印象）から、危急的な状態か否か（直ちに緊急処置が必要か否か）を判断する（序論、p119参照）。

　意識レベルの低下や呼吸努力の増加、皮膚の蒼白やチアノーゼを伴うなど「生命を脅かす状態」と判断した場合は、速やかに治療が可能な場所へ移動し、気道の確保および酸素投与を開始し、呼吸・心拍モニターや経皮的酸素飽和度モニター（パルスオキシメーター）を装着してモニタリングを開始しながらドクターコールする。

症状の観察と問診

　子どもは、成長・発達の過程にありみずから訴えることが困難であることが多く、家族から情報を聴取する必要がある。しかし、家族の訴えが子どもの状態を的確にとらえた客観的事実とは限らない。そのため、問診と観察とを合わせて子ども

✚ 嘔吐

　嘔吐は胃内容物を逆行的に口から排出することをいい、延髄の嘔吐中枢の刺激によって起こる。その原因は多様で、消化管の完全もしくは部分的通過障害、消化管の機能障害、炎症、毒物摂取などの刺激による嘔吐、乗り物酔いなど平衡感覚の刺激から誘発される嘔吐、咽頭や喉頭、臭覚や味覚の刺激に誘発される嘔吐などがある。

　また、脳炎、髄膜炎、脳腫瘍、脳内出血の脳浮腫などによる脳圧亢進が直接嘔吐中枢を刺激する中枢性嘔吐、あるいはヒステリーなどの精神性嘔吐もある[1]。しかし、嘔吐の原因疾患は、好発年齢によって特徴的な傾向があるため、年齢や特徴的な所見・徴候より鑑別して推察していくことが重要となる（表1）[2]。

▶嘔吐のアセスメントポイント

　緊急性の高い病態を見逃さないために、1）急性腹症といった早急な整復や手術を必要とする病態（腸重積症、軸捻転症など）、2）頭蓋内圧亢進・頭部外傷、

表1　嘔吐の主な種類とその年齢別原因

	新生児	乳幼児	学童
消化器疾患	●消化管狭窄・閉鎖 ●胃食道逆流症 ●胃軸捻転症	●胃軸捻転症 ●胃食道逆流症 ●肥厚性幽門狭窄症 ●腸重積症 ●イレウス ●鼠径ヘルニア嵌頓 ●胆道拡張症	●急性胃粘膜病変 ●胃・十二指腸潰瘍 ●イレウス ●虫垂炎 ●アレルギー性紫斑病 ●急性肝炎 ●急性膵炎 ●胆道拡張症
感染症	●尿路感染症 ●敗血症	●急性胃腸炎 ●尿路感染症 ●呼吸器感染症	●急性胃腸炎 ●尿路感染症 ●呼吸器感染症
中枢神経性	●水頭症 ●頭蓋内出血 ●髄膜炎	●髄膜炎 ●脳炎・脳症 ●頭部外傷	●髄膜炎 ●脳炎・脳症 ●脳腫瘍 ●頭部外傷
代謝性	●先天性代謝異常	●先天性代謝異常 ●ケトン性低血糖 ●アセトン血性嘔吐症	●アセトン血性嘔吐症 ●糖尿病性ケトアシドーシス
薬物中毒	●テオフィリン ●アスピリン ●ジギタリス		

（内田正志：嘔吐・下痢〈内山　聖，他編：現場で役立つ小児救急アトラス〉．西村書店，p80，2009[2]より）

3）重症感染症（細菌性髄膜炎、脳症、心筋炎）、4）代謝疾患（糖尿病性ケトアシドーシス、低血糖、高アンモニア血症など）などの状態を常に念頭に置いて、症状観察と子どもや家族からの問診をふまえて評価する（表2）。

- 嘔吐を消化器症状と断定することなく、外傷による脳圧亢進も考慮して「外傷エピソードの確認」を行う。
- 嘔吐の性状の確認において、吐物が胆汁性か非胆汁性か、吐物に血液の混入があるか否かを確認する。胆汁性嘔吐は上部消化管の腸閉塞（麻痺性、機械性）を示唆しており、早急な精査が必要である。また、血性の嘔吐は、食道および胃での出血を反映していることが考えられる。鮮紅色の多量の吐血は出血が持続しているため緊急性が高いが、「コーヒー残渣様」の吐物は血液がすでに胃酸による変性を受けているため出血がゆっくり起きている、もしくはすでに止まっている場合と考えられる。そのため、血液の混入した吐物においては、血液の色を確認する。
- 非胆汁性、非血性の嘔吐であっても、嘔吐が頻回である場合、経口摂取できないことによる低血糖や脱水の可能性を考慮し、子どもの年齢や嘔吐の出現状況、吐物の性状、随伴症状、食事との関連などを把握することが必要である。
- 嘔吐に項部硬直などの髄膜刺激症状を伴う場合は、感染などにより髄膜が刺激されている状態を考慮する。
- 食べなくても飲まなくても吐く場合は、物理的通過障害や、非消化器疾患を考慮する。
- 既往歴を確認し、特に内分泌疾患の既往がある場合は、糖尿病性ケトアシドーシス、低血糖、高アンモニア血症などを考慮する。

✚下痢

下痢とは、水様便や泥状便のように便性がゆるくなり、便の量や回数が増加して便中に水分と電解質が過剰に失われる状態のことである。乳幼児の下痢の原因は、持続期間により急性下痢症と慢性下痢症に分けられる（表3）[3]。

▶急性下痢症

急性下痢症は、急激に発症し、1日4回以上の排便が認められる状態で、一般的に感染症によるものが多く、ウイルス性と細菌性の下痢とに大別できる。

●ウイルス性の下痢（表4）[4]

ウイルス性の下痢の頻度は高く、冬期に流行するロタウイルスやノロウイルス、1年を通して散発性に出現するアデノウイルスなどのウイルス感染が原因となる。主な症状は発熱、腹痛、下痢、嘔吐である。小児の急性下痢症の代表疾患であり、

Section3 嘔吐・下痢・便秘・腹痛

表2 嘔吐・下痢・便秘・腹痛の問診のポイント

項目	ポイント	特徴
基本情報		・年齢(月齢)　・体重(最近、現在)　・季節　・性別 ・社会生活(保育園、幼稚園、学校)
全身状態	重篤感について	・意識　・機嫌　・皮膚色　・バイタルサイン(体温、呼吸、脈拍、血圧)
時間経過	いつから始まったか	・急性(突然発症)か慢性か　・出現した時期
症状の把握	腹痛の状態	・発症後の経過(持続的か間欠的か) ・腹痛の部位(限局性か全般的か、移動性・放散性があるのか) ・痛みの性状(疝痛か鈍痛か) ・痛みの強さ(Section4「痛みの自己申告スケール」p181参照)
	嘔吐／下痢 回数／頻度／持続時間	・数回か、頻回か、絶え間なくか　・最終嘔吐時間 ・どのくらいの時間・日数続いているか
	嘔吐の性状	・経口摂取との関係　・体位との関係　・咳き込み後　・起床後 ・腹筋の緊張を伴うか　・勢いよく吐くか(噴水状)、だらだらと口から出すか ・食物残渣　・胃液　・唾液様/胆汁性/コーヒー残渣様　・血性/便汁様 ・便臭、酸臭があるか
	下痢の状態	・1回の量　・色　・かたさ　・血液、粘液、膿の混入の有無　・におい
	便秘の状態	・最終排便　・排便習慣 ・肛門の異常(位置の異常、肛門周囲の粘膜、皮膚の損傷、脱肛) ・脊髄の異常(腹部の皮膚の盛り上がり) ・トイレットトレーニングの方針・方法　・小児の反応
随伴症状	消化器症状	・嘔気、嘔吐の有無 ・胸やけ、腹部膨満、胃部不快感の有無 ・腹痛の有無 ・便性：下痢、便秘、血便の有無 ・発熱、黄疸、紫斑、咳などの有無 ・食欲：ある、なし
	消化器以外の症状	・機嫌、意識レベル　・発熱　・頭痛　・痙攣　・眼痛　・耳痛　・めまい ・口臭　・呼吸状態　・咳き込み　・喘鳴　・腰背部痛　・皮膚の症状 ・外傷の有無(頭部・腹部)　・薬物摂取の有無　・異物誤飲、誤嚥の有無
その他	排便の状況	・現在の排便の頻度、規則性　・便の量　・便の性状(かたさ、色、におい) ・残便感　・最終排便　・薬剤の服用
	経口摂取	・食事：外食の有無、食事内容、最後の経口摂取、生鮮食の喫食、暴飲暴食 ・水分：摂取の可否、内容 ・普段の栄養方法(食事量、人工乳、母乳、離乳食等)
	脱水の評価	・体重の変化　・口渇 ・尿：量、回数、性状(表7[5])(p169)参照)
	生活歴	・薬剤の服用　・渡航歴　・家族内・学校内での流行の有無(感染症・食中毒) ・ペットの有無　・ストレス過多の有無　・性格的要素のチェック ・思春期では食行動異常　・性交渉、妊娠の有無 ・生活時間(起床、就寝、食事、排泄)　・運動習慣　・排便状況　・便性など
	既往歴	・アレルギー歴　・基礎疾患(免疫不全、心疾患、腎疾患、内分泌疾患など) ・外傷や開腹手術の有無　・服薬歴 ・腸重積等の既往、過去に同様の症状を繰り返したことはないか
	その他	・感染症を疑う場合、家族や同僚などの周囲で同様の症状が発現していないか確認 ・思春期以降は初潮の有無、月経に関する情報、渡航歴、ペットの有無、性交渉の有無、妊娠の可能性など

表3 下痢の原因

急性下痢症の鑑別	●感染症：細菌、ウイルス、寄生虫 ●腸管外感染症：上気道感染症、急性中耳炎、尿路感染症 ●抗生剤の不適切な使用 ●慢性下痢症の初期
慢性下痢症の鑑別	●分泌性下痢：内分泌性疾患、ホルモン産生腫瘍、コレラなどの感染症、胆汁酸吸収不全、先天性クロール下痢症、先天性微絨毛萎縮症 ●浸透圧性下痢：腸炎後症候群（乳糖不耐症など）、ブドウ糖-ガラクトース吸収不全、短腸症候群、乳児難治性下痢症、ラクツロース・塩類下剤投与 ●炎症性下痢：潰瘍性大腸炎、Crohn病、細菌性腸炎 ●腸管の運動異常による下痢：過敏性腸症候群、慢性仮性腸閉塞、甲状腺機能亢進症 ●その他：蛋白漏出性胃腸症、食物アレルギー、膵外分泌機能不全、自己免疫性腸症、免疫不全症

（吉澤弘行：小児診療ここがポイント．臨床研修プラクティス，3（2）：102, 2006[3]より）

表4 主なウイルス性胃腸炎の特徴

ウイルスの種類	季節性	好発年齢	病期	初発症状	下痢	嘔吐
ロタウイルス	冬～春	6か月～2歳	7日	発熱、嘔吐下痢が続く	激しい、水様で強い酸臭白色便	中等度
ノロウイルス	秋～冬 ロタウイルスの流行に先行	乳幼児～成人	3日	嘔吐、腹痛	軽度 年長児では欠くことがある	病初期は強い
腸管アデノウイルス	通年性 4～6月に多い	6か月～2歳	5日	下痢	重症ではないが持続	軽度

（木野 稔：嘔吐下痢症．市川光太郎編著：小児救急看護マニュアル．中外医学社，p92, 2006[4]より）

2歳以下の乳幼児に多く発生するロタウイルス下痢症は、酸臭を帯びた水様性の白色下痢と嘔吐が主症状で、発熱を伴うことがある。また、無熱性にけいれんを認めることも多い疾患である。多いときは1日10回以上の下痢が続き、その間に水分摂取ができない場合は急速に脱水が進み、重症になると意識障害を伴うため注意が必要である。

●細菌性の下痢（表5）[4]

細菌性の下痢は、消化管に感染する細菌により、数時間から5日間程度までの潜伏期のあとに腹痛、嘔吐、発熱、下痢（水様便、粘血便）などがみられる。ウイルス性の下痢よりも発熱・腹痛の程度が強く、しばしば血便を認める。感染経路は、食中毒の形をとることが多いが、ペットからの感染もある。腸管出血性大腸菌O-157のように、大規模な集団発生をみることもある。

Section3 嘔吐・下痢・便秘・腹痛

◉腸管感染症以外の原因

下痢を主訴とすることがある腸管感染症以外の原因を表6[5]に示す。

▶慢性下痢症

慢性下痢症は、一般的に2週間を超えて下痢が続く場合をいい、栄養障害、免疫能の低下、粘膜の損傷などの病態が複雑化して悪循環に陥る場合がある。

▶下痢のアセスメントポイント

問診においては、年齢や体重といった基礎情報に加え、下痢の発症時期、便の性状および程度、随伴症状などを把握する（表2）。

・下痢を主訴としている子どもの評価において重要なポイントは、脱水[1]の有無とその程度の評価を行うことである（表7）[2]。重症ではショックに陥っていることもあるため、意識レベルやバイタルサインの逸脱に注意する。

・肉眼的血便を伴っている場合は、細菌性の下痢だけでなく、腸重積症といった消化管の通過障害も念頭に置いた症状観察および問診を行う。

＋便秘

便秘は小児期の腹痛の最も多い原因である。何らかの原因により便が長期間体内に停滞して水分が再吸収されて硬くなり、排便が困難になる状態をいう[1]。便性に関しては、排出困難な巨大な便塊、兎糞様の小便塊の頻回排泄から遺糞症としての頻回下痢まで多種多様であり、子どもも保護者も便秘の自覚がないことが少なくない[7]。便秘は、排便機能の器質的障害を伴わない機能性便秘と器質性便秘に分けられる。

▶機能性便秘

機能性便秘は、自律神経の異常によって起こるもので、弛緩性便秘や、ストレスや寝不足で腸管がけいれんを起こして便の通過を妨げることで起こるけいれん性便秘、便意を我慢することで起こる直腸性便秘がある。子どもに多いのは、けいれん性便秘と直腸性便秘である。

▶器質性便秘

器質性便秘には、先天性疾患による腸管自体の異常によって起こる便秘と後天性に炎症や腫瘍、狭窄、癒着などの腸の異常により腸管が通りにくくなることによって起こる便秘がある。

▶便秘のアセスメントのポイント

問診においては、排便の状況、随伴症状、生活習慣、食事内容、養育態度(生活態度)についての聴取も行う（表2）。

▶[1] 脱水

脱水とは、水分摂取が不足、もしくは体内から水分が失われた状態のこと。子どもは、①全体水分量の割合が高い、②体液における細胞外液の割合が高い、③体表面積が大きく、不感蒸泄が多く、水分の代謝が速いため、1日の水分必要量が成人に比して多い、④尿細管機能および糸球体濾過機能など腎機能が未熟で、腎での尿濃縮能が低い、⑤感染や胃腸炎など脱水の原因疾患に罹患する機会が多く、疾病にかかると経口的な水分摂取量が少なくなりやすい[6]といった特徴があり、成人と比べて容易に脱水に陥りやすい。脱水の徴候として活気の低下や、乳児であれば大泉門や眼窩の陥没、皮膚の乾燥および弾力の低下、尿量減少などがある。これらの症状を見逃すことなく、身体観察と問診により脱水の程度を評価していくことが重要である。

表5 主な細菌性胃腸炎（食中毒）の特徴

	感染様式	便の性状	発熱	嘔吐	腹痛	感染経路、その他の特徴
カンピロバクター	●胃腸炎 ●腸管侵入	・泥状〜水様便で粘液や血液を含む（便中に多数の白血球が鏡検できる）	あり	あり	あり	食中毒（鶏肉、牛乳など）、ペット
サルモネラ菌			あり	あり	あり	食中毒（鶏卵、食肉など）、ペット
腸管出血性大腸菌（EHEC）			なし	あり	あり	食中毒（食肉など）、保菌者からの2次感染、ベロトキシン、HUS
赤痢			あり	あり	あり（テネスムス）	食中毒（汚染された食品・水）、集団発生、海外渡航歴
腸炎ビブリオ	●胃腸炎 ●毒素産生型	・白色水様便	微熱	強い	強い（心窩部痛）	食中毒（生の魚介類）
黄色ブドウ球菌	●腸管外毒素型	・下痢便	なし	強い	強い	食中毒（汚染された食品）、神経毒で煮沸無効
ボツリヌス菌		・便秘 ・普通便	なし	なし	なし	食中毒（芥子れんこん、いずし、乳児では蜂蜜）、神経毒

（木野 稔：嘔吐下痢症．市川光太郎編著：小児救急看護マニュアル．中外医学社，p93，2006[4]より）

表6 下痢を主訴とすることがある腸管感染症以外の原因

疾患	下痢や脱水以外の所見	好発年齢
腸管外感染症	●髄膜炎 ●敗血症 ●尿路感染症	・新生児 ・乳児 ・乳幼児
腸重積	●嘔吐 ●イチゴゼリー様粘血便 ●間欠的啼泣	・6か月〜2歳
急性虫垂炎	●腹痛があるときは常に注意	・3歳〜
食物アレルギー	●皮膚症状 ●アナフィラキシーショック	・乳幼児
炎症性腸疾患の急性増悪	●病歴 ●血便 ●貧血	・年長児
抗生物質起因性下痢	●病歴	

（宇田川美野子：下痢．五十嵐隆編：目で見る小児救急．文光堂，p10，2009[5]より）

Section3 嘔吐・下痢・便秘・腹痛

表7 乳児下痢症の脱水の程度の判定と輸液量

判定項目			脱水の程度		
			軽症	中等症	重症
臨床症状による判定	1 神経症状	意識障害	うとうとしているが、周囲への関心はある	意識ははっきりせず眠りがち、または異常興奮	昏睡。注射にも反応しない
		けいれん	けいれん（−）	けいれん1〜2回	けんれい頻発
	2 循環障害*	脈拍	やや悪い	脈が触れにくい	脈がほとんど触れない
		チアノーゼ	（−）	時にみられる	（＋）
	3 脱水微候*	乾燥	口唇は乾いているが舌は湿	口唇も舌も乾いている	口唇、舌、粘膜がひどく乾いている
		皮膚ツルゴール	やや低下	低下	極端に低下
		大泉門、眼球陥没	（−）	（±）	（＋）
	4 消化器症状	下痢	1日数回以内	1日10回以内	1日10回以上
		嘔吐（発病以来）	嘔吐1〜2回	嘔吐5回以内	嘔吐6回以上、頻回
血液性化学	Na（mEq/L）		正常範囲130〜145	低張性脱水120以上	低張性脱水120以下
				高張性脱水160以下	高張性脱水160以上
	base excess（mEq/L）		−5〜−10	−10〜−15	−15以下
体重減少（%）			3〜5	10	12〜15
不足水分量（mL/kg）			50	100	150

*高張性脱水のときはあてはまらない
(内田正志：嘔吐・下痢．内山 聖，他編：現場で役立つ小児救急アトラス．西村書店，p82，2009[2]より)

- 便秘には器質的素因のみならず心理的要素や生活面の要素が関与するため、総合的に評価する。
- 腸の炎症や腸閉塞が原因の場合、腹痛や嘔気を伴うため、急性の便秘で腹痛が強い場合は、緊急性や重症度の高い病態を考慮し、腹部のみでなく全身の観察およびバイタルサインや痛みの評価を行う。

➕腹痛

腹痛は、子どもの受診理由または入院中の訴えとしても多く、その原因は、心因性、便秘症、急性腹症など多岐にわたる。また、腹痛の原因は必ずしも腹部臓器によるものとは限らない（表8）[8]。そのために、外科的処置などの緊急を要す

表8　乳幼児期の主な腹痛の原因

- **腸管疾患**
  - 急性胃腸炎
  - 便秘
  - 感染性腸疾患
  - 機能性腹痛
  - 腸重積
  - ヘルニア嵌頓
  - Meckel憩室
  - 消化性潰瘍
  - IBD（炎症性腸疾患）
  - 急性虫垂炎　　他
- **肝・胆道疾患**
- **膵疾患**
- **呼吸器疾患**
  - 急性中耳炎
  - 肺炎　　　　　他
- **心疾患**
- **腎泌尿器疾患**
  - 尿路感染症
  - ネフローゼ
  - 精巣捻転　　　他
- **婦人科疾患**
- **腫瘍**
- **その他**
  - 血管性紫斑病
  - HUS（溶血性尿毒症症候群）
  - ポルフィリア
  - 糖尿病
  - 膠原病
  - 食物アレルギー
  - OD（起立性調節障害）
  - 敗血症　　　　他

（磯崎　淳：腹痛. 小児科, 52（5）：622, 2011[8]より）

る疾患や、死亡したり重篤な障害を残すような疾患を見逃さないで適切に評価・対応していくことが求められる。

▶腹痛アセスメントのポイント

問診においては、腹痛が「急性か慢性か」、「持続的か間欠的か」、腹痛の部位、痛みの強さについての聴取を行う（表2）。

- 乳児の腹痛は、「不機嫌」や「泣きやまない」といった「いつもと違う様子」として表現されることが多い。また表現方法が未熟な幼児の「おなかが痛い」という訴えが本当に腹痛なのかの鑑別も必要である。
- 重篤な腹痛疾患を見逃さないためには、表9[9]に示すような重要な腹痛を呈する疾患を念頭に置いて患者評価を行う。
- 学童期の子どもは、必ずしも外陰部痛を訴えるとは限らず「腹痛」としか訴えない場合もあるので、女児の卵巣嚢腫の茎捻転や男児の精巣捻転などの生殖器疾患も念頭に置き評価する。
- 10歳以上の女児においては、初潮の確認と月経についても聴取する。
- 腹痛の部位や腹痛が持続的なのか間欠的なのか、圧痛を伴うのかを確認することは重篤な疾患を疑う場合の鑑別ポイントとして重要である。

表9　重要な腹痛を呈する疾患とそのポイント

疾患	年齢	症状	注意点
腸重積症	4歳以下	●間欠的な痛み（啼泣） ●血便（イチゴジャム様） ●嘔吐 ●腹部腫瘤	●病初期には無症状のことあり ●バイタルサイン
急性虫垂炎	2歳以上	●McBurney点の圧痛 ●反跳痛 ●持続的な腹痛	●バイタルサイン ●体温
鼠径ヘルニア	全年齢 （特に乳児）	●鼠径部腫 ●腹痛（啼泣） ●嘔吐 ●腹部膨満	●おむつ・下着をとって鼠径部を確認
消化性潰瘍	幼児・学童	●腹痛 ●嘔吐 ●下血	●バイタルサイン ●体温
十二指腸壁内血腫	年長児	●腹痛 ●嘔吐	●病歴 ●バイタルサイン
アレルギー性紫斑病	年長児	●腹痛 ●血便 ●紫斑	●全身の観察
卵巣囊腫の茎捻転	年長女児	●腹痛 ●圧痛	●痛みの間隔を確認
精索捻転	10歳以上	●突然の腹痛	●陰嚢の確認

（山田至康：小児患者の「腹痛」への対応．白石裕子編：救急外来における子どもの看護と家族ケア．中山書店，p117，2009[9]より）

身体的観察

✚バイタルサインの評価

　バイタルサインの正常値からの逸脱はないかを評価（p125の表8を参照）し、バイタルサインの異常があった場合は、PALS（Pediatric Advanced Life Support：小児二次救命処置）に基づいて呼吸・循環の安定化を図る。意識清明であっても頻脈を伴う場合には、代償性ショックを疑い血圧の評価を行うとともに緊急性があると判断する。

✚外傷の有無の確認

　外傷性疾患の除外のため腹部や頭部打撲の既往を確認し、外傷、打撲痕、皮

下出血斑の有無について観察する。緊急性の高い外傷への初期対応はATLS（Advanced Trauma Life Support：外傷二次救命処置）に準じる。また、虐待の可能性について疑うことを忘れてはならない。

➕ 身体所見

▶ 視診

視診の際には、衣服はできるだけ脱がせて全身を観察する。打撲痕・皮下出血斑といった外傷や手術痕の有無を観察する。腹部では腹部膨満や陥没の有無を観察する。外陰部の観察により鼠径ヘルニア嵌頓や精巣捻転は視覚的に確認できるので、乳児ではおむつをはずして、思春期の患者においても十分に配慮しながら外陰部の観察を行う。

▶ 聴診

腸蠕動音が亢進しているのか、減弱や消失しているのかに注意する。腸蠕動音の亢進は、機械的イレウスや急性腸炎で認められ、金属製のグル音は腸管の閉塞性病変で聴取される。汎発性腹膜炎や麻痺性イレウスでは、腸雑音は減弱ないし消失する[10]。

▶ 触診

子どもに一番痛いところを指さしてもらい、触診は最も痛みのなさそうな部分より始め、徐々に痛みを訴えている部分に移動して行う。この際に話しかけながら子どもの注意をそらし、常に子どもの表情を観察する。子どもが顔をしかめたり、身体をぴくっと動かした場合は痛みがあると判断し、圧痛の部位と程度について評価する。

消化管は1本の管であるため、通過障害などの重大な異常が起これば腹痛（不機嫌、啼泣）に始まり、1）障害された消化管の部位を中心とした局所の異常所見（腹部の圧痛、筋性防御、抵抗、腫瘤）、2）消化管の口側の症状（嘔吐）、3）肛門側の症状（血便）が出現する[9]。そのため、Blumberg徴候（圧痛を加えるときより手を離すときに強い痛みを訴える）や筋性防御（触診時に腹筋が硬直する）がある場合は、消化管の通過障害や腹膜に炎症がおよんでいる可能性があるため、急性腹症をはじめとする早期介入の必要性が高い疾患の可能性も考慮して評価する。

ドクターコールと看護介入

＋ドクターコールが必要な状態

表10に示すような症状があった場合は、ドクターコールを考慮する。特に、意識レベルの変化がある場合やショック症状を呈している場合、多量の吐下血を認める場合は、速やかな急変対応およびドクターコールが必要である。

＋看護介入時の留意点

▶子どもと家族への対応

処置を急ぐあまりの性急なアプローチは子どもの興奮や啼泣へとつながり、気道の狭窄を助長して呼吸状態を悪化させる可能性がある。そのため子どもには、やさしく落ち着いた態度や言葉かけで接し、保護者の協力を得ながら保護者を通

表10　ドクターコールのポイント

	要注意	急がない
腹痛	●激しい腹痛、顔面蒼白、歩行不能、皮膚の湿潤がある ●間欠的な腹痛（啼泣）：腸重積[2]を疑う ●腹部の圧痛・筋性防御、抵抗、腫瘤といった局所の異常所見 ●右下腹部に限局している：急性虫垂炎[3]を疑う ●鼠径ヘルニア[4]の嵌頓 ●陰嚢部の腫脹・痛み、下腹部痛を訴える ●明らかな腹部膨満	●排便により軽快 ●さするとやわらぐ
嘔吐	●頻回である ●胆汁性嘔吐 ●血性嘔吐 ●項部硬直などの髄膜刺激症状を伴う ●頭痛・発熱を伴う ●腹痛が強い	●嘔吐の後はすっきり ●ほかに症状がない
下痢	●乳児の頻回の水様下痢 ●便に血液・粘液が混ざる ●脱水症状を伴う	●下痢の後はすっきり ●食欲がある ●ほかに症状がない
共通	●意識障害を伴う、または、意識レベルの低下 ●ショック症状（低血圧、頻脈、意識低下、末梢冷感、毛細血管再充満時間〈CRT〉＞3秒） ●バイタルサインの異常 ●顔色不良が続く ●不機嫌が続く ●多量の血便、吐血がある	●顔色良好 ●普段の様子と変わらない

▶[2] 腸重積症
腸管の一部が隣接する腸管内に入り込んで通過障害、血行障害を生じる絞厄性イレウスで、5歳以下の乳幼児に多く発症する。間欠的な腹痛（不機嫌）、嘔吐、血便（イチゴゼリー状と称される粘血便）が3徴候としてあげられる。しかし、3徴候すべてがそろうのは半分以下である。特に、痛みを言葉で訴えられない乳幼児では、機嫌や全身状態に注意して「常に疑う」ことが必要である。診断が遅れた場合には、腸管穿孔に至ることがある。

▶[3] 急性虫垂炎
虫垂突起がカタル性、蜂巣炎性（化膿性）、壊疽性の炎症を起こした状態で、虫垂内圧の上昇に加えて、糞石や異物による虫垂粘膜の機械的圧迫や血行障害、腸内細菌の増殖、未熟な免疫能などが病状を進行させる[10]。学童期以降の年長児に多い疾患で、5歳以下の患児はまれである。
早期の症状は、上腹部の痛みや嘔気である。経過とともに、痛みが徐々に右下腹部に移行し限局化され、微熱が出る。穿孔して腹膜炎を発症すると高熱になる。

▶[4] 鼠径ヘルニア
腹腔内の小腸や大腸、女児であれば卵巣や卵管などが皮下に脱出した状態で、鼠径部の腫脹で視認することができる。1歳以下の男児に多く、何かの拍子に自然に戻ることが多いが、脱出したまま腹腔内に戻らなくなり、脱出臓器が血行障害に陥ったものを、嵌頓ヘルニアという。この場合、血行障害は早期に改善されないと臓器は壊死に陥る。

して話しかける。可能な処置は保護者の抱っこで行うなど子どもが少しでも落ち着いて治療を進められるように工夫することが必要である。

▶感染予防

外来では、来院者に対する情報が十分ではなく、感染症に罹患しているか、罹患している場合はどのような感染症なのか不明な場合が多い。他者および医療従事者の感染防止のため、すべての来院者に対してスタンダードプリコーション（標準予防策）に従った対応をし、必要時には患児の感染隔離を行う。

吐物の処理においては、ウイルスが飛び散らないように、ペーパータオル等で外側から内側に包み込むようにして静かに拭き取り、ビニール袋に入れて密閉する。その後、次亜塩素酸ナトリウムで浸すように床を拭き取り、その後に水拭きする。また、汚れたおむつなどはウイルスなどが飛び散らないように速やかに閉じて便などを包み込み、拭き取りに使用したおしりふきなども一緒にビニール袋に入れ密閉して廃棄する。

▶苦痛の緩和

嘔吐や下痢が激しいときは腸への刺激を避け、腸蠕動を抑えるため、安静にして腹部を休める。身体を冷やさないように保温に気をつける。

▶脱水予防

頻回の嘔吐や下痢が続く場合は、脱水予防のため水分や電解質を少量ずつ頻回に与える経口補水療法を行う。ただし、緊急検査や緊急手術が予測されるときは指示があるまで禁止する。スポーツ飲料は糖度が高く低浸透圧であるため、可能なかぎり経口補水液を使用することが適切である。

▶誤嚥と窒息予防

仰臥位で嘔吐すると吐物を気管内に吸引して窒息や誤嚥性肺炎の危険がある。そのため、嘔吐時は衣服をゆるめて側臥位とし、吐物を誤嚥しないように対処する。吐物の臭気などにより嘔気を誘発することがあるので吐物は速やかに除去し、汚染衣類は着替えさせる必要がある。

（林　幸子）

文献
1) 奈良間美保：消化器症状．奈良間美保，他：小児看護学概論　小児臨床看護総論．第11版．医学書院，p322-329，2011
2) 内田正志：嘔吐・下痢．内山　聖，他編：現場で役立つ小児救急アトラス．西村書店，p80-84，2009

3）吉澤弘行：小児診療ここがポイント．臨床研修プラクティス，3（2）：102，2006
4）木野　稔：嘔吐下痢症．市川光太郎編著：小児救急看護マニュアル．中外医学社，p92-97，2006
5）宇田川美野子：下痢．五十嵐隆編：目で見る小児救急．文光堂，p10，2009
6）松岡真理：水分・電解質異常．奈良間美保，他：小児看護学概論　小児臨床看護総論．第11版．医学書院，p330-335，2011
7）新井勝大：腹痛・嘔吐．臨床と研究，86（4）：28-32，2009
8）磯崎　淳：腹痛．小児科，52（5）：621-625，2011
9）山田至康：小児患者の「腹痛」への対応．白石裕子編：救急外来における子どもの看護と家族ケア．中山書店，p110-119，2009
10）伊藤泰雄：急性虫垂炎．内山　聖，他編：現場で役立つ小児救急アトラス．西村書店，p262-263，2009

Section4 痛み：ペインスケール（発達段階別評価）

➕ はじめに

　痛みについて、国際疼痛学会（International Association for the Study of Pain：IASP）は1985年に、「痛みとは組織の実質的あるいは、潜在的な障害に結びつくか、このような障害を表す言葉を使って述べられる不快な感覚、情動体験である」と定義している[1]。実質的な怪我や病気の有無にかかわらず患者が本当に「痛い」という感覚を経験すれば「痛み」である[1]。

　このように、痛みは本人にしかわからない主観的なものであるため、客観的に評価することが難しい症状の一つでもある。特に、認知や言語の発達途上にある子どもの場合、自身が体験している痛みを的確に表現することはより困難であるといえる。

　しかし痛みは、組織への障害や損傷を警告し、危険から身を守らせる生体防御反応の一つでもある[2]。同時に、本人が痛みを感じればその原因の大小にかかわらず「疼痛」という病態であり、心身へさまざまな影響を及ぼしてくる。特に子どもにおいては痛みがあること自体の問題と、痛みによって引き起こされるその他の症状や異常によって心身を消耗させ、生活行動や成長・発達を妨げる症状の一つともなる。

　そのため医療者は、できるだけ早く疼痛緩和の手立てを講じていくことができるように子どもが感じている痛みを迅速に評価することが求められる。

疼痛の分類

　痛みには何らかの組織の損傷に伴って生じる身体的疼痛と、身体障害を伴わない心理的な刺激によって生じる心因性疼痛がある。本項では、身体的疼痛について述べる。

　痛みは、発症時期と持続時間から急性疼痛と慢性疼痛に分類される。

- **急性疼痛**：急性疼痛は、新たに起こった疼痛であり、生体警告という重要な役割を果たし、慢性疼痛よりも危険な状態であると診断される可能性が高い。組織の損傷や炎症によって生じ、生体反応として心機能が亢進して心拍数や心拍出量の増加、血圧上昇、瞳孔散大、手掌発汗などがみられる。しかし、痛み刺

Section4 痛み：ペインスケール（発達段階別評価）

激の消失や損傷の治療により消失させることができる。
- **慢性疼痛**：慢性疼痛は、持続性もしくは反復性の疼痛症候群であり、すべてが原因疾患の生体警告の役割を果たすとは限らない痛みと、それに伴うさまざまな症状や訴えをすべて含めた一つの疾患である。治癒後も痛みが存続し難治であるとされている。

生理学的には体制神経痛、内臓痛、神経因性疼痛に分類される。
- **体制神経痛**：体制神経痛には表面痛と深部痛がある。表面痛は、体表面の外傷などの強い物理的刺激や熱傷などの温熱刺激、冷刺激、薬品などの化学的刺激によって起こる痛みである。深部痛は骨格筋や骨膜などの身体の深部の障害により生じる限局性の痛みである。
- **内臓痛**：内臓痛は、内臓が虚血や化学刺激などにより障害された場合に生じる痛みであり、疼痛の局在が明確でない痛みである。
- **神経因性疼痛**：神経因性疼痛は、神経の障害によって起こる痛みである。

子どもの痛みをとらえて評価するには

　小児医療においては、痛みの評価およびマネジメントに関する明確なコンセンサスは存在しない[3]。しかし、子どもの痛みは、子どもの発達レベルやコミュニケーション能力に応じて、また本人の訴え、行動観察、生理学的指標により評価することができる[3]といわれている。
　子どもは、表1[4]に示すように認知や言語能力の発達レベルによって痛みのとらえ方や表現が変わってくるといった特徴をもつ。そのため、子どもの痛みの評価にあたっては年齢区分を目安として、単一の方法のみならず子どもの訴えや泣き方、機嫌や表情、行動表現、生理学的指標などの医療者による観察と家族からの情報をもとに包括的に判断することが重要である[3]。
　表2[5]に1987年にWong DLとBaker CMが提唱した子どもにおける疼痛評価の方法の一例であるQUESTTを示す。

➕問診

▶ 子どもと保護者から痛みの経過を聴きとる

　痛みはあるか、痛みの部位・質・強さ、痛みの発症時期・持続期間・頻度、痛みに変化はあるのか、痛みの影響因子、治療（鎮痛薬の使用頻度や効果）、そのほかの症状についての聴取を行う。多くは保護者から情報を得ることとなるが、3歳

表1　発達段階別にみた痛みに対する反応・行動の特徴

新生児	・啼泣、四肢や体幹の動き、表情などで表現するが、早期産児では反応が微細で不明確な場合もある ・受けた痛み刺激に対して「手を口に持っていく」「吸てつする」などみずからを鎮静させようとする行動もみられる
乳児	・言語表現はなく、表情や啼泣、姿勢や体動で表現する ・不安げな様子や不快、怒り、悲しみなどの表情を見せる ・6か月ごろには痛みに関する記憶が認められ、痛みに関連した状況に対して反応することもある
年少幼児	・痛みを言語で表現できるようになるが、啼くことで表現することが多い ・痛みの部位や程度についての表現はまだ不明瞭である ・周囲の状況（親との分離、見慣れない環境など）や過去の経験が痛み表現に影響を及ぼしやすい
年長幼児	・痛みに対する言語表現が豊かになり、痛みの部位や程度についても表現できるようになる ・痛みを我慢したり、泣かないことを誇らしく思う場合もある ・痛みに対して対処行動をとるようになり、気分転換を図るなどの認知的な対処行動をとることもある
低学年児童	・痛みの性質や程度についても表現できるようになる ・痛みに対する不安や恐れの気持ちを表現することもある ・痛みを引き起こす原因について理解し始め、自分の痛みの原因を知ろうとする ・大声で泣いたり、叫ぶことを恥ずかしいと感じやすくなる
高学年児童	・痛みに関する言語表現は具体的で成人同様となるが、実際の訴え方は個別性が大きくなる ・心因性の痛みもみられる

（安藤和美：子どもの疼痛管理　発達途上の「子どもの痛みを捉える」には. Nursing Today, 25（7）：6-7, 2010[4]より）

表2　QUESTT：子どもの痛みをアセスメントする方法

Question the child	子どもに質問する
Use pain rating scales	痛みの測定スケールを用いる
Evaluate behavioural and physiological changes	行動や生理学的な変化を評価する
Secure the parent's involvement	両親が確実にかかわれるようにする
Take the cause of pain into account	痛みの原因を考える
Take action and evaluate the results	痛みに対応し、その結果を評価する

（英国小児医学・保健学会編著，片田範子監訳：子どもの痛み　その予防とコントロール. 日本看護協会出版会，p13, 2000[5]より）

以上の子どもでは本人に聴くことも有効である。評価のために必要な情報をもれなく把握するために有用な方法として、OPQRST法（疼痛の病歴聴取方法：表3）と、LQQTSFAモデル（表4）[6]を示す。

▶痛みの測定スケールを用いる

表5[3]にペインスケールを一覧で示す。成人では自己申告スケールが主となるが、言葉で十分に表現することができない子どもでは行動や生理学的指標と併せてア

Section4 痛み：ペインスケール（発達段階別評価）

表3 OPQRST法（疼痛の病歴聴取方法）

O：発症様式（Onset）	● 発症は急激か、緩慢（徐々に痛くなった）か ● 何をしているときに起きたのか　・始まったときの様子
P：影響因子 (Provocation/ Palliative factor)	● どうすれば痛みが軽減するのか、もしくは痛みが悪化するのか
Q：痛みの性質 (Quality of pain)	● どのような感じの痛みか ● 具体的な表現：ズキンズキンという痛み、ヒリヒリとした痛み、ちくちくする痛み
R：部位/放散 (Region/Radiation/ Related symptom)	● 痛む部位はどこか　・痛みは違う所（部位）に移るか ● 痛みはどこに広がるか ※1本の指を使って示すように患者に伝える
S：痛みの程度 (Severity of pain)	● ひどく痛むか ※可能であればペインスケールを用いる
T：経過/治療 (Time/Treatment)	● 痛みはいつ始まったか　・どれくらい続いたか ● 痛みには波があるか ● 痛みに変化はあるのか（間欠的な痛みや増強など） ● 何らかの治療を行ったか　・最後の服用はいつごろか

表4 LQQTSFAモデル

キーワード	意味
L（Location）	痛みがある身体の位置、部位
Q（Quality）	痛みの性質
Q（Quantity）	痛みの強度
T（Timing）	痛みの発症時期、持続時間、頻度
S（Sequence）	痛みがどのような経過をたどっているか
F（Factor）	痛みを軽減または増悪させる因子
A（Accompanying symptoms）	痛みに随伴する症状

（堀エリカ：患者さんの痛みにケアをつなげる方法とは？　月刊ナーシング, 30（6）：126, 2010[6]より）

セスメントすることが必要である。ペインスケールは絶対的なものではないが、患者・医師・看護師の共通理解のためのツールとなる。痛みが強ければ、苦痛を緩和するための介入や共感を試み、その効果を評価することも必要である。

▶自己申告スケール

痛みには、子ども自身が示したスコアをつける方法がある。代表的なものに、VAS（Visual Analogue Scale：視覚的アナログスケール）、NRS（Numeric Rating Scale：数値評価スケール）、Wong-Baker faces pain rating scale（表

表5　年齢区分別の効果的な痛みのアセスメント

年齢区分	アセスメントツールおよび項目
新生児	・Neonatal Infant Pain Scale（NIPS） ・Objective Pain Scale（OPS） ・啼泣　・家族からの情報　・生理学的指標
乳幼児：3歳未満	・Objective Pain Scale（OPS） ・Children's Hospital Eastern Ontario Pain Scale（CHEOPS） ・啼泣、行動表現、機嫌 ・家族からの情報　　・生理学的指標
幼児：3〜5歳	・Face Pain Rating Scale ・Visual Analogue Scale（VAS） ・FLACC Scale ・本人の訴え、行動表現　　・家族からの情報 ・生理学的指標
学童（6歳）以降	・自己申告（VAS、Numerical Rating Scale） ・行動評価　　・家族からの情報 ・生理学的指標

（伊藤龍子：小児の効果的な痛みのアセスメントとは？．道又元裕監：ケアの根拠　看護の疑問に答える151のエビデンス．日本看護協会出版会，p143，2008[3]）より）

情尺度スケール）がある（図1）[7]。

●VAS（視覚的アナログスケール）

　3〜5歳から使用可能と言われるが、大きさや数に関する子どもの理解度を確認してから使用する。10cmの直線を示した紙を用意し、左端が「痛みなし」、右端が「最悪の痛み」であることを説明する。現在の痛みが線上のどの部分に位置するか印をつけてもらい、左端から子どもが印をした場所の距離を測り、mm単位で記録する。

　個々の患者によって痛みの感じ方が異なるので比較は困難であるが、一患者の治療前後の痛みの程度はよく反映する。

●NRS（数値評価スケール）

　NRSは、学童期以降の子どもに使用する。痛みを、「0：痛くない」から「10：最悪な痛み」までの11段階の程度を整数で表す方法である。このスケールは、口頭のみでも使用できる。

●Wong-Baker faces pain rating scale（表情尺度スケール）

　3歳以上が対象となる。「0：痛みがまったくない」から「5：これ以上の痛みは考えられないほど痛い」の6段階の痛みを表情で表している顔の絵を示し、子ども自身が感じている痛みの強さを表している顔を指さしてもらう。

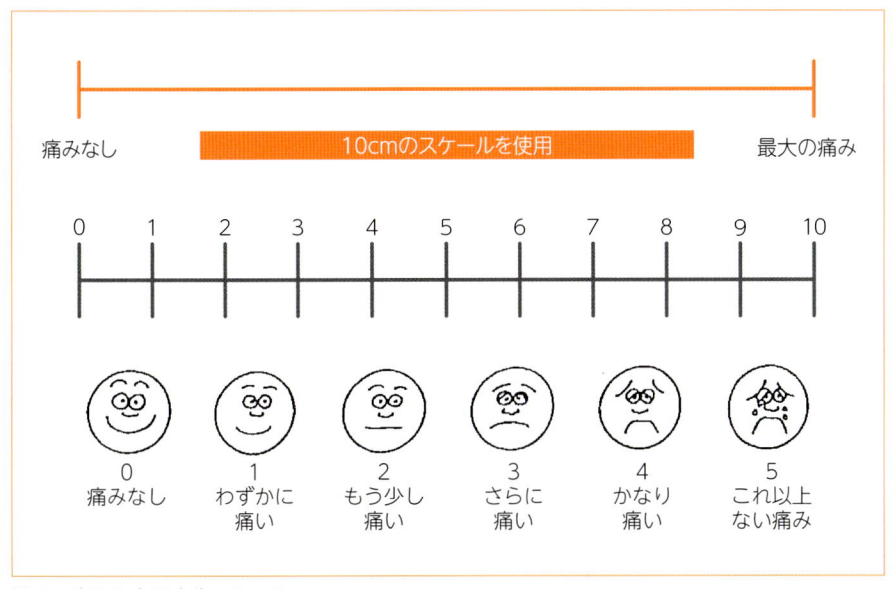

Section4 痛み：ペインスケール（発達段階別評価）

図1　痛みの自己申告スケール
（井関雅子：痛みの評価法－痛みそのものの評価法－. Practice of Pain Manegement, 2 (1)：19, 2011[7] より）

▶行動スケール

　新生児や乳児の主な痛みの表現方法は「泣く」ことである。声の発し方や強さ、高さに違いがみられるかといった泣き方の観察および表情、姿勢や体動の観察が重要となる。

　幼児期以降の子どもは、発達の個人差はあるが、どこが「痛い」と伝えることができるようになる。しかし、「痛い」という言葉が必ずしも身体的な疼痛を表しているとは限らない。「いや」や「甘えたい」「かまってほしい」といった意味で「痛い」と表現されることがある。たとえば、処置などの場面において処置が始まる前から「痛い」と繰り返し訴える、下の子にかまう母親を振り向かせようと「痛い」と訴えて母親の気をひこうとするなどの行動をとることがある。逆に、処置に対する恐怖から痛みを訴えずにいることもある。そのため、痛みがあるのかないのか、言語的な訴えだけではなく、子どもの表情、言動の変化、姿勢にも注目した観察により、子どもの反応が何を意味しているのかを考えることが重要である。

　行動スケールは、数量の概念が理解できない場合や強い痛みで自己申告ができない場合に使用し、自己申告スケールと併用して使用する場合もある。Children's Hospital Eastern Ontario Pain Scale（CHEOPS）（表6）[5] やFLACCスケール（表7）[8] がある。

表6　CHEOPS

項目	行動	スコア	判定
啼泣	泣いていない	1	子どもは泣いていない
	うめいている	2	子どもはうめいているかまたは小さな声を出している；声は出さずに泣いている
	啼泣している	2	子どもは泣いているが、泣き方は穏やかかまたはしくしく泣いている
	叫んでいる	3	子どもは激しく泣いている；しゃくり上げて泣いている；訴えがある場合もない場合も判定される
表情	落ち着いている	1	自然な顔の表情
	しかめ面をしている	2	機嫌の悪い表情のときのみこの得点とする
	笑っている	0	機嫌のよい表情のときのみこの得点とする
子どもの言語	言葉はない	1	子どもはしゃべっていない
	痛み以外の訴えがある	1	子どもは痛み以外のことについて訴える たとえば「ママに会いたい」または「のどがかわいたなど」
	痛みを訴える	2	子どもは痛みに関して訴えている
	両方訴える	2	子どもは痛みとそのほかのことを両方訴える たとえば「痛い、ママに会いたい」など
	肯定的な言葉	0	子どもは訴えることはなく肯定的な言葉を言ったり話したりする
体幹	自然	1	体（四肢を含まない）は安楽。体幹が動いていない
	動いている	2	体を移動させるかまたは曲がりくねった状態でいる
	緊張している	2	体はアーチ状に曲げているか硬直している
	震えがある	2	体は身震いしているか、無意識にゆらしている
	まっすぐにしている	2	子どもは垂直またはまっすぐな体位をとっている
	抑制されている	2	体は抑制されている
タッチ	触れない	1	子どもは傷に触れたり押さえたりしていない
	触れようとする	2	子どもは触れようとするが傷に触れない
	触れる	2	子どもは静かに傷または傷の周辺を触れている
	つかむ	2	子どもは傷を力強くつかんでいる
	抑制されている	2	子どもの腕が抑制されている
下腿	自然	1	足はどのような状態にあってもリラックスしている 静かに泳ぐ姿勢やくねらせる姿勢
	身もだえする/蹴る	2	明らかに不穏であったり、足を落ち着きなく動かしているかまたは蹴るように足や下腿を動かしている
	引きつっている/突っ張っている	2	足は突っ張らせているか、きつく体に引き寄せて、その状態のままでいる
	立っている	2	立っている、しゃがんでいる、ひざまづいている
	抑制されている	2	子どもの足は抑制されている

(McGrath PJ, et al.：CHEOPS：a behavioral scale for rating postoperative pain in children. Advances in Pain Research and Therapy. p 345-402, 1985／英国小児医学・保健学会編著, 片田範子監訳：子どもの痛み　その予防とコントロール. 日本看護協会出版会, p127, 2000[5] より)

●CHEOPS

本来は小児の手術後の痛みの評価のために考案されたツールで、啼泣、表情、発語、姿勢、手の動き、脚の動きの6つの行動項目から評価する。簡単に覚えて使うことができる。

Section4 痛み：ペインスケール（発達段階別評価）

表7　FLACC スケール

カテゴリー	0	1	2
表情（Face）	表情の異常なし、または笑顔である	ときどき顔をゆがめたり、しかめ面をしている、視線が合わない、周囲に関心を示さない	頻回または持続的に下顎を震わせている、歯を食いしばっている
足の動き（Legs）	正常な姿勢で、落ち着いている	落ち着かない、じっとしていない、ぴんと張っている	蹴る動作をしたり足を縮こませたりしている
活動性（Activity）	おとなしく横になっている、正常な姿勢、容易に動くことができる	身もだえしている、前後（左右）に身体を動かしている、緊張状態	弓状に反り返っている、硬直またはけいれんしている
泣き声（Cry）	泣いていない（起きているか眠っている）	うめき声を出すまたはしくしく泣いている、ときどき苦痛を訴える	泣き続けている、悲鳴を上げている、またはむせび泣いている、頻回に苦痛を訴えている
あやしやすさ（Consolability）	満足そうに落ち着いている	ときどき触れてあげたり、抱きしめてあげたり、話しかけてあげたり、気を紛らわすことで安心する	あやせない、苦痛を取り除けない
合計スコア			

（日本救急医学会，他監：緊急度判定支援システム　CTAS2008日本語版/JTASプロトタイプ　プロバイダーマニュアル．へるす出版，p89，2011[8]より）

●FLACC スケール

急性疼痛を行動観察により評価するツールである。観察により5つのカテゴリー（顔、足の動き、活動性、泣き声、あやしやすさ）のスコアを記録する。カテゴリーはそれぞれ0～2のスコアで採点され、合計スコアは10点満点中何点であるかを算出して評価する。

▶ペインスケール使用のポイント

ペインスケールの使い方のポイントを以下にあげる。

1）ペインスケールは患者の痛みを理解する道具であるため、患者と医療者が共通理解したものを使用する。
2）患者自身が使用可能なスケールを選択し、使い方を説明して実施する。
3）同じ患者に対して医療者間で統一したスケールを用いて評価する。
4）痛みがあるとき、痛みが変化しているときは積極的に活用する。
5）点数の大小だけで判断するのは危険である。痛みは、あくまでも個人の主観であり、痛みの経験の有無によっても左右される。そのため同じ数値であっても、数値の意味は患者間で共通なものではない。患者ごとの痛みの意味を把握し、外観の観察や生理学的徴候と合わせて評価していくことが肝要である。

▶保護者の参加

子どもの成長・発達には個人差があり、個々人によって痛みの訴え方は異なる。その子どもの行動パターンや性格、発達レベルを一番よく知っているのは保護者であり、保護者によって、子どもの痛みを示すような小さな変化を見つけられることも多い。そのため、子どもの痛みの評価および疼痛緩和のための介入は、保護者の協力を得ながら医療者と協働して行っていくことが望ましい。

➕身体的観察

▶生理学的な変化を評価する（表8）[8]

疼痛評価で評価される生理学的指標は、心拍数、呼吸数、血中酸素飽和度、情動不安、発汗である[9]。しかし、心拍数や呼吸数といった生理学的指標の変化は痛みに特異的ではないため、指標の変化が痛みなのかほかの要因によるものなのかの鑑別が必要となる。また、持続する痛みには生理学的順応が生じるため、痛みのためにバイタルサインの値が上昇するのは、短時間のみであると報告されている。数値の逸脱がないという理由で痛みはないということにはならないことを忘れてはならない。

また、疼痛時の睡眠状態、睡眠時の姿勢、食事姿勢、移動の方法、衣類の着脱、歩行状態などの行動や、胎児型姿位、膝の屈曲と屈伸、耳を引っ張る、頭部を左右に振る、身体の部分を動かしたがらないといった局所の疼痛がある場合の行動を見逃さない。

そして、生理学的評価と自己申告や行動スケールとを併せて多面的に評価する。

▶身体所見

身体所見として問診において聴取した痛みを訴える部位を必ず確認する。また、子どもは痛みの部位に対して「おなかが痛い」と訴えるが、実はほかの部位を打

表8 疼痛の生理学的指標

急性疼痛	痛み刺激による所見 ・頻脈　・高血圧　・瞳孔散大　・心拍、呼吸数、血圧上昇
慢性疼痛	・生理学的反応は低くなるため、スコア化して得られる評価より軽症化する
疼痛時の行動	・焦燥　・興奮　・気がまぎれない　・集中力が短い　・しかめ面 ・何かをつかむ　・防衛姿勢　・睡眠障害　・食欲不振　・倦怠感
局所疼痛	・胎児型姿位　・膝の屈曲と屈伸　・耳を引っ張る ・頭部を左右に振る　・身体の部分を動かしたがらない

（日本救急医学会，他監：緊急度判定支援システム　CTAS2008日本語版/JTASプロトタイプ　プロバイダーマニュアル．へるす出版，p63，2011[8]より）

撲していて腫脹や発赤があるなど、痛みの部位が実際と一致していない場合があるため、痛みを訴えている部位以外の観察も必要である。

◉視診
視診では衣服はできるだけ脱がせて全身を観察する。打撲痕・皮下出血斑といった外傷や手術痕の有無を観察する。

◉触診
子どもに一番痛いところを指さしてもらい、触診は最も痛みのなさそうな部分より始め、徐々に痛みを訴えている部分に移動して行う。この際に話しかけながら子どもの注意をそらし、常に患児の表情を観察する。子どもが顔をしかめたり、からだをぴくっと動かしたりした場合は痛みがあると判断する。圧痛点に触れると痛みが出るのか、あるいは広がるのかなど確認する。

ドクターコールと看護介入

✚ドクターコールが必要な状態
ドクターコールをする必要がある状況の例を以下にあげる。
1) 第一印象（小児アセスメントトライアングル）で危急的状態と判断した場合
2) 突然発症した激しい痛み
3) バイタルサインの変動や顔面蒼白、皮膚の湿潤を伴う急性疼痛
4) 疼痛スケールが高値の場合

✚看護介入時の留意点
▶疼痛の緩和
◉痛みの原因を考える
子どもの体験する痛みは不安によってより激しく強くなり、肉体的な緊張を引き起こし、痛みを発生させることがある。そのため、不安や不快の根源を見きわめることが必要である。

体動や姿勢、食事、排泄、寒冷刺激など、何によって痛みが増強するのかを把握し、痛みに対して予防的対応策を考える。

温める、さする、横になる、好む姿勢をとるなど、何によって痛みが軽減されるのかも把握し、薬物療法と併せて効果的な疼痛緩和ケアにつなげる。

◉薬物療法・非薬物療法
子どもの疼痛緩和への対応は、薬物を使用するものと、薬物を使用しないもの

とに大別される。疼痛のマネジメントは、薬物療法と非薬物療法とを併せ、効果的に行う必要がある。
- **薬物療法**：薬物療法は医師が主体となって行われるが、看護師も薬物投与の前・中・後をとおした痛みの評価や、薬物による副作用の観察を含めたモニタリングを行い、薬物による疼痛緩和の効果をみていく役割をもつ。そのため、看護師は薬物の種類によって異なる薬効時間や使用方法、副作用に関する知識をもっておくことが必要である。
- **非薬物療法**（表9)[9]：環境を整え子どもの緊張をとき、精神的に支える。

処置を急ぐ余りの性急なアプローチは子どもの興奮や啼泣へとつながる。子どもには、やさしく落ち着いた態度や言葉かけで接し、保護者の協力を得ながら保護者を通して話しかける。可能な処置は保護者の抱っこで行うなど子どもが少しでも落ち着いて治療を進められるように工夫する。

1）**体位の工夫**：疼痛部位の安静を図る。子どもが好む体位を保持する。
2）**注意転換法**：痛み以外のものに注意を向け、集中させる方法。絵本の読み聞かせ、テレビやビデオなど子どもの好むものを確認して可能な範囲で実施する。
3）**リラクゼーション**：深呼吸やゆっくりした呼吸を促したり、子どもが安心できる大人がリズミカルに子どもの身体をさすったりして、不安の除去や軽減、骨格筋の緊張を緩和させ、身体的な苦痛を軽減させる方法[2]。
4）**身体に触れる（タッチ）**：言語機能を獲得できていない子どもにとっては特に必要で、筋肉をリラックスさせる効果をもつ。
5）**温罨法・冷罨法**：痛みを訴える部分を局所的に温めたり冷やしたりすることで痛みを伝える神経と温度を伝える神経の干渉作用を利用して、痛みの軽減を図る方法[2]。
6）ショ糖をおしゃぶりで吸てつさせる。母乳を飲ませる。

▶ **保護者への支援**

子どもの体験する痛みには、保護者の心理的状況や存在が大きく影響する[2]。しかし、保護者も子どもの痛みに対し動揺したり不安を感じていることも少なくない。そのため保護者と看護師が十分な信頼関係をつくり、保護者の不安や心配を軽減することが必要である。保護者もケアされるべき対象と考えて支援していくことを忘れてはならない。

Section4 痛み：ペインスケール（発達段階別評価）

表9 非薬物的疼痛管理法

年齢	非薬物的方法
乳児 （1〜12か月）	●保護者を子どもに付き添わせる ●揺らす、抱く、軽くさすることにより、リラックスさせる ●おしゃぶりを吸わせる ●指人形、ガラガラ、おもちゃの鍵、オルゴール、歌であやす ●外傷や変形部分を覆う
幼児 （1〜3歳）	●保護者を子どもに付き添わせる ●揺らす、抱く、軽くさすることにより、リラックスさせる ●歌を歌う、音楽を聴く、おもしろい顔をする、好きなおもちゃで遊ぶ、指人形を見せる、物語を話す、または飛び出す絵本や音の出る本で子どもの気を紛らわす ●外傷や変形部分を覆う
未就学児 （4〜5歳）	●保護者を子どもに付き添わせる ●揺らす、抱く、軽くさすることにより、リラックスさせる ●深呼吸させる ●外傷や変形部分を覆う ●歌を歌う、音楽を聴く、おもしろい顔をする、好きなおもちゃで遊ぶ、指人形を見せる、物語を話す、または飛び出す絵本や音の出る本で子どもの気を紛らわす
学童 （6〜12歳）	●保護者を子どもに付き添わせる ●子どもに対し、自分が「安全な」、またはきれいな場所にいることを目で見て認識させる ●深呼吸させる ●外傷や変形部分を覆う ●徐々に筋肉の緊張をとく ●ユーモアを言う、物語を話す、アニメを見る、ゲームをする、またはテープやCDで好きな音楽を聴くことにより、子どもの気を紛らわす
思春期 （13〜18歳）	●子どもや保護者が望めば、保護者を子どもに付き添わせる ●子どもに対し、自分が静かな場所にいることを目で見て確認させる ●深呼吸、リズミカルな呼吸をさせる ●徐々に筋肉の緊張をとく ●ユーモアを言う、好きな映画を見る、ゲームをする、またはテープやCDで好きな音楽を聴くことにより、子どもの気を紛らわす ●外傷や変形部分を覆う

（宮坂勝之訳編：日本版 PALSスタディガイド 小児二次救命処置の基礎と実践，エルゼビア・ジャパン，p296，2008[9]より）

（林　幸子）

文献

1) 牛田享宏, 他：患者さんの痛みを対象とした痛みの評価　最近の話題. Practicc of Pain Management, 2 (1)：p30-35, 2011
2) 松岡真理：痛み. 小児看護学概論　小児臨床看護総論. 第11版. 医学書院, p303-308, 2010
3) 伊藤龍子：小児の効果的な痛みのアセスメントとは？. 道又元裕監：ケアの根拠　看護の疑問に答える151のエビデンス. 日本看護協会出版会, p143, 2008
4) 安藤和美：子どもの疼痛管理　発達途上の「子どもの痛みを捉える」には. Nursing Today, 6：6-8, 2010
5) 英国小児医学・保健学会編著, 片田範子監訳：子どもの痛み　その予防とコントロール. 日本看護協会出版会, p13, 127, 2000
6) 堀エリカ：患者さんの痛みにケアをつなげる方法とは？　月刊ナーシング, 30 (6)：126-127, 2010
7) 井関雅子：痛みの評価法－痛みそのものの評価法－. Practice of Pain Management, 2 (1)：18-24, 2011
8) 日本救急医学会, 他監：緊急度判定支援システム　CTAS2008日本語版/JTASプロトタイプ　プロバイダーマニュアル. へるす出版, p62-64, p89, 2011
9) 宮坂勝之訳編：日本版　PALSスタディガイド　小児二次救命処置の基礎と実践, エルゼビア・ジャパン, p290-293, p296, 2008

ふりかえりクイズ

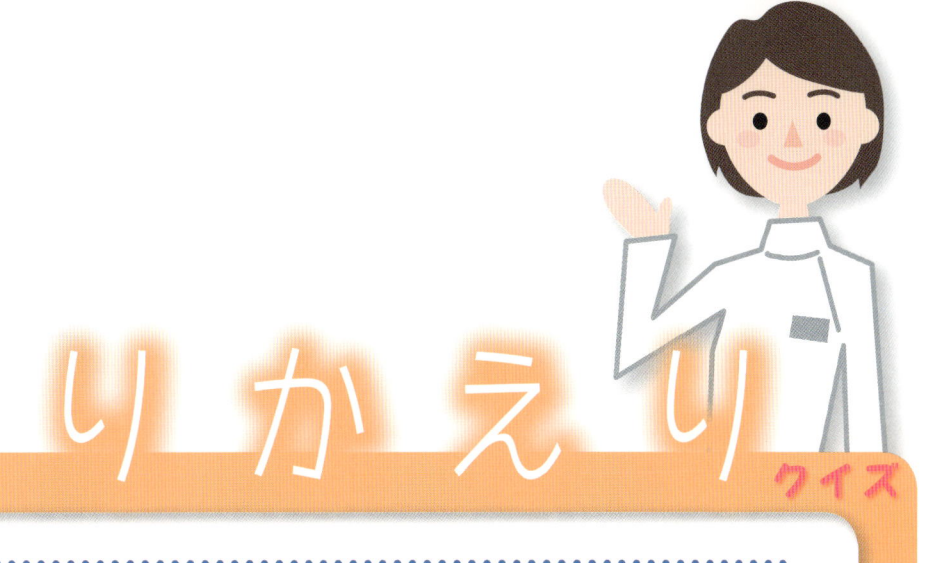

① 小児アセスメントトライアングルについて説明してください。☞ p.119

② 初期評価の段階で緊急ドクターコールが必要な子どもの状態について説明してください。☞ p.128

③ 「発熱」症状に対するアセスメント項目を説明してください。☞ p.136

④ 「発熱」症状に対する看護ケアについて説明してください。☞ p.145

⑤ 「喘鳴」症状に対するアセスメント項目を説明してください。☞ p.154

⑥ 「喘鳴」症状に対する看護ケアについて説明してください。☞ p.158

⑦ 「腹部症状」に対する観察項目について説明してください。☞ p.165の表2

⑧ 「腹部症状」に対する看護ケアについて説明してください。☞ p.173

⑨ 「痛み」の定義について説明してください。☞ p.176

⑩ 「痛み」の評価方法について説明してください。☞ p.177

⑪ 「痛み」の影響で引き起こされる生理的変化について説明してください。☞ p.184

⑫ 「痛み」への非薬物的疼痛管理方法について説明してください。☞ p.187

Chapter 5 子どもの身体各部の評価

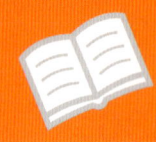

序論 診療の補助におけるフィジカルアセスメントとは？

✚はじめに

　小児領域で看護師に求められるアセスメントとは、単なるバイタルサインの計測値の生理的評価にとどまるのではなく、子どもの全身の観察および子どもの生活している様子や家族からの情報を含めての総和としての評価である。

　子どもは成人に比べて生理学的予備力が小さく、いったん生理的な均衡が破綻すると、呼吸停止など致命的な急変が起こり、予後に大きく影響することも少なくない。しかし、子どもの急変には、バイタルサインの正常値からの逸脱が先行することが知られており、バイタルサインの評価により急変前状態を察知し、急変を未然に防ぐことには大きな意義がある。

　年齢や発達段階によっては、子ども自身が適切に身体症状を表現できないこともあるので、小児領域では家族の訴えや説明に頼ることなく、子どもの全身を自分の目で直接見て、状態を評価する必要がある。

　フィジカルアセスメントを行ううえで重要なポイントは、1）正常（値）を知っていること、2）各項目で見きわめるべきポイントを知っていること、3）頭からつま先まで見落としがないこと、4）評価ツールなどを用いてより客観的な表現で記録をすること、などである。また、正しく評価するためには子どもの協力も不

可欠であり、子どもの年齢や発達に応じたかかわりのテクニックが求められる。

　本Chapterでは、実際にベッドサイドで子どもの評価を行う場面を想定し、手順に沿って一連の手技と評価方法を説明する。まず、子どもの発達段階や医療についての一般的な反応と、診療を受ける子どもの手助けとなる看護師の行動やかかわりについて述べ、次にPAT評価、バイタルサインの測定の手順、身体計測と身体各部の評価について解説する。

状況に応じたアセスメントの考え方

✛救急外来での子どものアセスメント

　救急外来では、さまざまなレベルの子どもが入り混じって受診する。トリアージなど初期評価を担当する看護師は、より忠実にPAT（小児アセスメントトライアングル：Pediatric Assessment Triangle）、バイタルサイン評価を行い、子どもが安全に診療を待てる状態か、速やかに治療が開始されるべき状態かを見きわめる必要がある。この場合、実際に子どもの表情や顔色、身体の動きを看護師自身の目で見て確認して生理的に安定している状態かどうかを確認する。主訴を本人もしくは家族に確認し、発熱や疼痛などがあれば発症の時期、経過、あるいは周囲での感染症流行などについて確認する。外傷であれば、受傷機転やすでに行った処置などを確認し、適切なタイミングで診療につなげられるようにする。

✛入院中の子どものアセスメント

　入院している子どもは、すでに外来あるいは救急外来での医師の診察・評価を受け、状態が確認されている。緊急入院の場合、発熱や脱水、呼吸窮迫症状や強い痛みを訴えているなど、状態が不安定で慎重な経過観察を必要としていたり、時間とともに急変の可能性がある子どもであることが多い。これらの子どもには、医師の診療記録や家族の話を参考に、慎重にモニタリングすべきバイタルサインや徴候を検討し、計画的に評価を行う。

　また、すでに入院して時間が経過しており、ある程度の評価と観察が重ねられている場合は、状態が改善、あるいは安定していることを確認したり、急変徴候がないか評価をすることが目的となる。

　どの時期の子どもにも重要な評価は、呼吸・循環動態および神経活動を中心とした全身状態の観察（PAT）とバイタルサインの測定・評価である。看護師として入院中の子どもを担当して、当日のケアの内容や子どもに許される活動量を検

討するために、はじめに行うのが生理的状態の安定と予備力の評価である。子どもの生理的状態を評価し、「安定している、普段通り過ごしてよい」のか、「危急的な事態に至る可能性があり、慎重で密な経過観察が必要」であるのか、あるいは今すぐに何か医療的な介入が必要であるのかどうかを確実に見きわめる必要がある。この評価は、担当する時間の始まりから子どもの状態に応じて繰り返し行い、継続的にモニタリングする。

✚検診・外来受診の子どものアセスメント

　日常診療や検診の場面では、系統的なフィジカルアセスメントを行って成長発達や病態を評価し、治療計画を立てて療養に必要な指示を出すのは医師の役割であることが多い。子どもにかかわる看護師は、その子どもの活動・休息の状態を評価し、生活のなかで配慮を必要とする項目を見きわめるためにフィジカルアセスメントを活用すべきである。

　基礎疾患のない子どもであっても、健やかな成長発達を評価し、あるいは生活のなかに潜む疾病リスクを評価するため、子どもあるいは家族から予防接種や、食事・睡眠・社会参加状況など、基本的生活習慣に関する情報を幅広く聴取して、子どもの健康生活に関する助言を行う。

　慢性疾患のある子どもの診療では、その子どもの平常時のバイタルサインの正常値や成長発達、治療内容を把握していれば、計画的にフィジカルアセスメントに関与することができる。

(西海真理)

Section1 子どもの行動の理解と支援

医療処置を受ける子どもの体験

✚医療処置を受ける子どもの体験と看護師の誤解

　子どもは医療処置を受けている間、さまざまな体験をしている。痛みに耐えていること、看護師や医師に身体を抑えられ動かずにじっとしていなければいけないこと、場合によっては大好きな家族と離され突然一人でがんばらなければならないこと、などである。そのような子どもたちに看護師はどれくらい寄り添えているだろうか。

> 【事例1】Aちゃん、2歳男児。昨夜からの発熱と下痢、食欲不振のため受診。Aちゃんは緊張し今にも泣き出しそうで母親にしがみつきながら診察室に入ってきた。医師の聴診にも手を払いのけ、母親に「もしもしだよ、大丈夫よ」となだめられている。看護師は採血と点滴の指示のため物品を準備すると、Aちゃんを母親から預かり、母親に処置室の外へ出るように話した。Aちゃんは泣き叫び暴れ、母親を追っている。この様子に看護師はAちゃんを診察台に寝かせると、馬乗りになり腕を押さえ、採血と点滴をすばやく施行した。処置を終え、看護師はAちゃんを抱き寄せるとすぐ母親に預け、検査結果が出るまで待つように話した。

　事例1のAちゃんは、まだ2歳である。病院は何をするところなのか、これから自分に何が起こるのか理解できず、恐怖と不安におびえている。一方、看護師は、暴れるAちゃんの様子を見て、動かないように馬乗りになっている。看護師はAちゃんが処置中も暴れてしまい、しっかり抑えないと何回も採血や点滴を失敗するだろうし、時間がかかると考え、この方法を選択したのだろう。そして、採血や点滴など針を刺す痛い処置は早く終わらせて、母親のもとへ返すことで少しでも早く安心させてあげたいと考えたのではないだろうか。

✚子どもの気持ち

　事例1で紹介した2歳のAちゃんは、ピアジェ（Piaget J）の理論でいえば象徴

的思考段階にある。この段階の子どもは感覚運動的に認知した事柄が内面化され、心のなかにさまざまなイメージが発生し、象徴的行動と言語が急速に発達する段階である。したがって、自分の目の前に何か起こることは理解できるため[1]、医療者が行おうとする行為を、わかりやすく何度も繰り返して話すことで、次第に理解し始める。

　また、診察室や白いユニフォームを着た医師や看護師は、Aちゃんにとってまさに「見知らぬ場所」「見知らぬ人々」である。Aちゃんが必死に母親にしがみついている姿は、ボウルビー（Bowlby J）の愛着理論によれば、母親は「安全基地」であり、恐怖から逃れ安心を得ようとしているのである。Aちゃんにとって母親から引き離されることが「恐怖体験」につながっているのである[1]。したがって、看護師は子どもが診察室へ入室したその時点から、子どもの恐怖体験とならないよう、やさしい雰囲気と言葉で子どもに接することが必要である。また処置を行うときには、2歳の子どもが処置をがんばれる環境にするために、場合によっては母親の膝に乗せて腕をしっかり固定することも一つの方法である。検査や処置を受ける子どもの体験を表1[2]に示す。

医療処置における子どもと看護師の共同作業へのアプローチ

✚ 医療処置における子どもと看護師の共同作業

　子どもは医療処置を行っているとき、恐怖や痛みに耐えていたり、ずっと同じ姿勢をとるためじっと我慢しているなど、多くの苦痛に耐えている。しかし、子どもは一人で耐えているのではなく、看護師や医師もその間、処置を何度も繰り返さないように慎重に進めていたり、子どもに励ましの声をかけたりする。その姿は、一つの処置を子どもと看護師がともに乗り越えようとする、いわば共同作業を行っているのである。そして、共同作業から生まれる一体感に支えられ、子どもは医療処置を乗り越えることができる[3]。

表1　検査や処置を受ける子どもに共通する体験

- 今までの生活にはない出来事
- 自分で決めたりできず、意思決定できない
- 見知らぬ人、見知らぬ物品や環境に遭遇する
- 固定や活動制限などがある場合、自由がきかない
- 親から引き離される
- これから自分の身に何が起こるかわからないことへの不安
- 検査や処置の間、何が行われているのかわからないことへの不安

（江本リナ：検査や処置を受ける時の子どもの体験. 筒井真優美編：小児看護学；子どもと家族の示す行動への判断とケア. 日総研出版, p207, 2003[2]より抜粋）

【事例2】Bちゃん、3歳女児。外で遊んでいるときに転倒し、前額部を3cmほど切ったため、父親と受診した。診察の結果、縫合する必要はなく、ステリストリップ™（皮膚接合用テープ）を貼用することで切創は治癒するとの医師の判断であった。「Bちゃん、ちょっと頑張るよ」医師にそう言われ、①不安を感じたBちゃんは大泣きし始めた。その様子を見た(a)看護師は、父親の膝の上にいるBちゃんのそばに寄り、しゃがんで目線を合わせ、「Bちゃん、今Bちゃんのおでこに傷ができているの。きちんと治さないと大変なんだ。(b)これからシールを3つぺったんするけどがんばろうね。Bちゃん、(c)アンパンマンになれるかな？(d)パパと一緒にがんばろうか」そう話し、Bちゃんが父親と一緒ならがんばれる様子をキャッチすると、すばやく処置を始めた。②看護師の行動を逐一見ているBちゃんが、鑷子を見て少し怯えた表情をしたことに気づくと、看護師はBちゃんに(e)「これはバイキンマンがつかないように物を取るときに使うだけだよ。(f)Bちゃんの顔のそばに近づくけど痛いことはしないよ」そうやさしく笑顔で話し、Bちゃんが落ち着くのを確認した。そして、(g)ステリストリップ™を貼るたびに「一つ」「二つ」(h)あと一つで終わりね。(3つ目が終わると)はーいおしまい。(i)よくがんばったね。えらかったなあ。かっこいいアンパンマンだったね」と処置中泣かずに終えたBちゃんをほめた。Bちゃんは処置が終わると満足げに診察室を後にした。

　事例2をもとに、Bちゃんへの看護師の対応を表2にまとめた。3歳のBちゃんはピアジェの理論では象徴的思考段階にあり、事例1のAちゃんと同じである。目の前の現象を象徴化して理解し、イメージが発展する段階であるため、大好きなキャラクターを用いたコミュニケーションが成立する。また、大人の励ましや声かけにがんばろうとすることもできる。したがって看護師は、Bちゃんの不安と恐怖を取り除くため、処置前にBちゃんの身体状況やこれから行う処置について、平易な言葉で説明しBちゃんに先の見通しを立てさせている。また、恐怖なくBちゃんが処置に取り組めるように、父親の膝に座らせたまま処置を開始している。このような看護師の対応は、3歳のBちゃんが安心して処置に取り組む姿勢をつくることができる。

　そして、処置中は「今何を行っているのか」「あとどれくらいで終わるのか」などを処置の進行に合わせBちゃんに伝え、処置後はそのがんばりをほめることでBちゃんは最後まで泣かずに処置に耐えることができ、「がんばった」という達成感を得ることができたのである。

表2　Bちゃんの気持ちに対する看護師の対応

Bちゃん	看護師	
① 何かをされると察した不安と恐怖	（a）Bちゃんの身体状況の説明 （b）これから何をするのかの説明 （c）好きな（ヒーロー的な）キャラクターを用いて勇気づける （d）パパと一緒であること（一人じゃない） 　　父親の膝に乗せたまま処置を行う	Bちゃんの入室から退室まで、優しい雰囲気と言葉で接する Bちゃんが落ち着いて処置を行えていることを確認しながら、処置を進める
② 鑷子に怯える	（e）何に使う物か （f）痛いことはしない	
③ 緊張しているが泣かずに処置を受けている	（g）実況中継（今何をしているのか） （h）先の見通しを伝える。「おしまい」はいつか	
④ 最後まで泣かずに処置を終えたBちゃん	（i）がんばったことをほめる。賞賛する	

✚医療処置を受ける子どもへのケアポイント

▶これから実施する医療処置を説明する

　最初に医療処置を受ける子どもに対し行う大切なケアは「説明」である。これからどんな処置をするのか、痛みが伴うのか、どのくらい時間がかかるのか、いつ行うのかなど、子どもの発達段階に合わせた言葉と表現で説明を行う。そして、絶対に「うそ」はつかず、必ず子どもの気持ちを確認しながら処置を実施することで、子どもは心理的混乱を避け、処置を受け入れることができる。

　また、特に痛みを伴う処置を行う場合には、処置直前に「今から針を刺すよ」「1、2、3」など、看護師が子どもにかけ声をかけ、息を合わせると、子どももそのかけ声に合わせ覚悟を決めることができる。

▶医療処置が中断しないよう体位の固定はしっかり行う

　子どもは医療処置の必要性を納得しても、いざとなると怖くなり腕や体を動かしたり、途中で暴れ姿勢がくずれるために、処置が中断し時間が長引いてしまったり、何度も処置を行うことになるなど、かえって子どもが苦痛を味わうことになる。したがって看護師は、一度で医療処置が終わるように、医療処置に必要な身体の固定は速やかにしっかり行う工夫が大切である。表3に一例ではあるが援助方法を示した。

▶医療処置中の進行状況を説明する

　子どもは医療処置中、苦痛に耐えながら、「今何をしているのか」「処置の進行

表3 体位固定の工夫の一例

体位固定が必要な理由	援助方法	
採血や点滴確保のとき、途中で暴れたり、腕や体をクネクネ動かすため	<乳児の場合> ●処置部位以外の腕と体幹をバスタオルでくるむ（①②）	① ②
耳鼻科診察のため	<幼児の場合> ●子どもを看護師（または親）の膝の上に座らせ、腕や頭を押さえる（③）	③
鼠径部の穿刺が必要な場合は突然の排便や排尿で穿刺部位が汚染されるため	おむつで陰部を被い穿刺する側の鼠径部を露出し、両大腿を押さえる（④）	④

がどのあたりなのか」「あとどれくらいで終わるのか」などを気にしている。看護師は子どもの様子を確認しながら、処置の進行について、処置終了までの見通しなど、一つひとつ説明すると子どもはその説明を頼りにがんばることができる。

▶医療処置終了後はがんばったことへの承認と次回の予告を伝える

医療処置が終了したら、子どもに処置の苦痛に耐えがんばったことをほめる。また、あとで医療処置の予定がある場合には、予定されている処置の予告をし、子どもに心の準備の時間を与えることが大切である。

以上の内容をまとめたのが表4[4]である。

表4　医療処置を受ける子どもへの説明

説明する時期	説明のねらい	説明のポイント	説明の具体例
医療処置を行う前	① 子どもが不安にならない ② 子どもが先の見通しを立てられる（学童期以降）	① 何のため（なぜ行う必要があるのか） ② いつするのか ③ どこでするのか ④ 誰がするのか ⑤ どのようなものを使うのか ⑥ どのようなことをするのか ⑦ 自分の身に何が起こるのか ⑧ 痛みがあるか ⑨ 痛み以外にどのような感覚があるか ⑩ 検査や処置を待つ時間の過ごし方	● おなかを診る ● 朝ごはんの前 ● 処置室○階 ● 先生、看護師さん ● 実物（処置の物品） ● 絵本を見せる ● 針でチックンする　注射をする、CTを撮る ● ちょっと痛い、触るだけで痛いことはしない、刺すときに痛い ● 「もしもし」する、「押される感じ」がする ● 好きなことをして待ってもらう
医療処置を行っている間	子どもが今の状況を把握できる	状況を実況中継のように詳細に説明する ① 誰が ② いつ ③ 何をしているのか ④ どんな感覚があるのか	● 消毒するね ● ちょっと冷たいよ ● 今からいくよ、いい？ ● 1、2の3 ● 針が入ったよ ● 今とっているからね ● 針を抜いたよ ● テープで止めたら終わり
医療処置が終了したとき	子どもが検査・処置の終了を実感できる	① 終了したことを知らせる ② 予定や繰り返しがあるかどうか	● 終わったよ ● じっとしていて偉かったね ● 終わったから食事していいよ ● ○分後にもう1回ね

（江本リナ：検査や処置を受ける時の子どもの体験．筒井真優美編：小児看護学；子どもと家族の示す行動への判断とケア．第6版，日総研出版，p146，2010[4]）を参考に作成）

子どもの力を引き出す支援（表5）[6]

✚ 子どもが理解できるように説明する

　子どもが医療処置を嫌がる理由には、「何も知らされず突然抑えられて処置を行われてしまう恐怖」や「これから自分がどうなるのか知らされない不安」がある。幼児期以降の子どもは、やってほしいことを具体的に示せば理解することができる。さらに、幼児期以降の子どもは得意なことや人から認められることを一生懸命やろうとする姿がみられる[5]。したがって、子どもの発達段階や理解力に合わせ十分な説明を行い、子どもが納得してから処置を行うことは、子どもが主体的に医療処置に臨むことができる環境につながる。

✚子どもが納得できるまで待つ（心の準備をさせる）

　子どもは痛みを伴ったり、繰り返し行われる医療処置に、その必要性を理解していても必ずしも素直に受け入れているとは限らない。痛みに対する恐怖心や繰り返し行う処置に納得していないこともある。たとえば、学童期の子どもは医療処置に臨むとき「怖いから嫌だ」と思っていても、その反面「がんばりたい」とも思っており、自分なりに努力しようとしている[7]。したがって、子どもが医療処置を乗り越えようとする心の準備ができ、「がんばれる」力が引き出されるよう、看護師は「待つ」ことも必要である。

✚子どもががんばれる環境を設定する

　看護師は子どもが医療処置に主体的に取り組むために「これならがんばれる」という環境を設定することが必要である。たとえば、幼児期の子どもが母親や大好きなぬいぐるみと一緒だったら泣かずに処置を行うことができたり、学童期の子どもが処置台に寝て行うより座って行ったほうが恐怖心が少なかったりする。看護師は、医療処置を行う前に、どうすれば子どもが主体的にがんばることができるか子どもと話し合ったり、過去の医療処置の経験について子どもや家族から情報収集を行い、子どもががんばれる環境を設定することが大切である。

✚がんばっているときは邪魔をせず、支える

　子どもは、医療処置を行っているときはそこに集中し、痛みやつらさに耐えて取り組んでいる。たとえば、看護師は医療処置の間、子どもと一緒にそのタイミングをとったり励ましたりして、子どもが最後まで集中して行えるよう支えることが大切である。

✚がんばったことを承認する

　看護師は医療処置が終了した後、子どもが最後まで取り組んだことや泣かずに行えたこと、動かずにいられたことなど、子どもが取り組めた内容を具体的に承認することは重要である。子どもは、最後まで行えた達成感だけでなく、承認されたことで自分の取り組みを自覚し誇りに思うことができるのである。

（阿部さとみ）

表5 子どもの力を引き出し支える援助

時期	援助のポイント
検査・処置が行われる前	① 心の準備ができる時間をとる 例）幼児の場合、検査・処置が行われる前に覚悟を決められるように数分から数時間の時間が必要 　　学童の場合、数日前から前日にかけて、また検査や処置前に心の準備が必要 ② 心の準備をするためにどのようなことをしたいか話し合う 例）プレイルームで遊んでいたい（幼児） 　　お気に入りの本を読んでいたい 　　お守りを作っておく ③ どのように取り組みたいか子どもの希望を聞く 例）幼児の場合、座ってやりたいか、寝てやりたいか 　　看護師の助けが必要か ④ 子ども自身ができることを実際にやって見せる 例）えびのように背中を丸くする 　　手をぎゅっと握る 　　腕を伸ばしている 　　深呼吸をする ⑤ 子ども自身でやってみる ⑥ 取り組める（できることがある）と自信をもたせる
検査・処置が行われている間	① 子どもとタイミングをとる ② 子どもが注意を集中している間は邪魔をしない ③ 子どもが注意を集中していられる工夫をする 例）数を数える、手を握る、ぬいぐるみを抱く ④ 筋緊張が緩和されるような工夫をする 例）口で息をする、おしゃべりをする ⑤ 子ども自身ができることは見守る
検査・処置が終了した後	子どもが取り組んだ具体的な行動を承認する 例）歩いて部屋に入ってこられたこと 　　いすに座ってできたこと 　　手伝ってほしいことを言えたこと 　　「いいよ」と言えたこと 　　一人で適切な体位をとれたこと 　　ぎゅっと手を握っていられたこと 　　じっとしていられたこと

（江本リナ：検査や処置を受ける時の子どもの体験．筒井真優美編：小児看護学；子どもと家族の示す行動への判断とケア．日総研出版，p215，2003[6]より）

文献
1) 蝦名美智子：医療処置場面でのコミュニケーション．片田範子監：小児看護学<実践看護技術学習支援テキスト>．日本看護協会出版会，p43，2005
2) 江本リナ：検査や処置を受ける時の子どもの体験．筒井真優美編：小児看護学；子どもと家族の示す行動への判断とケア．日総研出版，p207，2003
3) 勝田仁美：子どもが検査・処置に主体的に取り組めるかかわり．小児看護，23（13）：1756，2000
4) 江本リナ：検査や処置を受ける時の子どもの体験．筒井真優美編：小児看護学；子どもと家族の示す行動への判断とケア．第6版，日総研出版，p146，2010
5) 高橋清子：2〜5歳頃の子どもへのケアモデル．小児看護，31（5）：583，2008
6) 前掲書2），p215
7) 江本リナ：約8歳以上の子どもへのケアモデル．小児看護，31（5）：609，2008

Section2 子どものバイタルサインの測定

　ここでは、日々の看護ケアのなかで行われる主なバイタルサインの測定方法について解説する。子どものバイタルサインの計測手法は、身体の大きさに合わせた適切な測定用具を選択し、子ども用の正常値一覧表を用いて評価をすること以外、成人と大きく異なる点はない。

バイタルサインとは

　バイタルサインとは、人間が生きている証である生命徴候をさす。一般には、呼吸、脈拍（心拍）、血圧、体温の測定値をさしてバイタルサインとよぶことが多いが、これに意識状態や酸素飽和度、尿量、痛みなどを含めることもある。

　正常値からの逸脱で異常と判断するが、先天性心疾患などの基礎疾患により平常時からバイタルサインが正常値から逸脱している場合もあるので、補足的に家族からの聞き取りや医療記録からの情報収集も重要である。

　疾病の急性期は、常にバイタルサインの変動を伴う。また、呼吸窮迫・呼吸不全あるいは循環不全状態でもバイタルサインは逸脱しているので、Chapter2でも詳細に述べたように、バイタルサインを正しく測定・評価して子どもの心肺停止という最悪の事態を未然に防ぐ必要がある。

　バイタルサインの測定は常に同じ項目がすべての子どもに必要というわけではなく、状態を見て必要な観察項目を加えたり、一般状態がよい場合には子どもの発達段階や疾病経過、行われている治療に合わせて、必要な観察項目を組み合わせて行う。

　計測の頻度は「医師の指示」が出ることが多いが、バイタルサインの測定自体は子どもの負担になることは少ないので、子どもの様子がおかしいと感じるなど、看護師が必要と判断すれば追加の測定・評価をしてよい。したがって、看護師はどのような場合にバイタルサインを評価しなければならないかを知っておく必要がある。

呼吸

　成人と異なり、子どもは呼吸不全が先行し、その後に急激に全身状態が悪化することが多い。したがって、呼吸の異常サインを十分に観察する必要がある。

　呼吸数は精神的な興奮や緊張で容易に変動するので、胸郭や腹壁の動きから目視で呼吸数をカウントしたり、子どもの腹壁に軽く掌を添えてカウントするとよい。子どもが少し慣れてくれば、聴診器を使用して肺野の呼気相・吸気相の呼吸音聴取、上気道と下気道の狭窄音や喘鳴の有無を確認する。

　子どもの胸郭は、成人に比べて肋骨が水平に近い形で並び、円筒に近い形態である。胸郭自体の構造も軟らかく、吸気努力が大きくなると胸腔内の陰圧により容易に変形して陥没呼吸となって現れる（図1）。

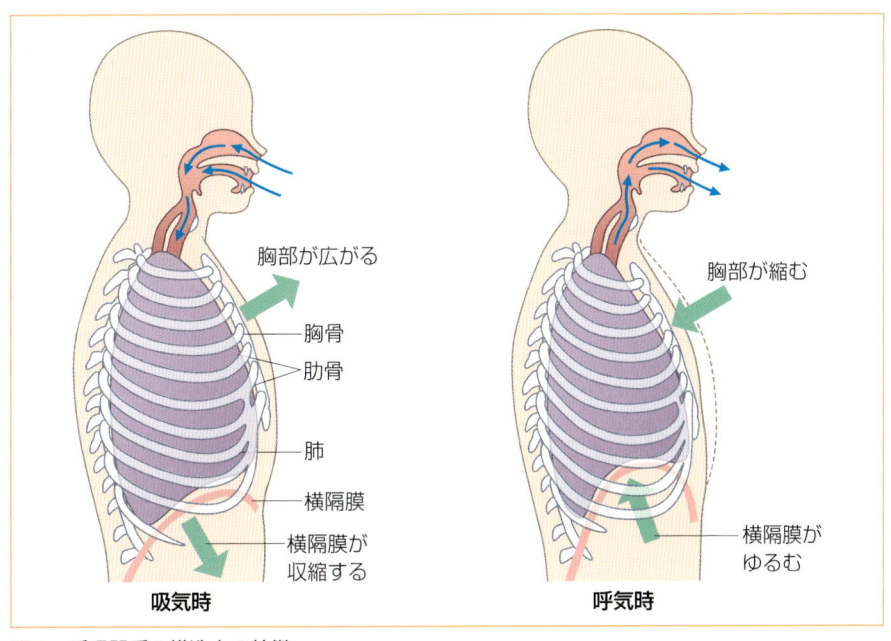

図1　呼吸器系の構造上の特徴

表1　乳幼児と成人の呼吸器系の比較

	成人	乳幼児
頭部	平坦な後頭部	●比較的大きい ●後頭部が突出 　⇒気道確保に肩枕が必要
口鼻腔		●鼻から咽頭にかけて狭い 　⇒分泌物の増加や炎症による浮腫で容易に閉塞する
舌		●比較的大きい
喉頭	第5〜6頸椎の高さ	●より前方に位置する ●第2〜3頸椎の高さ
喉頭蓋	平坦で可動性良好	●組織が軟らかい ●垂れ下がる
気道の最狭部	声門	●声門下（輪状軟骨部）
胸郭コンプライアンス		●胸壁が軟らかい 　⇒機能的残気量を十分維持できない
呼吸筋		●軟らかい胸郭を維持するため呼吸筋疲労を来しやすい 　⇒補助呼吸筋による呼吸努力が目立つ

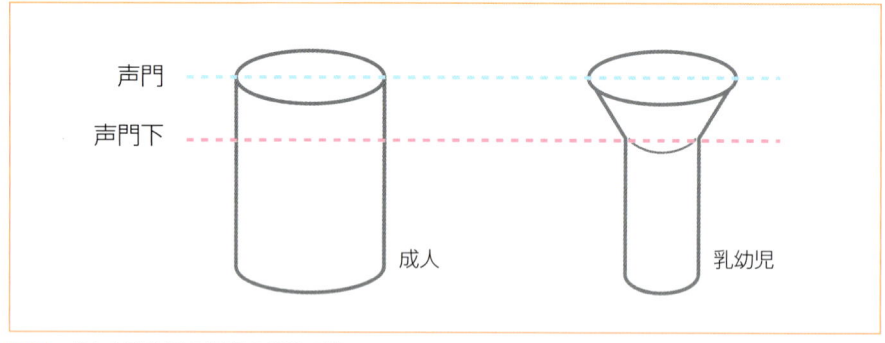

図2　成人と乳幼児の喉頭の構造の違い

　子どもは呼吸筋が未発達であり、胸郭の構造上の特徴もあいまって、胸式呼吸には不利である。腹式呼吸であるため、食事や便秘などの影響を受けやすいのも子どもの呼吸の特徴である（表1）。
　成人では、声門が最も気道の狭い部分になるが、10歳未満の子どもでは、気道の最も狭い部分は声門下となる（図2）。

✚呼吸のアセスメント

　呼吸の評価は、呼吸の状態のみの観察にとどまらず、全身状態や機嫌、生活の様子から包括的に評価を行い、呼吸障害の有無を確実に見きわめる必要がある。

1）呼吸数：多呼吸、徐呼吸の有無
2）呼吸様式：呼吸努力、胸郭の動き
3）呼吸音：喘鳴、狭窄音の有無、エア入りの左右差
4）呼吸リズム
5）酸素化、ガス交換

小児アセスメントトライアングル（PAT）での呼吸状態の評価を示す。
- 異常呼吸音（聴く）：吸気性喘鳴、呼気性喘鳴、呻吟
- 姿勢の異常（看る）：臭いをかぐ姿勢（スニッフィングポジション）、起座呼吸（図3）
- 呼吸努力/呼吸筋等の動き：陥没呼吸、鼻翼呼吸、多呼吸
- 皮膚の色：チアノーゼ

気管切開をしている子どもは、口鼻腔での自然の加湿が行われないので、痰の性状を観察し、十分な加湿が行われていることを確認する。

気管内挿管されている子どもは、以下を観察する。
- 陽圧換気で胸郭の持ち上がりに左右差がないこと
- 末梢気道への空気の入りが十分確認できること
- 心窩部で胃泡音が聞こえないこと
- 呼気二酸化炭素検知（カプノメーターなど）
- 十分な酸素化が得られていること
- チューブ内の水蒸気が観察されること

✚ 呼吸の異常

▶呼吸努力

呼吸努力として、陥没呼吸、呻吟、肩呼吸、鼻翼呼吸、シーソー呼吸などがしばしば観察される。

シルバーマンスコアは、新生児の呼吸努力を評価するツールであるが、年少乳幼児でも同様の呼吸努力が観察される（図4）[1]。

▶呼吸窮迫と呼吸不全

呼吸障害の原因は、上気道閉塞、下気道閉塞、肺組織（実質）病変、呼吸調節の障害などがあり、重症度によって呼吸窮迫と呼吸不全に分類される。

子どもの呼吸障害の程度は、咳嗽の程度、陥没呼吸、哺乳困難、不安と不穏、起座呼吸、喘鳴、多呼吸、鼻翼呼吸、チアノーゼなどからも評価を行うことができる。

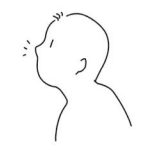

スニッフィングポジション
鼻を突き出し、においを嗅ぐような姿勢
上気道狭窄のあるときにみられる

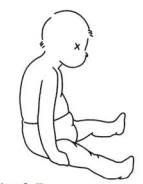

起坐呼吸

図3　姿勢の異常

【Note】呼吸不全とは
呼吸不全とは、「呼吸機能障害のために動脈血ガスが異常値を示し、そのために正常な機能を営むことができない状態」をいう。
大気下で動脈血酸素分圧（PaO_2）が60Torr以下となる異常をさす。（厚生省特定疾患「呼吸不全」調査研究班昭和56年度報告書より）

点数	胸腹運動	下部胸部陥没	剣状突起陥没	鼻腔拡大	呼吸性呻吟
0点 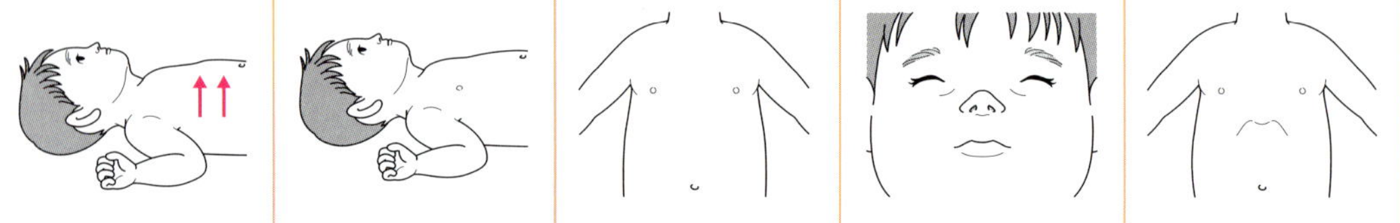	同調している	なし	なし	なし	なし
1点 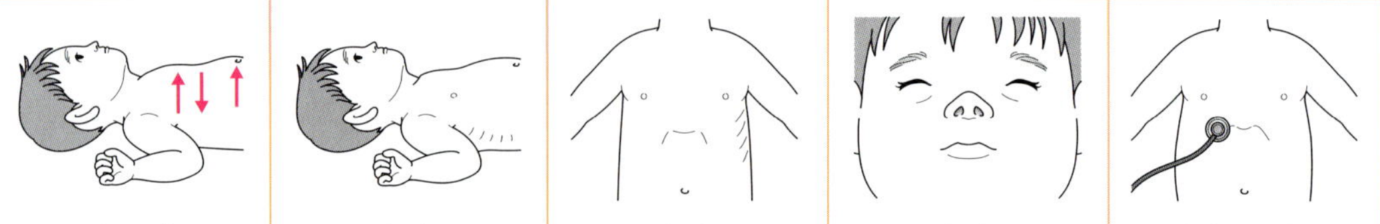	吸気でずれ	軽度	軽度	軽度	聴診器で聴取
2点 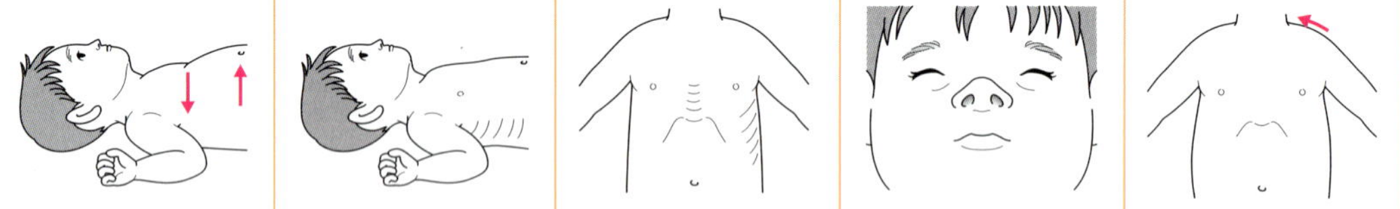	胸と腹で交互	著明	著明	著明	耳で聴取

図4 シルバーマンスコア
(国立成育医療研究センター編：ナースのための小児感染症 予防と対策. 中山書店, p42, 2010[1])

たとえば喘息発作時には、気道末梢（下気道）の喘鳴だけでなく、起座呼吸、呼気相の延長が観察される。重症の発作時には、経皮酸素モニター数値も低迷し、「呼吸不全」に至る。

▶咳嗽

咳嗽は、小児の気道感染症の症状としてよくみられる症状の一つである。咳はその聞こえ方によって、乾性咳嗽、湿性咳嗽、犬吠様咳嗽などに分けられる。

▶喘鳴

喘鳴は、気道狭窄や分泌物が気道に貯留しているときに聞こえる呼吸雑音である。主に喉頭付近で聞こえるゼーゼーといった粗い高い音は、stridorとよばれ、気管支付近で聞こえるヒューヒュー、プツプツといった音はwheezingとよばれて区別される。子どもの喘鳴の原因として最も多いのは、下気道感染や気管支喘息による下気道の喘鳴、クループ、気道異物（図5）である。

▶呼吸リズムと姿勢の異常

呼吸リズムの異常について図6に示す.

Section2 子どものバイタルサインの測定

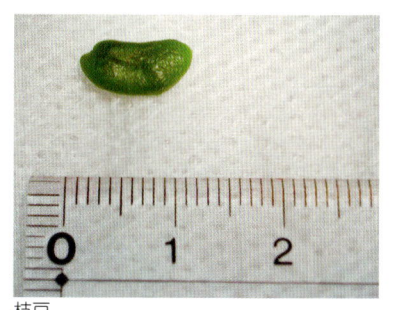

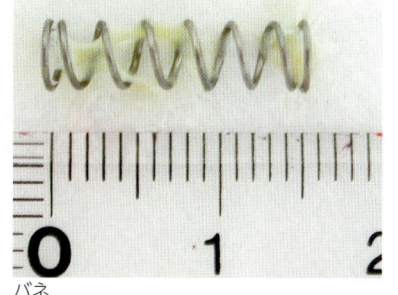

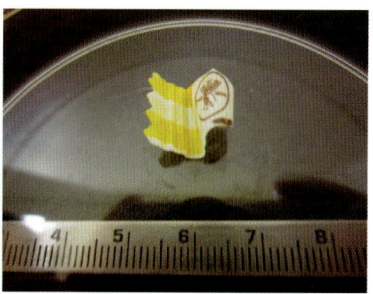

枝豆

バネ

お菓子の包装紙の一部(飴の包装紙の切れ端)

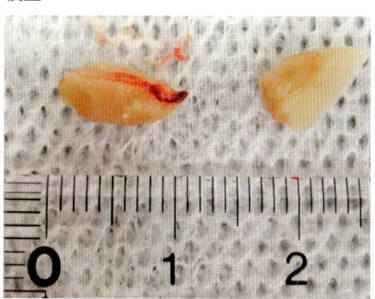

アーモンド

ピーナッツ

図5　気道異物の例

呼吸リズムの異常

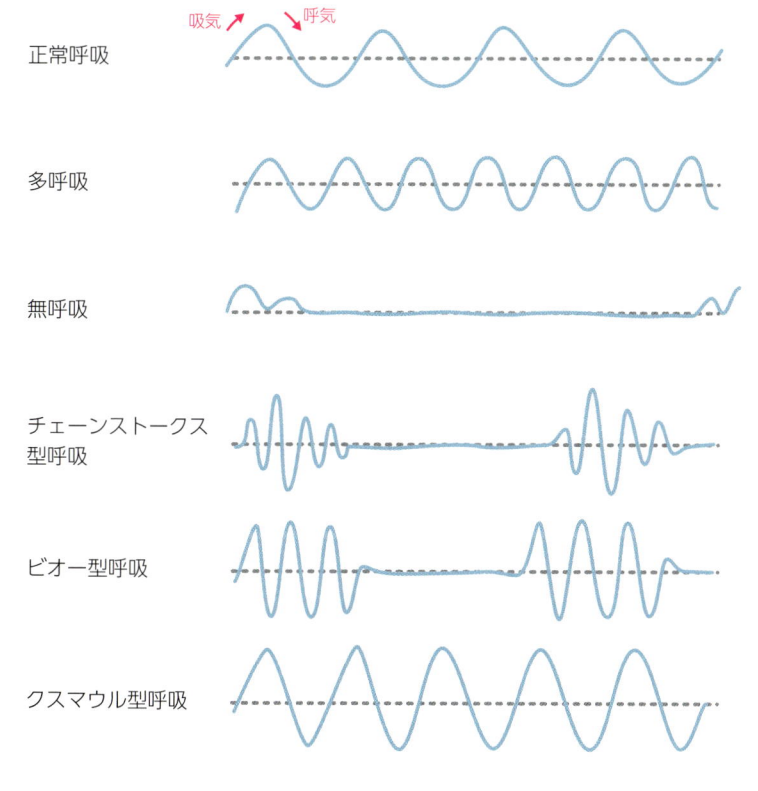

吸気　呼気

正常呼吸

多呼吸　　浅く速い呼吸。異常値は年齢により異なる。1歳未満では＜60回/分

無呼吸　　20秒以上持続する。呼吸運動の断続的な静止。低酸素状態により徐脈やチアノーゼを伴う。原因は、中枢性（未熟性、中枢異常）、閉塞性、混合性などさまざまである。

チェーンストークス型呼吸　徐々に早く深くなり、次第にゆっくりと浅くなる呼吸が無呼吸相と交互にみられる。中枢神経の異常、低酸素症、心不全、腎不全、臨死期にみられる。

ビオー型呼吸　深く早い呼吸相と無呼吸相が交互にみられる。中毒や髄膜炎が原因となる。

クスマウル型呼吸　深く速い呼吸が規則正しく連続する。糖尿病性ケトアシドーシスや尿毒症など、代謝性アシドーシスが原因となる

図6　呼吸リズムの異常

循環（心拍数、心音、リズム、末梢温）

　循環の評価は、聴診器による心音の評価だけでなく、意識活動、末梢循環、生活行動、排泄（排尿）、体重などから多角的に行う必要がある。

　呼吸数と同じく、心拍数も精神的な興奮や緊張で容易に変動するので、安静時に計測することが望ましい。疾患急性期や初回評価をする際には、聴診器を使用して胸壁をとおしての聴診を行い、基本的には1分間の心拍数の計測を行う。

　循環動態が不安定な子どもや先天性心疾患や不整脈の既往のある子どもには、心電図モニターを装着し心拍のベースラインや心電図異常の観察も行う必要がある。

　脈拍は、全身の浅い部位にある動脈の拍動を触知することによって知ることができ、心拍数の代わりとすることができる（図7）。

　心不全が進行してくると、重要臓器への血流を優先するため、腸管や四肢末梢、皮膚への血流が少なくなり、浮腫や末梢冷感、下痢といった症状が現れることがある。活動性の低下や尿量の減少が起きてくる段階では、循環不全はかなり進行して低血圧性循環不全の一歩手前になっていると考えられる。循環不全を早期に発見するためには、普段の様子との比較を含めて、皮膚に現れる小さなサインや症状から判断をしなければならない。

　また乳幼児では、呼吸苦や胸部の不快感を腹痛として訴えることがあるので、子どもが腹痛を訴えるときには、循環の評価を必ず行う必要がある。

✚胸部の聴診と循環の評価

　胸部の聴診には、子どもの体格に合わせて適切なサイズの聴診器を使用する。聴診する部位は図8に示す。

　胸部の聴診では、心拍数、拍動の強さ、リズム不正の有無などを聴取する。

　心雑音が聴取されても、聴診部位だけでは心臓奇形の種類や部位などを推定することはできないが、所見の一つとして記録にとどめておく必要がある。心雑音や不整脈は、時間経過に伴う増強や減弱、生活活動による変化があれば合わせて記載する（表2）。

✚チアノーゼの有無、末梢循環の評価

　チアノーゼは中枢性（全身性）と末梢性に分けられる。ヘモグロビンは、酸素と結び付いている明るい色の酸化ヘモグロビンと暗赤色の還元ヘモグロビンからなり、還元ヘモグロビンの絶対値が5g/dL以上になるとチアノーゼとして視覚的に確認される。

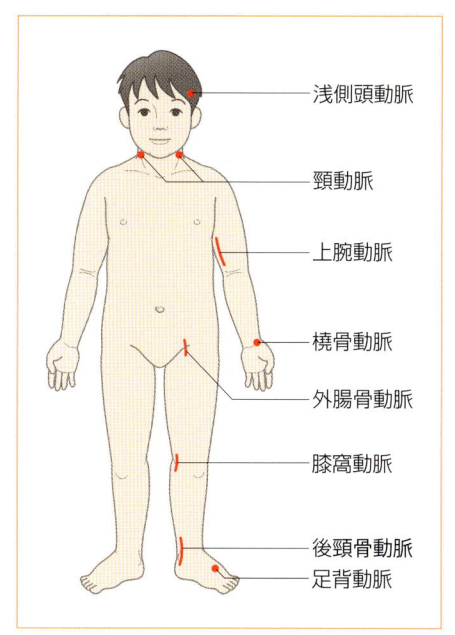

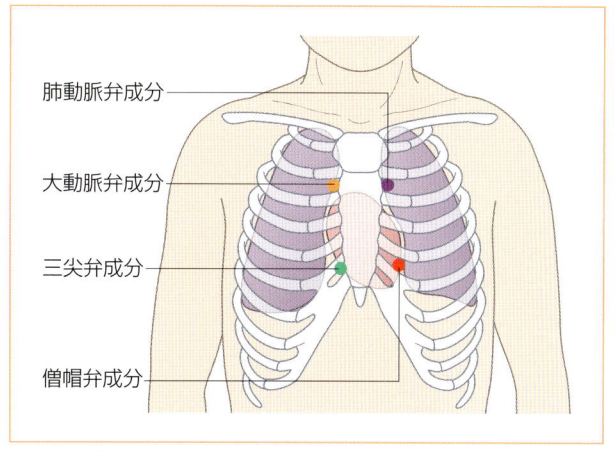

図7　脈拍触知が可能な部位
（浅側頭動脈、頸動脈、上腕動脈、橈骨動脈、外腸骨動脈、膝窩動脈、後頸骨動脈、足背動脈）

図8　聴診部位
（肺動脈弁成分、大動脈弁成分、三尖弁成分、僧帽弁成分）

表2　心雑音の表記

Ⅰ度：かすかに聴取できる雑音
Ⅱ度：聴取できる（が、さほど大きな音ではない）雑音
Ⅲ度：明瞭に聴取できるが心尖部のスリル（振動）を伴わない雑音
Ⅳ度：明瞭に聴取できる心尖部のスリル（振動）を伴う雑音
Ⅴ度：大きな雑音で触れて感じとることのできるスリルを伴う雑音
Ⅵ度：聴診器を使わなくても聴取できる雑音

　中枢性チアノーゼの原因は、心血管性、肺性（呼吸によるもの）、血液性（多血など）があり、末梢性チアノーゼの原因は、寒冷や発熱物質による末梢血管の収縮などによる。
　循環不全によるチアノーゼは、皮膚の蒼白色が目立つようになる。チアノーゼの観察は、色調、部位、活動・非活動時の変化の有無について行い、記録を行う。先天性心疾患などでみられるチアノーゼは中枢性チアノーゼで、程度も高度であることが多い。また、敗血症性ショックの際には、末梢血管は開いているので、末梢が温かいままであることがあるので注意が必要である。
　CRT（capillary refill time：毛細血管再充満時間）[1]は、ごく短時間で簡単に末梢循環を評価するのによい方法である。しかし、寒冷や強いストレス、発熱の初期などでは、末梢血管の収縮による影響を受けるので、経過のなかでの影響因子を考慮に入れながら評価に加えるとよい。

[1] 末梢の爪などを白くなる程度に圧迫し、圧迫を解除した後に毛細血管に血液が再度充塡されるまでにかかる時間。CRT＜2秒であれば正常。寒冷刺激などにより影響を受けるので、冬季などの外来受診患者で四肢末梢が冷え切っているときには評価が困難となる。

IN/OUT測定（厳密な水分制限のある場合）

水分出納（IN/OUT）評価は、継続的な循環状態の観察や利尿薬使用時の効果判定の際に行われ、毎日の体重測定値とともに参照される（表3）。トイレットトレーニングが終了している子どもでは成人と同様に尿器などを使用して行う。おむつを使用している乳幼児では、おむつへの排泄量を測定し、乾燥したおむつの重量を差し引くことで行う（図9）。

厳密な水分出納管理が必要となるのは、心不全、腎不全、重度の脱水症、抗利尿ホルモン不適合分泌症候群（SIADH）などの内分泌系の異常があるときや、外科手術後、ショック回復期などである。

以下にIN/OUT測定する際の留意点をあげる。

- 決められた時間ごとにinput/outputを比較する。前後のinput/outputバランスの推移や、体重の推移、浮腫の有無を記録する。
- 体重は日内変動もあるので、食事の直後を除き、毎日決まった時間に体重計測をするようにする。
- 乳児の場合、ミルク・母乳は水分としてカウントする。
- 厳密な水分出納管理が必要である場合は、子どもの生活や食形態をもとに、医師と事前に何を計測するのか確認をしておく。
- 消化管通過障害では電解質のバランスをみて必要な補正をかけるために、消化液の排出量を測定し記録に残す。
- 家族が付き添ってケアをする場合は、家族にも計測すべき項目を伝えておき、記録に協力してもらえるようにベッドサイドに記録シートを置く。
- 排便は、水様便であればそのまま計測する。固形便の場合は、尿量を計測したいのか、水分排出量を計測したいのかによって対応が異なる。使用後のおむつの計測時には、中におしり拭きなどが混じっていないことを確認する。

血圧

血圧は重要な循環動態の評価指標であるが、急変を予測するものではない。ショック相において「血圧の低下」は、ほかの予備機能が破綻した末の現象であり、これを認めたときには、すでに重篤な病態に陥っていると考えなければならない。また、高血圧は、内分泌性、腎性、中枢性などの原因で子どもにも症状として観察され、精神的な緊張や興奮でも一時的に高血圧となりうる。

表3 IN/OUT表（日々の経過表；在宅用）

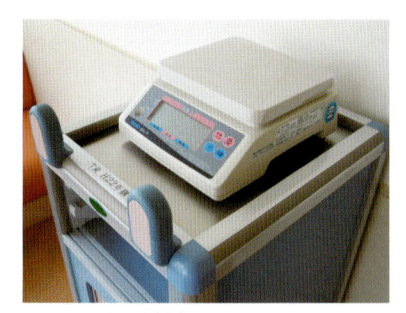

図9 おむつ計測はかり

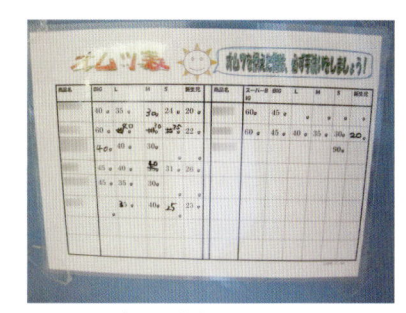

おむつの重さ一覧表

✚血圧の測定

　血圧は、啼泣や運動によって大きく変動するので、安静時に測定することが望ましい。入眠中、あるいは家族に抱っこをしてもらいながらおもちゃであやすなどして行うとよい。測定時には、子どもの体格に応じた器具を使用する必要があり、上腕の1/2〜2/3を覆う幅のマンシェットを選択する（図10）。

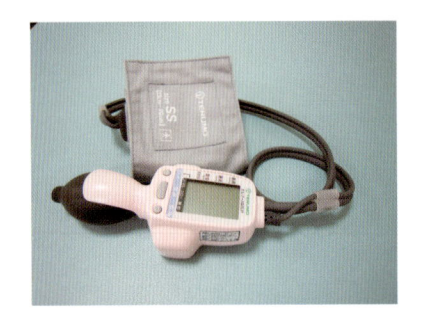

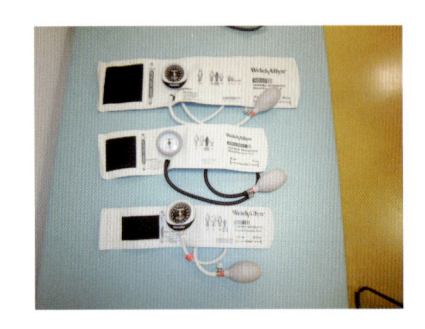

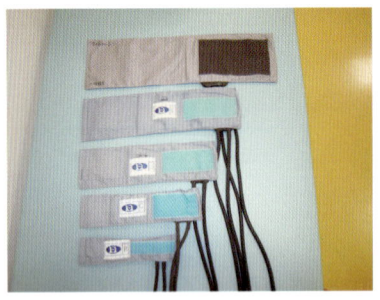

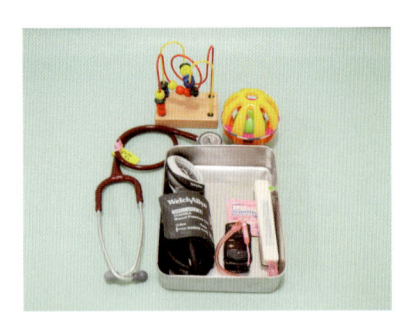

図10　さまざまなマンシェット
マンシェットは成人と同じく上腕の2/3程度を覆うものを選択する。サイズが大きすぎると血圧は低く測定されるので適切なサイズを選択することが必要となる。

体温

　体温測定は、腋下測定用の一般的な体温計を用いる。
　計測器具のセンサー部分を腋下に密着させて把持し、反対の手で子どもの上腕を支えて計測する。直腸温計は、寒冷期の溺水やショック状態で循環動態に異常を来しているときなど体表温度が深部体温を反映しないときにのみ使用し、常に用いる方法ではない（図11）。
　直腸温を計測しなければならないときには、直腸粘膜の損傷に気をつけ、プローブを潤滑剤などで十分にコーティングしたうえで、内肛門括約筋を越える場所までそっと先端を差し入れる。
　プローブの固定には、皮膚トラブルの起こりにくいテープを選択して大腿の内側に固定をする。

痛み・苦痛（不穏）

　「痛みとは、体験している人が伝えるところのものであり、その人が痛いというときには必ず存在する」（国際疼痛学会、1979）と定義されており、主観的で個人的な体験ではあるが、評価すべき重要な情報である。普段の様子と比べてどうか、

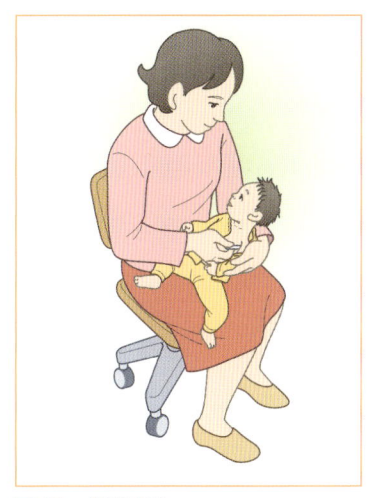

図11　体温計測

入院したばかりであれば、家族から普段の様子を確認しながら評価を行う。子どもの表情や機嫌、姿勢なども、痛みがあることをうかがわせる重要なポイントである。

痛みの程度を言葉で伝えられる子どもには、家族のコメントを参考にしながら、子ども自身が評価できる。幼児期以降であればフェイススケールや好みのツールを用いて、痛みについて評価が可能である。痛みや苦痛が、遊びや食事などの場面を通じてどのように影響しているか把握するとともに、同じ尺度で痛みや苦痛を評価できるように、子ども・家族と医療チームで情報共有をすることが望ましい。

○cf.
「フェイススケール」については、p181の図1参照。

【Note】
言語での表現が十分できない新生児・乳児では、表情筋などから不快の反応を読み取るだけでなく、興奮や不穏、過敏といった状態を、痛みや苦痛に関連した症状としてとらえる必要がある。

バイタルサインの測定

✚ バイタルサインの測定の準備

バイタルサイン測定の際は、以下のことに気をつけて行う。
1）子どもに触れる前に、診察に必要な物品がそろっていること、清潔な状態で準備されていることを確認する。
2）爪を短く切り、手を洗って、相手に不快感を与えないように自分の身だしなみを整える。
3）手が冷たいと身体に触れたときに不快感を与えるので、温湯で手を温めておく。
4）年齢が低く十分に会話ができない乳幼児であっても、子どもに近づき、手を触れるときには、言葉をかけてから行う。子どもがなじみやすいように、難

しい言葉は使わず、やさしくはっきりとした口調で話しかけるようにする。
5）入院中の子どもには家族が付き添っていることが多いので、言葉遣いは砕けすぎないように、子どもや家族を尊重する態度を保つように心がける。
6）子どもの様子を見て、子どもの発達段階に応じたおもちゃも用意しておくとよい。

✚バイタルサイン測定の順序

　バイタルサインの測定は、子どもが安静に眠っているときか、床上で静かに遊んでいるときに計測するのがよい。啼泣しているときや走り回って遊んでいるときは避ける。乳児では、怖がらせないように優しく声をかけ、おもちゃなどで気をそらしつつ、安静を保つように心がける。幼児期以降は、子どもの協力を得ながら計測を行うことが可能である。

　子どもが興奮して泣いたり、遊んで走り回っているときは、体温・脈拍・呼吸数の測定には適さないので、初期評価にとどめ、昼寝やテレビを見てじっとしているタイミングを見計らって計測を行う。また、家族に抱っこされていることで子どもが安心できるならば、抱っこのまま測定を行ってもよい。

　人見知りのある警戒心の強い時期の乳児では、初めは安静にしていても、看護師が計測を始めて身体に手を触れると、途中で泣き出すなどして測定が困難になることがある。どの項目から計測をすればより多くの情報が得られるか、考えながら計測を進める。一般的には、手を触れずに行える項目から始め、子どもの遠くから、そしてより近接しなければ計測できないものの順に行う（図12）。たとえば、目視でできる項目としては、一般状態（姿勢、動き、機嫌、活気、顔色）の観察があり、また呼吸狭窄音や喘鳴も程度が強ければ聴取することができる（表4）。さらに、着衣の上からそっと身体に手を添えるだけでも、腹壁の動きをとおしての呼吸数の測定、胸郭を介しての喘鳴の有無の確認などが可能である。

　下記の順に組み立てると比較的スムーズに計測することができる。接触や拘束感を意識させる体温測定や血圧測定は母親に抱っこしてもらいながら行うとよい。
1）一般状態（姿勢、動き、機嫌、活気、顔色）の観察
2）呼吸数のカウント、呼吸音の聴取
3）心拍数のカウント
4）腹部音の聴取
5）末梢の皮膚温、色調（接触、目視）
6）体温測定
7）血圧測定

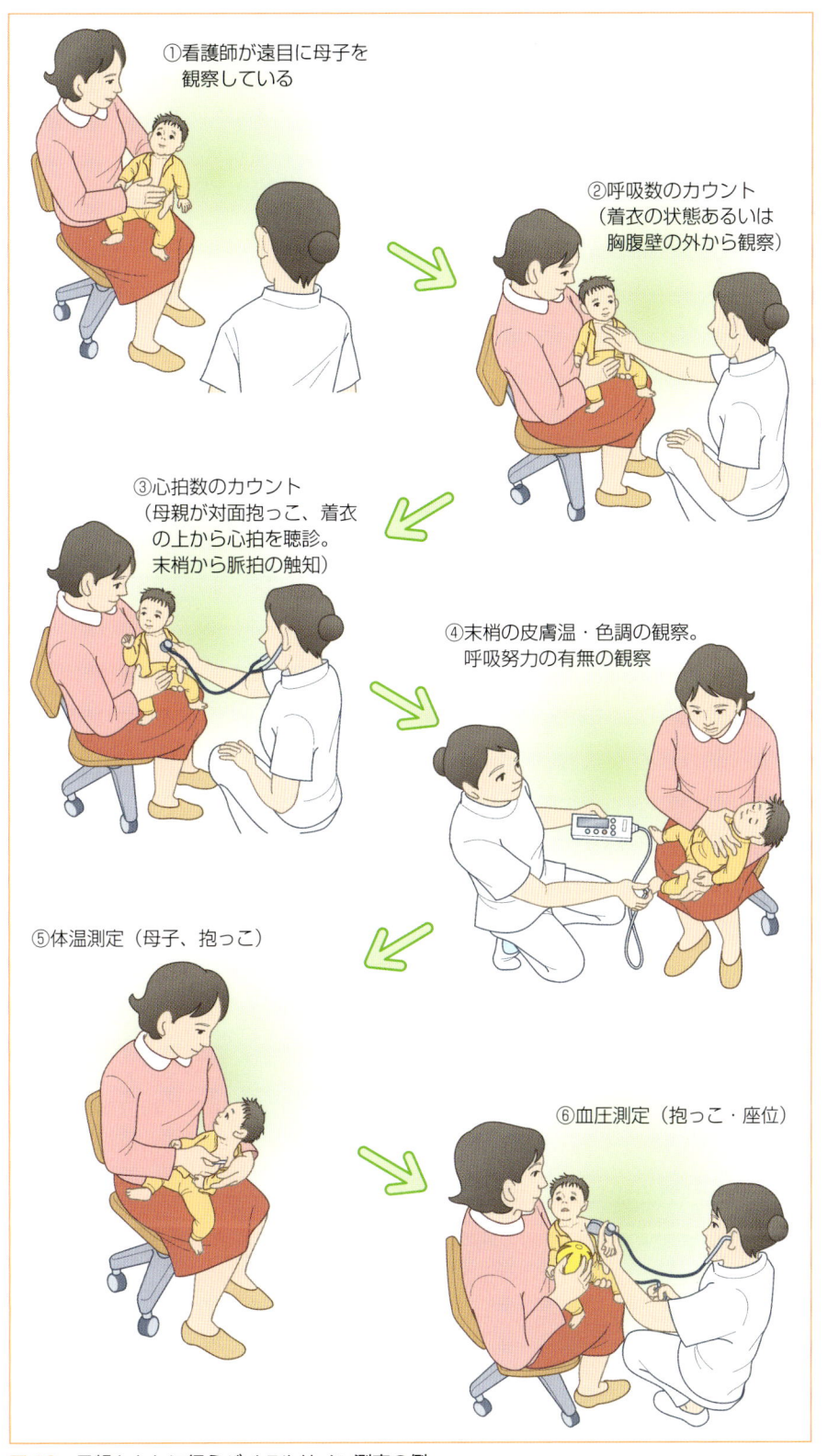

Section2 子どものバイタルサインの測定

①看護師が遠目に母子を観察している

②呼吸数のカウント（着衣の状態あるいは胸腹壁の外から観察）

③心拍数のカウント（母親が対面抱っこ、着衣の上から心拍を聴診。末梢から脈拍の触知）

④末梢の皮膚温・色調の観察。呼吸努力の有無の観察

⑤体温測定（母子、抱っこ）

⑥血圧測定（抱っこ・座位）

図12 母親とともに行うバイタルサイン測定の例

表4 喘鳴の特徴

英語表記	部位	音の特徴
stridor	上気道 (喉頭部)	喉頭部周囲の狭窄や異物により起こる粗雑な高い音 ヒューヒュー（呼吸時に上気道で聞こえる狭窄音）
wheezing	下気道 (気管支)	気管支の分泌物の貯留などで起こる下気道での音 ギューギュー、ゼイゼイ
rhonchi	主気管支〜 上気道	いびき音、太い気管支での分泌物音 グーグー、ガーガー

✚ バイタルサインの記録

呼吸数、心拍数、体温、血圧、尿量、体重などの数値化・定量化できる項目については、熱型表に記載すると経時的な変化を確認しやすい。

確認された変調、観察項目を追加したことなどは、看護記録としてわかりやすく記載する。

▶看護記録

呼吸については、呼吸数の異常、呼吸音の異常、SpO₂モニターの基線（平均的な数値）、アラームの頻度と呼吸パターン、呼吸努力、吸入による呼吸症状の変化、使用していれば酸素量、酸素投与経路、経時的な呼吸症状の変化について記載する。

咳嗽については、「湿性咳嗽」「乾性咳嗽」「発作性咳嗽（１回の吸気の後に立て続けに出る咳）」「犬吠様咳嗽」などに分けられるが、咳の性状が擬音（ケンケン、コンコン）などの表現を用いて適切に記録されたほうがよい。また咳込み嘔吐やチアノーゼなど、咳に関連した症状があれば記載する。

喘鳴は、気道に分泌物や異物があるとき（狭窄）に聞かれる呼吸の異常音である。音の発生部位により、表4のように表現されることもある。

心拍・心電図モニター・循環動態は、心拍の基線（平均的な数値）、活動・休息にともなう基線の変動（眠ると心拍数が大幅に減少する、起きて啼泣すると心拍数が異常に高くなる）、リズムの不整、末梢冷感、チアノーゼの部位や程度、浮腫の増強や排尿量の減少などがあれば記載する。

先天性心疾患では、心電図の波形が正常の波形と大きく異なることがあり、さらに個々の症例によっても「平常時の心電図波形」が異なる。それぞれの子どもの平常時の心電図波形を把握して、比較するように努める。

不整脈は、成人と同様であるが、自分の症状を訴えられない年齢の子どもでは、不整脈に気づくことと同時にどのような症状が子どもに現れているか観察し、記載する（表5）。

表5 しばしばみられる不整脈と観察・記録項目

不整脈の種類	観察事項	波形
発作性上室頻拍 (PSVT)	基線（bpm）、持続時間、症状（蒼白、嘔吐、活気のなさ、不機嫌）など	II度房室ブロック ウェンケバッハ型房室ブロック 房室結合部の伝導時間が徐々に延長する （P波－QRS間が徐々に延長する）
心室性期外収縮 (VPC)	単発/連発、運動で増加・減少するか	モービッツII型房室ブロック 房室間伝導が断続的に途絶える
房室ブロック II度　III度	活動・休息による症状の変化 機嫌、浮腫、血圧の変動　など	III度房室ブロック 心房の興奮が伝わらず、心室は固有の調律で興奮する

血圧は、マンシェットを用いて聴診法で測定するのが一般的であるので、下肢で血圧を測定したときや、ドップラーや触診法で測定したときには、測定部位・測定方法についても記載する。乳児では、拡張期圧を示すコロトコフ音の消失点（スワンの5点）はしばしば聴き取れず、記載されないことがある。

▶体温

検温は、通常、腋下で計測している。耳式体温計などの機器を使用して体温測定をした場合は、測定部位、使用機器についても記載する。発汗が著しいとき、外気温の影響を大きく受けていると推定されるときは、その旨も記載する。

発熱時は、熱の高さのみでなく、持続時間、発熱の型についても記載する。発熱は、微熱（37.0～37.9℃）、中等度の発熱（38.0～38.9℃）、高熱（39.0℃以上）に分類される。高熱は熱型により、稽留熱、弛張熱、間欠熱、波状熱（周期熱と回帰熱）に区分する。

家族から発熱の時期などを聴き取る際は、発熱した時期、熱型あるいは発熱持続期間、発熱以外の症状の有無、感染症患者との接触の有無、基礎疾患の有無を確認して記載する。

▶痛み

痛みについては、子ども自身が表現したことばをそのまま用いて記載する。痛みや、不快に関連した表現については、できるだけ詳細に記録し、それに対してどのようなケア、対応を行い、症状の緩和や軽減につながったかどうかの評価を記録上で行う。

子どもの痛みは、子どもの心理的な状態やそのときの環境にも大きく影響を受けるため、その前後の処置や出来事、子どもの言動についても書き留めておくと、痛みへの効果的な対処を考えるうえで役立つ。長期にわたり痛みが続くときや、繰り返し痛みを伴う治療を受ける必要のある子どもには、痛み症状の評価やそのときの対処についての情報を継続的に記載することのできる「痛みのカルテ」を作成して共有する方法があり、効果的な痛みへの対処の手がかりとすることができる。

✚バイタルサインの報告

バイタルサインの正常値からの逸脱を確認したときには、急変の可能性を視野に入れて速やかに医師に報告する必要がある。子どもの様子に変化が起きていないときには、看護師は報告の必要があると確信がもてずに、要点を得ないあいまいな報告をして、結果的に異常が正しく伝わらない可能性もある。バイタルサインの正常値からの逸脱の意味について、あるいは急変を未然に防ぐことの意義や手順については、医療チームあるいは院内で十分に共有されていなければならない。

急変時対応と RRS (Rapid Response System；院内救急対応システム)

RRSは、院内で急変や異常が観察されたときに、早期に駆けつけて初期評価・初期対応を行う仕組みである。病棟内での急変・蘇生事象の検証では、9割以上の症例でバイタルサインの異常が観察されている。呼吸停止・心停止に至った症例では転帰不良例が多く、呼吸停止・心停止に至る前に、適切にバイタルサインが評価され、異常に対処する必要がある。病院内で、病院での急変時対応チームやリスク管理部門と話し合い、入院中の子どもの急変時対応をどのように行うか、連絡対応先を明確にしておく必要がある。

✚SBAR報告ツール

▶2 SBAR：Situation（状況）、Background（経過）、Assessment（評価）、Recommendation（要請・提案）

報告時には、要領よく確実に相手に情報を伝える必要がある。報告の方法や提供する情報の内容は重要であり、普段から報告の訓練をしておくとよい（図13）。
SBAR報告ツール▶2は、患者安全のためのコミュニケーション技術として活用できる枠組みである。

（西海真理）

> **状況：Situation**
> **場所、自分の職種と名前、対象者氏名、連絡理由**
> 「○○病棟の看護師のAです。入院患者のBさんは1歳6か月の男の子ですが、呼吸数が60台で、RRSのバイタルサインの基準を超えています。酸素マスクを5L使用してSpO₂モニターの値は95％以上をつけていますが、努力呼吸も著明で呼気が延長しています」
>
> **経過：Background**
> **子どもの状態**
> 「Bさんは昨日救急から喘息発作を主訴に入院してきました。今日は絶食で、輸液と酸素マスクを使用して、気管支拡張剤を使用しながら経過観察をしています。最後の吸入は4時間前の14時でした。お母さんがベッドサイドで付き添いで抱っこをしていますが、普段よりぐったりしていると言っています」
>
> **評価：Assessment**
> **問題と考えること、気がかりな点**
> 「喘息発作により呼吸状態が悪く、低酸素はないものの何か対処が必要ではないかと考えています」
>
> **提案：Recommendation**
> **要請したいこと、対応してもらいたい内容**
> 「一度早い時間に診察をして評価をしていただくことはできますか。難しいようであれば、2時間後に予定されている気管支拡張剤の吸入処置を今から行ってみてもよいでしょうか」

図13　急変時の報告方法（SBAR報告ツール）の例

文献
1) 国立成育医療研究センター編：ナースのための小児感染症 予防と対策. 中山書店, p42, 2010

Section3 子どものphysical examination

身体計測

✚身体計測の意義
- 身体の発育は、身長、体重、頭囲、胸囲などを測定し、測定値は標準値を基準として評価される。
- 身体計測値は、発育状態・栄養状態の評価、疾病による異常の早期発見、輸液量・薬剤投与量の算出に役立てられる。

✚身体計測時の留意点
- 身体の露出は最低限にし、子どもの羞恥心に十分配慮する。
- 前回の測定時を把握しておき、測定後に比較してアセスメントする。

✚身体計測の方法
▶身長
◉乳児
- 立位がとれない乳児は乳児用身長計を使用する。
- 乳児を裸にして、乳児用身長計に仰臥位で寝かせる。計測は看護師2人で行う。

【NOTE】必要物品
・身長計（乳児用・一般用）
・メジャー（変形拘縮がある場合）

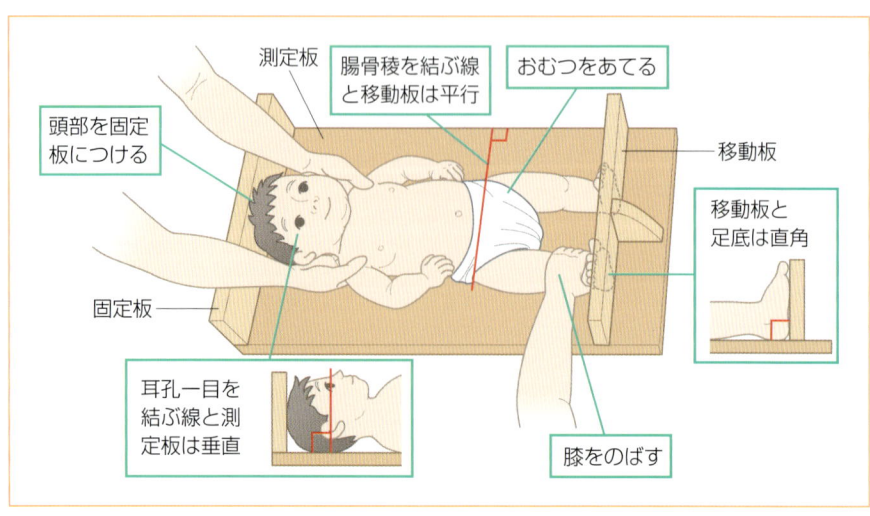

図1　乳児身長計による計測

1人の看護師は頭部を固定板にあて、動かないように頭部と肩を固定する。他方の看護師は乳児の膝が曲がらないよう膝を軽く押さえ、足底が直角になるよう移動板を足底にあて測定値を読む（図1）。

● ポイント

・頭部を固定板に付け、頭部と肩を固定する。
・耳孔と目を結ぶ線が、測定板に対して垂直になるよう頭を固定する。
・腸骨稜を結ぶ線と移動板を平行にする。
・下肢（膝）をのばす。
・移動板と足底が直角になるよう固定する。
・おむつをあてて、排尿に備える。
・測定値は小数点第1位まで読む。

◉ 幼児・学童

● 裸足で身長計の踏み台に乗り、尺柱に後頭部、背部、臀部、踵部をつけて、足先は30〜40°開いて立つ。頭部は眼窩下線と外耳孔上線を結ぶ線が尺柱と垂直になるよう保ち、横規を頭頂部まで下げ目盛りを水平の高さで読む（図2）。

● ポイント

・横規を頭頂部に強く押しつけない。

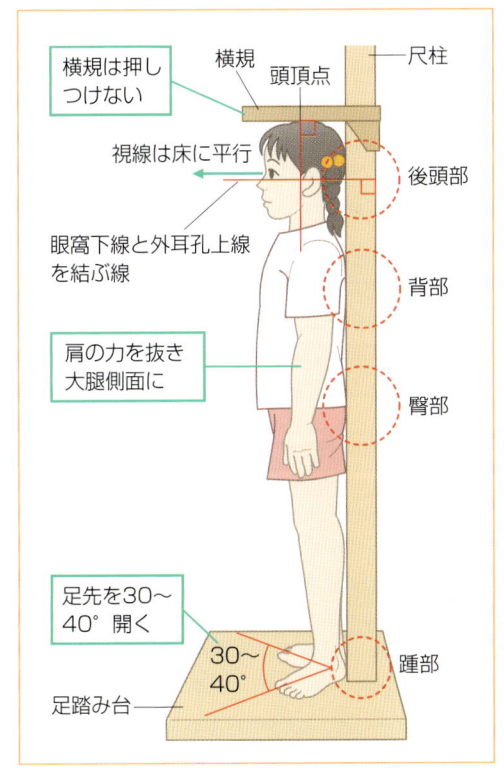

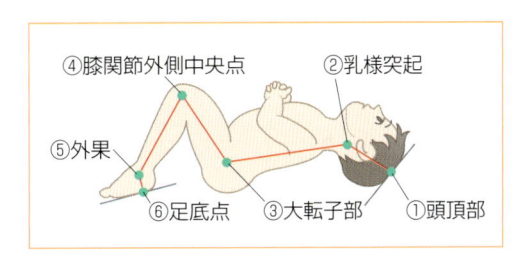

図3　石原式計測法による計測

図2　一般身長計による計測

・後頭部、背部、臀部、踵部を尺柱に密着させる。
・後頭部は、眼窩下線と外耳孔上線を結ぶ線が水平になるように密着させる。
・床面から頭頂点までの正確な垂直距離を測定する。
・頭頂部に結び目がこないよう、髪型を調整する。
・肩の力を抜き、自然に腕を垂らして大腿側面につける。
・履物を脱ぎ、足先は30〜40°開く。
・1日のなかでも時間帯により測定値が変動するため、測定時間は一定にする。

◉立位が困難な場合
● 脳性麻痺などで身体に変形拘縮がある場合は石原式計測法を用いる。
● 子どもを寝かせて、頭頂部（①）から乳様突起（②）、乳様突起から大転子部（③）、大転子部から膝関節外側中央点（④）、膝関節外側中央点から外果（⑤）、外果から足底点（⑥）をそれぞれメジャーで計測し、合計する（図3）。

▶体重
◉乳児
● 乳児用体重計にバスタオルを敷き、目盛りを0にする。乳児を裸にし、ゆっくり体重計に乗せ測定値を読む（図4）。体重計からの転落を防ぐため、測定中は乳児から目を離さず、体動時にすぐに手が差し出せるようにしておく。
● 点滴固定用シーネを使用している場合は、あらかじめシーネの重さを計っておき、測定した体重から差し引く。

【NOTE】必要物品
・体重計（乳児用・一般用）
・バスタオル

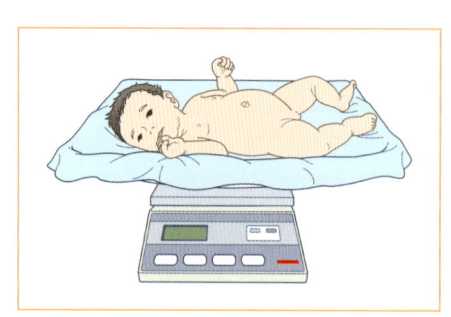

図4　乳児用体重計による測定

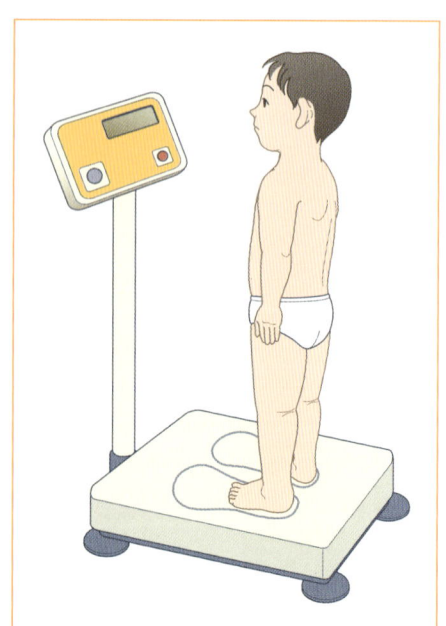

図5　一般用体重計による測定

Section3 子どもの physical examination

◉幼児・学童
- 計測前に排尿、排便をすませ、可能なかぎり衣類を脱ぎ、一般用体重計にゆっくり乗せて測定値を読む（図5）。やむを得ず衣類を着用し測定した場合は、衣類の重さを差し引く。
- 立位が困難な場合、看護師や家族など介助者が子どもを抱いて体重計に乗り、介助者の体重を差し引く。

▶頭囲
- 子どもは仰臥位または座位、立位とし、前頭結節（眉間）と後頭結節（後頭の最突出部）を通る最大周囲を巻尺で測定する（図6）。
- ポイント
・巻尺は、後頭結節と前頭結節を通るように巻く。
・巻尺がねじれたり曲がったりしないように注意する。
・巻尺はきつく締めすぎない。
・測定時は頭の形、乳児では大泉門の大きさや膨隆の観察を行う。

▶大泉門
- 測定者は示指と中指で大泉門の骨縁を触診し、大泉門の菱形の中点を結ぶ線の2方向の長さをノギスで測定する（図7〜9）。

▶胸囲
- 上半身の衣類を脱がせ、乳児は仰臥位、幼児・学童は立位の姿勢をとらせる。巻尺は乳頭直上部と肩甲骨直下部を通るよう水平に胸周囲を1周させて、呼気と

【NOTE】必要物品
・メジャー

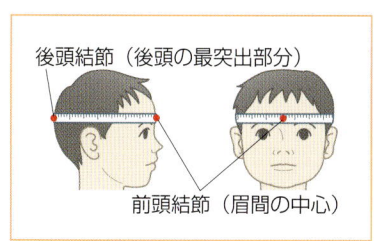

図6　頭囲計測

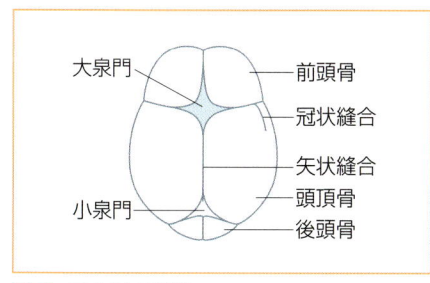

図7　新生児の頭蓋

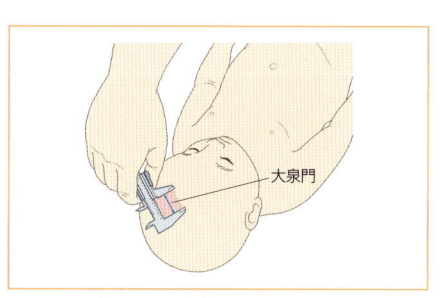

図8　ノギスによる測定

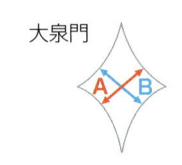

月齢	1〜3か月	7〜9か月	9〜11か月
大きさ (A×B) (cm)	2.5×2.5	3.6×3.6	3.2×3.2

図9　大泉門の計測方法と大きさ

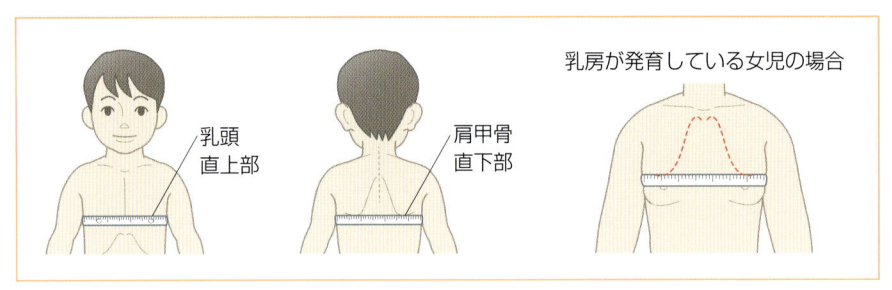

図10　胸囲計測

吸気の間に目盛りを読む（図10）。
- 乳房が発育している女児の場合は、乳頭に関係なく、肩甲骨直下部を水平に胸周囲の測定をする。

✚身体計測の評価

▶身体各部のつりあい

- 頭部を1としたときの身長全体に対する割合は、新生児では4頭身、1〜2歳は5頭身、6歳は6頭身、12〜15歳は7頭身である（図11）。

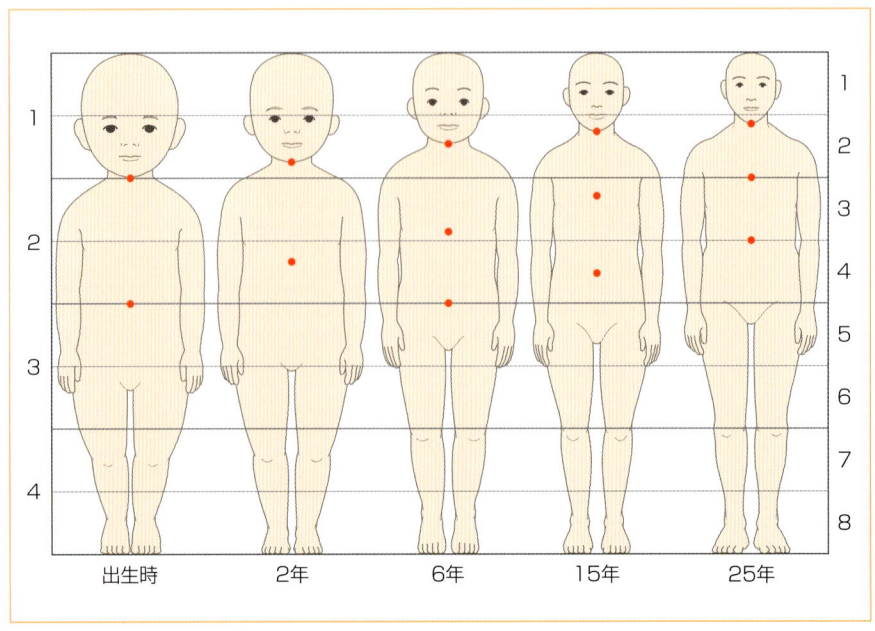

図11　身体各部のつり合い

▶パーセンタイル法

- 身長、体重、頭囲、胸囲は厚生労働省が10年ごとに発表する乳幼児身体発育値を利用して評価する（表1）。
- 乳幼児の身長発育パーセンタイル曲線（2010年調査）は資料（p252）参照。

▶カウプ（Kaup）指数

- 乳幼児期の子どもの発育状態の評価に適している。
- 次の計算式で求められる。

$$カウプ指数＝体重（g）÷身長（cm）^2×10$$

- 評価基準は表2のとおりである。

▶ローレル（Rohrer）指数

- 学童期以降の子どもの発育状態の評価に適している。
- 次の計算式で求められる。

$$ローレル指数＝体重（g）÷身長（cm）^3×10^4$$

- 評価基準は表3のとおりである。

表1　パーセンタイル値の評価基準

3パーセンタイル未満	要精密検査
10パーセンタイル未満	要経過観察
50パーセンタイル値：中央値（平均値）	10〜90パーセンタイル 発育上の問題なし
90パーセンタイルを超える	要経過観察
97パーセンタイルを超える	要精密検査

表2　カウプ指数の評価基準

22	19	15	13	10
太りすぎ	優良 または太り気味	正常	やせ	栄養失調	消耗症

表3　ローレル指数の評価基準

160	145	115	100
肥満	肥満傾向	正常	やせ気味	やせ

身体各部のアセスメント

＋全身状態のアセスメント

▶初期評価（小児アセスメントトライアングル、PAT[1]）

[1] PAT (pediatric assessment triangle)
子どもを2～3秒で観察をして"なんとなく元気がない（not doing well）"を迅速に判断する小児初期評価である（p94参照）。

項目		評価のポイント
外観	筋緊張、周囲への反応、精神的安定、視線、注視、会話、啼泣	左記の症状が1つでも認められる場合、重症な疾患や障害などが示唆される
呼吸状態	努力様呼吸、鼻翼呼吸、陥没呼吸、喘鳴、呻吟	
循環・皮膚色	蒼白、まだら模様、末梢冷感、出血	

Appearance 外観 — Work of Breathing 呼吸状態 — Circulation to Skin 皮膚への循環

＋頭部・頸部のアセスメント

▶頭

形態	項目	評価のポイント
頭蓋　　特徴的な新生児の頭蓋	頭囲、形状、左右対称性、血腫の有無、腫瘤の有無、縫合線 大泉門、小泉門（図7）の大きさ、緊張度、拍動、閉鎖の有無、膨隆、陥没の有無	●頭囲が月齢相当よりも大きい場合は水頭症、小さい場合は小頭症が疑われる ●大泉門が19か月までに閉鎖しない場合は、基礎的な疾患が疑われる ●矢状縫合の離開はダウン症候群の子どもに多くみられる ●左右非対称や変形は骨折が疑われる ●頭皮や毛髪が汚れている場合、ネグレクト（不適切な養育）が疑われる ●毛量、毛質、色調などの異常は生後3か月以降に気づくことが多い ●先天性代謝性疾患に毛髪異常がみられることが多い 【Note】泉門の閉鎖時期 大泉門：9～19か月 小泉門：生後6週～2か月
頭皮	色、発赤・発疹・湿疹の有無、脱毛の有無、フケやシラミの有無、汚れやにおいの有無	
毛髪	色、量、性状、脱毛の有無	

Section3 子どもの physical examination

▶顔

形態	項目	評価のポイント
顔 特徴的な新生児の顔	顔色、表情、浮腫の有無、腫脹の有無、顔貌、左右対称性、顔面神経麻痺の有無	●左右非対称の場合、顔面神経麻痺が疑われる ●ダウン症候群の場合は、つり上った目、小さく、低い鼻が特徴である

▶頸

形態	項目	評価のポイント
頸	長さ、腫脹の有無、翼状頸・斜頸の有無 定頸の有無、運動制限の有無	●項部硬直（頸部が前屈に対してのみ抵抗がある）がみられる場合は、髄膜炎などが疑われる ●可動制限がある場合、頸部リンパ節の腫大が認められる場合がある ●翼状頸の場合はターナー症候群を考慮する ●リンパ節が腫脹している場合は、感染性疾患や悪性新生物が疑われる
甲状腺	触知の有無、腫脹の有無	
リンパ節	腫脹の有無、大きさ、数、痛みの有無	

頸部リンパ節

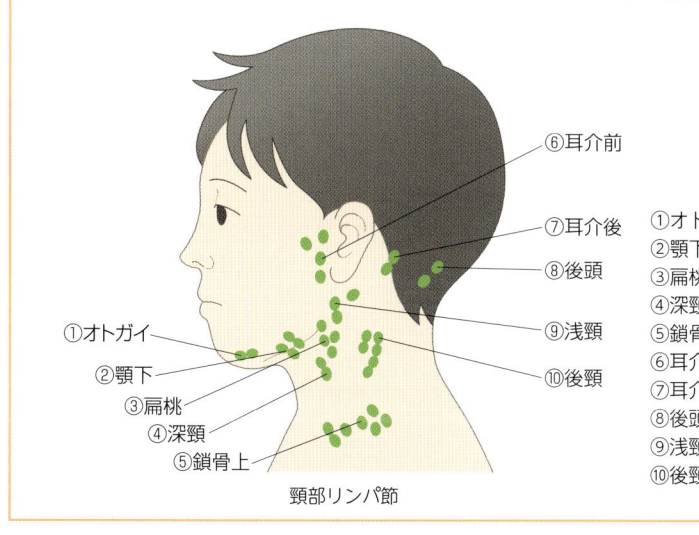

①オトガイリンパ節：下顎骨の先端より1〜2cm後
②顎下リンパ節：下顎角と顎の先端との中間
③扁桃リンパ節：下顎角
④深頸リンパ節：胸鎖乳突筋の深部
⑤鎖骨上リンパ節：鎖骨と胸鎖乳突筋の交差角
⑥耳介前リンパ節：耳の前
⑦耳介後リンパ節：乳様突起付近
⑧後頭リンパ節：耳介後リンパ節の後方
⑨浅頸リンパ節：胸鎖乳突筋の表面
⑩後頸リンパ節：僧帽筋の前方側

▶眼

形態	項目	評価のポイント
眼瞼 （外眼部の図：眉毛、睫毛、下眼瞼、涙丘、内眼角、外眼角）	腫脹、発赤の有無、下垂の有無、瞬目反射、眼裂幅 眼瞼結膜の色、充血、浮腫の有無、睫毛の生え方	●睫毛が内側に生えている場合、睫毛内反症が疑われる ●水晶体が混濁している場合は、白内障が疑われる
眼球 （眼球の内部構造の図：毛様体、シュレム管、隅角線維柱帯、虹彩、瞳孔、角膜、前房、後房、チン小帯、水晶体、硝子体、黄斑部、強膜、脈絡膜、網膜、中心窩、視神経、視神経乳頭）	眼位、左右対称性、追視、運動制限の有無、眼振の有無、眼球突出の有無、眼球結膜の色、充血・浮腫の有無 瞳孔の大きさ・左右差の有無、対光反射 水晶体の色	

機能	項目	評価のポイント
視覚	●視力 　新生児：0.01〜0.05程度 　1歳：0.1〜0.2程度 　2歳：0.3〜0.5 　3歳：0.8〜1.0 　4〜5歳：1.0〜1.2 ●追視 　新生児：光に対する瞬きや動く物体に反応する 　3〜4か月：全方向を見る 　1歳：動く物体を注視する ●色覚 　4〜6か月：色の変化がわかる 　1〜2歳：2〜3色を見分ける	●眼を細めて見たり、上目使いやあごを上げて見るしぐさは、弱視や屈折異常、斜視などにみられることがある ●視力の発達が遅れている場合や視力に左右差がある場合は、先天性白内障や網膜芽細胞腫などの疾患が疑われることがある ●追視をしない、または追視が遅れている場合は、視覚系や中枢神経系、眼球運動系に異常を来していることがある ●赤と緑の見分けがつかない場合、赤緑色覚異常が疑われる

Section3 子どもの physical examination

▶耳

形態	項目	評価のポイント
耳介	形状、位置（高さ、角度）、左右対称性	●耳の位置が低い場合は、先天異常を伴っている場合がある ●発赤や痛み（手で耳を触るしぐさなど）がみられる場合、外耳道炎が疑われる ●耳漏や発熱、痛み（手で耳を触るしぐさなど）、不機嫌などがみられる場合、中耳炎が疑われる
	正常な耳の位置　10°以内　正常な耳介（対耳輪脚・耳輪・三角窩・耳輪脚・耳珠・対珠・耳甲介・舟状窩・耳垂）	
外耳道	耳垢の有無、分泌物の有無、発赤・腫脹・痛みの有無	
鼓膜	色、発赤の有無、穿孔の有無	
	耳の構造（耳介・外耳道・鼓膜・三半規管・前庭・内耳道・前庭神経・蝸牛神経・蝸牛・蝸牛窓・耳管・鼓室・ツチ骨・キヌタ骨・アブミ骨・耳小骨）	

機能	項目	評価のポイント
聴力	音に対する反応、聴こえの左右差の有無	音に対する反応がみられない場合、聴力障害が疑われる

▶鼻

形態	項目	評価のポイント
外鼻	形状、位置、大きさ、腫脹の有無、圧痛の有無	鼻粘膜に発赤や腫脹がある場合、鼻汁や圧痛がみられる場合は、炎症を起こしている可能性がある
	外鼻の構造（鼻根、鼻尖、鼻翼、鼻唇溝、鼻橋、鼻背、鼻尾、外鼻孔、人中）	
鼻腔	大きさ、左右対称性、腫脹の有無、痛みの有無、鼻中隔の位置、穿孔の有無 鼻粘膜の色、発赤・浮腫の有無 鼻閉・鼻汁・出血の有無	

▶口腔

形態	項目	評価のポイント
口唇	形状、色、左右対称性、発赤・腫脹の有無、乾燥の有無	●口唇や口腔内の乾燥は脱水を起こしている可能性がある ●いちご舌や口唇の紅潮は川崎病の特徴的な症状である
	口周囲の構造（鼻唇溝、人中、口裂、上唇結節、口角、唇紅、オトガイ唇溝）	
口腔	粘膜の色、発疹・口内炎・鵞口瘡・コプリック斑の有無、口蓋の形状、口臭の有無	●コプリック斑は麻疹の特徴的な症状である
咽頭	発赤・腫脹の有無、痛みの有無、扁桃の大きさ、色、膿瘍の有無	

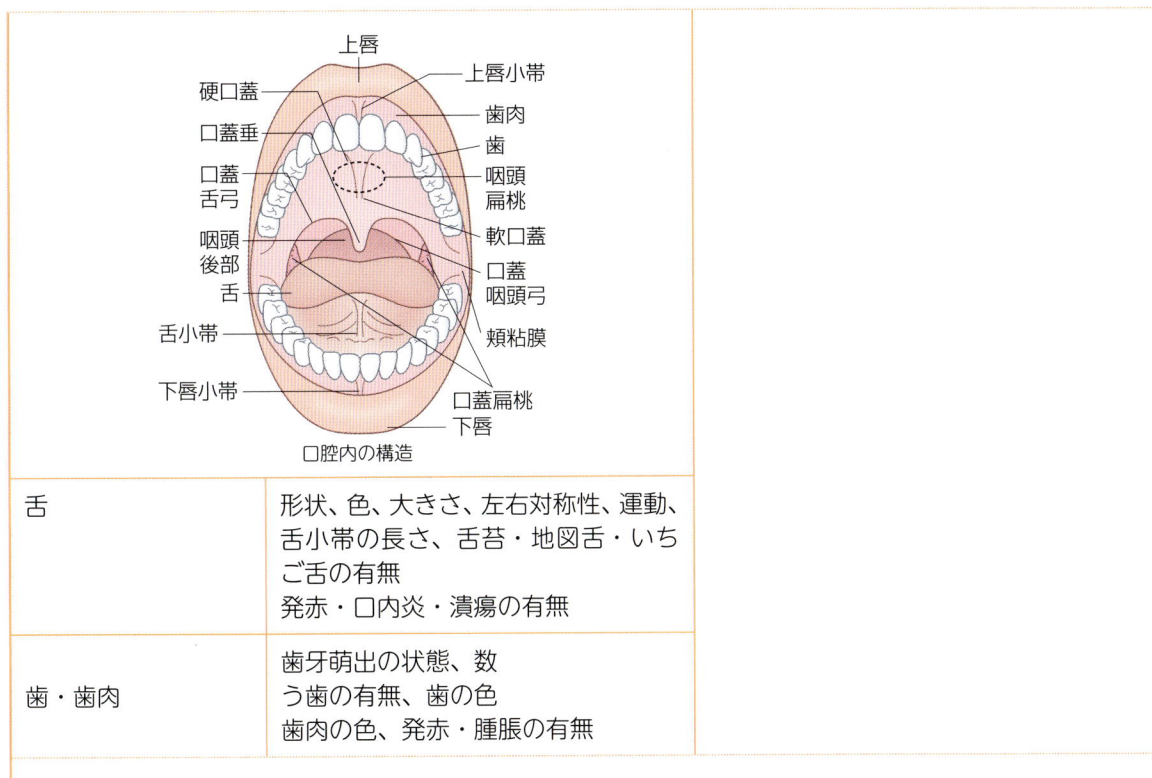

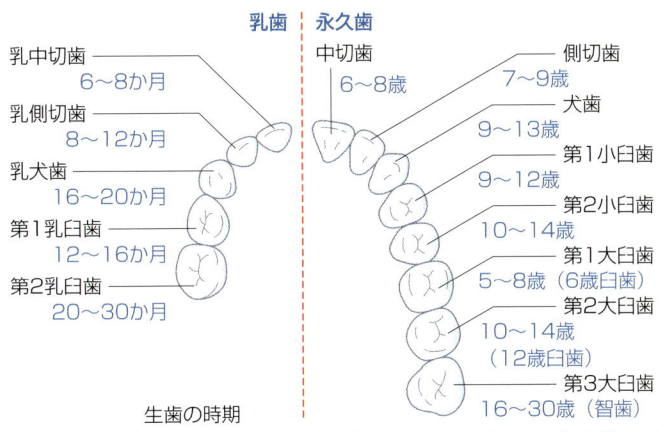

Section3 子どもの physical examination

口腔内の構造

上唇／上唇小帯／歯肉／歯／咽頭扁桃／軟口蓋／口蓋咽頭弓／頬粘膜／口蓋扁桃／下唇
硬口蓋／口蓋垂／口蓋舌弓／咽頭後部／舌／舌小帯／下唇小帯

舌	形状、色、大きさ、左右対称性、運動、舌小帯の長さ、舌苔・地図舌・いちご舌の有無 発赤・口内炎・潰瘍の有無
歯・歯肉	歯牙萌出の状態、数 う歯の有無、歯の色 歯肉の色、発赤・腫脹の有無

生歯の時期

乳歯
- 乳中切歯　6～8か月
- 乳側切歯　8～12か月
- 乳犬歯　16～20か月
- 第1乳臼歯　12～16か月
- 第2乳臼歯　20～30か月

永久歯
- 中切歯　6～8歳
- 側切歯　7～9歳
- 犬歯　9～13歳
- 第1小臼歯　9～12歳
- 第2小臼歯　10～14歳
- 第1大臼歯　5～8歳（6歳臼歯）
- 第2大臼歯　10～14歳（12歳臼歯）
- 第3大臼歯　16～30歳（智歯）

（桑野タイ子, 他編：新看護観察のキーポイントシリーズ－小児Ⅰ，中央法規出版，p56，2011[1] より）

機能	項目	評価のポイント
摂食	定頸、吸啜反射の有無、舌および口唇の動き、咀嚼の動き、咀嚼できる食物の形状、嚥下	●口腔に適切な刺激が長期間与えられないと、過敏になることがある ●定頸し、上体が安定しないと嚥下に支障を来すことがある
言語	舌や口唇の動き、口腔疾患の有無、構音障害の有無	舌小帯が短縮（癒着）している場合、構音障害を来すことがある

✚体幹のアセスメント

▶胸部

形態	項目	評価のポイント
胸郭 正常な胸郭	左右対称性、鎖骨・肋骨の位置、変形の有無、胸郭の動き、皮膚の色、発赤・腫脹の有無	胸郭の変形では、漏斗胸、鳩胸、樽型胸、脊柱側彎などがある 漏斗胸
リンパ節	鎖骨下、脇窩リンパ節の触知の有無、数、大きさ、可動性の有無、圧痛・発赤・熱感の有無	可動性がない1cm以上の大きさのリンパ節が多数触れるときは、感染症や悪性新生物などの疑いがある
乳房	胸囲、乳房の発育状態	乳房の発育が早い場合は思春期早発症が疑われ、遅い場合は性腺機能低下症が疑われる

第1期：乳頭のみ突出（思春期前）　第2期：乳輪、乳房が少し大きくなる　第3期：乳房がさらに大きくなる

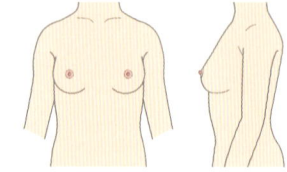

第4期：乳頭と乳輪が隆起する　第5期：乳輪が後退し乳房と同一平面上になり、乳頭のみ突出する（成人型）

乳房の発育（タナーの分類）

機能	項目	評価のポイント
呼吸	呼吸回数、呼吸音、呼吸音の左右対称性、胸郭の動き、陥没呼吸の有無、チアノーゼの有無、呼気延長の有無、副雑音の有無 鎖骨上窩、胸骨上部、肋間、胸骨下部、肋骨弓下 陥没呼吸がみられる箇所	● 副雑音－連続性ラ音は気管支に狭窄があるときに聞かれる ● 断続性ラ音は肺炎など分泌物の貯留があるときに聞かれる
循環	心拍数、脈拍数、リズム、速さ、強さ、左右差の有無、上下肢差の有無 心音、心雑音の有無 大動脈弁領域（第2肋間胸骨右縁）、肺動脈弁領域（第2肋間胸骨左縁）、エルブ領域（第3肋間胸骨左縁）、三尖弁領域（第4〜5肋間胸骨左縁）、僧帽弁領域（心尖部）、横隔膜、剣状突起、正中線、鎖骨中央線 心音聴取箇所	心雑音が聴取される場合、弁の閉鎖不全や狭窄、機能障害が疑われる
	毛細血管再充満時間（capillary refill time：CRT、p77参照）	爪の色がもとに戻るまで2秒以上かかる場合は、脱水、ショック、低体温などの末梢血の還流障害が疑われる

▶腹部

形態	項目	評価のポイント
腹部	皮膚色、左右対称性、膨満の有無、腫瘤の有無、痛みの有無 静脈の怒張の有無、動脈の拍動の有無、肝臓の位置、大きさ	●膨満がある場合は、臓器の腫大、腹水、腹腔内の空気の存在が疑われる ●腫瘤がある場合は、便秘や腫瘍などが疑われる ●右肋骨下縁2cmより下腹部側で肝臓が触れる場合(新生児は3.5cmを超える場合)は肝腫大が疑われる
	肝臓／胆嚢／上行結腸／盲腸／虫垂／膀胱／脾臓／胃／横行結腸／小腸／下行結腸／S状結腸 腹部の臓器	
臍	突出の有無、発赤の有無、浸出液(色、におい、量、性状)の有無	●突出している場合は臍ヘルニアが疑われる ●発赤や浸出液がある場合は感染が疑われる

機能	項目	評価のポイント
消化	腸蠕動音、便の性状、排ガスの有無 蠕動音の聴診順 (①→②→③→④)	●蠕動音が亢進している場合は、下痢、胃腸炎、イレウスの初期が疑われる ●蠕動音が減弱・消失している場合は、麻痺性イレウスや初期の腹膜炎が疑われる

▶生殖器

形態	項目	評価のポイント
男性器	尿道口の位置、形状、ペニスの大きさ、包茎の有無、陰囊の大きさ、形状 陰囊内の睾丸の有無	● 陰囊が腫大している場合はヘルニアが疑われる ● 陰囊に光をあてて透けて見える場合は水腫が疑われる ● 9歳未満で精巣、陰茎、陰囊などに明らかな発育がみられる、10歳未満で陰毛発生がみられる場合は、思春期早発症が疑われる ● 14歳までに3mL以上の精巣体積の増大がみられない場合は、思春期遅発症が疑われる

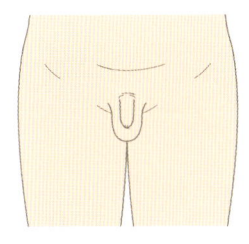

Tanner分類 stage1
精巣：体積<1.5mL
陰毛はなし
陰茎：小児早期から変化なし

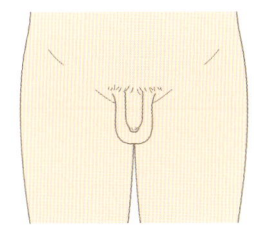

Tanner分類 stage2
精巣体積の増大と陰毛
陰囊：増大、発赤、皮膚は張りがあって薄い
精巣：増大、体積1.6〜6mL
陰茎：タナー分類第1期と同様かやや増大
少量の産毛が陰囊底に沿って発生

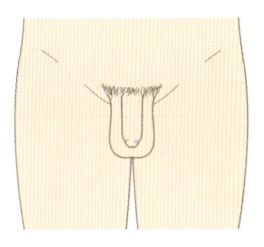

Tanner分類 stage3
精巣と陰囊はさらに拡大
精巣：体積6〜12mL
陰茎：長さと周囲長の増大
中等度の巻き毛、有色のまばらな陰毛が恥骨結合を越えて発育
変声が起きる、体臭の発生

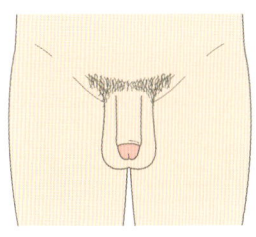

Tanner分類 stage4
亀頭は幅広に大きくなる
陰囊：さらに増大し黒くなる
精巣：体積12〜20mL
陰茎：長さと周囲長の増大
豊富な陰毛

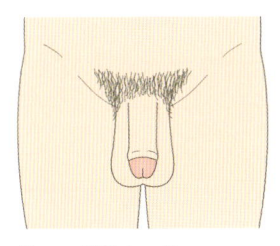

Tanner分類 stage5
陰毛は大腿の中央に広がる
陰茎と陰囊は成人の大きさ
精巣：体積>20mL

思春期の発達変化
（板橋家頭夫監、田角　勝編：小児の診察技法．メジカルビュー社, p219, 2010[2] より）

機能	項目	評価のポイント
男性器	勃起の有無、射精の有無	

形態	項目	評価のポイント
女性器	腟や尿道口の位置、形状、大陰唇や小陰唇の色、形状 発赤、腫脹、分泌物の有無	●変形、発赤、分泌物、外傷がある場合は感染や性的虐待が疑われる ●8歳未満で陰毛発生がみられる場合は、思春期早発症が疑われる

女性器の構造
- 陰核（クリトリス）
- 恥丘
- 包皮
- 大陰唇
- 小陰唇
- 尿道口
- 腟
- 会陰
- 肛門

機能	項目	評価のポイント
女性器	初経の有無、月経周期	●10歳6か月未満で初経がみられる場合は、思春期早発症が疑われる ●初経から5年を経過しても、不規則、過少、過多月経などがみられる場合は、無排卵性月経が疑われる

✚ 四肢のアセスメント

形態	項目	評価のポイント
上肢 下肢	左右対称性、関節の形状 変形、腫脹、熱感、圧痛の有無	●腫脹、疼痛、変形、皮下出血などがみられる場合は骨折の疑いがある

正常な四肢

機能	項目	評価のポイント
筋力	左右対称性、自動運動	
関節可動域 （p.244参照）	左右対称性	● 可動域の制限は関節拘縮や関節硬直が疑われる ● 可動域の拡大は筋疾患や知的障害に伴いみられることがある

✚ 神経系のアセスメント

機能	項目	評価のポイント
意識	ジャパンコーマスケール（Japan Coma Scale：JCS；表4）、グラスゴーコーマスケール（Glasgow Coma Scale：GCS；表5）	● 評価 <table><tr><th></th><th>JCS</th><th>GCS</th></tr><tr><td>中等症</td><td>2～20</td><td>9～13</td></tr><tr><td>重症</td><td>30以上</td><td>8以下</td></tr></table>
原始反射	吸啜反射、把握反射、交叉伸展反射、緊張性頸反射、モロー反射、パラシュート反射、ランドー反射	● 特定の時期までに反射が消失しない場合は中枢性の障害が疑われる

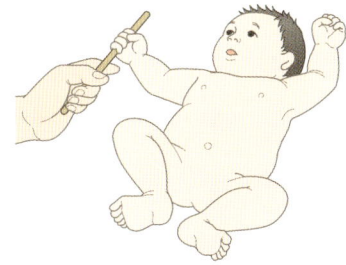

把握反射：手に触れた物を握ろうとする

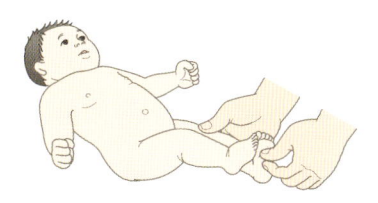

交叉伸展反射：膝を伸展させて足の裏を刺激すると、反対側の下肢を曲げて交差する

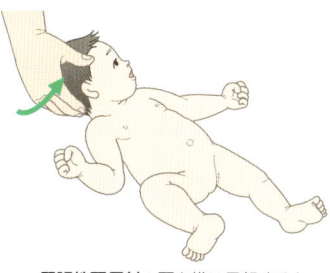

緊張性頸反射：頸を横に回転すると、顔面の向いた側の上・下肢を伸ばし、反対側の上・下肢を曲げる

モロー反射：急な頭の落下に対して、手を開き、上肢を伸ばす

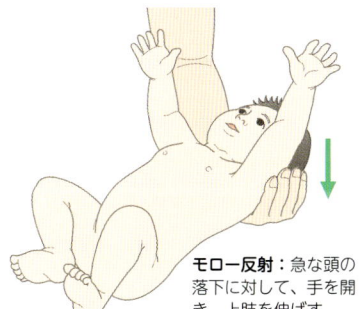

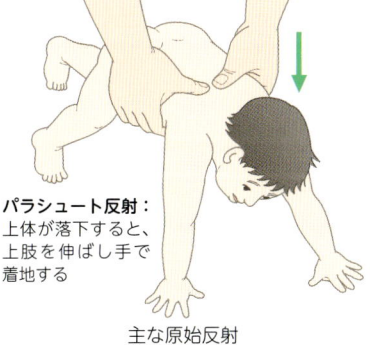

パラシュート反射：上体が落下すると、上肢を伸ばし手で着地する

ランドー反射：乳児の腹部を支えて水平に挙上すると、顔を上げ、背中と足を伸ばす

主な原始反射

表4 ジャパンコーマスケール（JCS：Japan coma scale）

評価	点数	学童	乳幼児
Ⅲ 刺激しても覚醒しない状態	300	痛み刺激に反応しない	
	200	痛み刺激で少し手足を動かしたり、顔をしかめたりする	
	100	痛み刺激に対し、払いのけるような動作をする	
Ⅱ 刺激すると覚醒する状態（刺激をやめると眠り込む）	30	痛み刺激を加えつつ、呼びかけを繰り返すとかろうじて開眼する	呼びかけを繰り返すとかろうじて開眼する
	20	大きな声または身体を揺さぶることにより開眼する	呼びかけると開眼して目を向ける
	10	普通の呼びかけで容易に開眼する	飲み物を見せると飲もうとする。あるいは乳首を見せればほしがって吸う
Ⅰ 刺激しなくても覚醒している状態	3	自分の名前、生年月日が言えない	母親と視線が合わない
	2	見当識障害がある（時、人、場所がわからない）	あやしても笑わないが視線は合う
	1	大体、意識清明だが、いまーつはっきりしない	あやすと笑う。ただし不十分で、声を出して笑わない

腱反射	橈骨腱反射、上腕二頭筋反射、上腕三頭筋反射、膝蓋腱反射、アキレス腱反射	●消失または減弱か亢進している場合は反射弓の構成要素の異常、または高位の中枢からの神経伝導に異常がある可能性がある

橈骨腱反射　　上腕二頭筋反射

上腕三頭筋反射　　膝蓋腱反射　　アキレス腱反射

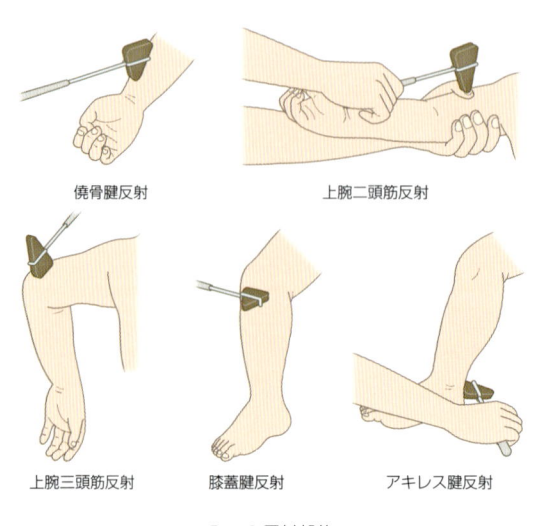

5つの反射部位

知覚	触覚・痛覚・振動覚・温度覚の有無、左右差	

表5 グラスゴーコーマスケール（GCS：Glasgow Coma Scale）

成人	小児	乳児	スコア
開眼			
自発的に	自発的に	自発的に	4
音声に対して	音声に対して	音声に対して	3
痛み刺激に対して	痛み刺激に対して	痛み刺激に対して	2
無反応	無反応	無反応	1
言語音声反応			
見当識あり	見当識あり	クークーという声 片言話	5
会話混乱	会話混乱	易刺激的、啼泣	4
不適正言語	不適正言語	痛みに反応して啼泣	3
理解不能な発語	理解不能な発語 意味のない発声	痛みに反応してうめく	2
無反応	無反応	なし	1
最良運動反応			
従命可能	従命可能	自発的に目的をもって動く	6
痛刺激部認識可能	痛刺激の部位に手足をもってくる	触ると逃避する	5
逃避屈曲反応あり	痛みに対して逃避する	痛みに対して逃避する	4
異常屈曲位	痛みに反応して四肢を屈曲する	痛みに反応して除皮質姿勢（四肢異常屈曲）	3
異常四肢伸展位	痛みに反応して四肢を伸展する	痛みに反応して除脳姿勢（四肢異常伸展）	2
無反応	無反応	無反応	1

✚ 体表のアセスメント

▶ 皮膚

形態	項目	判断
表皮	色、熱感の有無、乾燥、湿潤の有無、発汗の有無、弾力性、浮腫の有無、発赤、発疹の有無	●乾燥や弾力性に乏しい場合は脱水症が疑われる ●皮膚の汚染、においなどが著明な場合は虐待やネグレクトが疑われる

皮膚の構造（表皮、脂腺、真皮、皮下組織、毛包、汗孔、汗腺の導管、立毛筋、汗腺、毛根、脂肪細胞（皮下脂肪）、毛球、動・静脈）

▶ 爪

形態	項目	判断
爪	色、チアノーゼの有無、形状、長さ、硬さ	●チアノーゼがある場合、呼吸器や循環器疾患が疑われる ●バチ状指がみとめられる場合は、長期的なチアノーゼ状態にあることが疑われる

160° 正常な角度
180°以上 バチ状指
バチ状指

（佐々木祥子）

文献
1) 桑野タイ子, 他編：新看護観察のキーポイントシリーズー小児Ⅰ. 中央法規出版, p56, 2011
2) 板橋家頭夫監, 田角 勝編：小児の診察技法. メジカルビュー社, p219, 2010

参考文献
1) 山元恵子監：写真でわかる小児看護技術. 改訂第2版. インターメディカ, 2011
2) 草柳浩子, 他編：やさしくわかる小児看護技術. ナツメ社, 2011
3) 小野正子, 他編：根拠がわかる小児看護技術. メヂカルフレンド社, 2008
4) 平田美佳, 他編：早引き 子どもの看護 与薬・検査・処置ハンドブック. ナツメ社, 2009
5) 伊藤龍子編：子どもの看護技術. 医歯薬出版, 2012
6) American Heart Association, 日本小児集中治療研究会監：PALSプロバイダーマニュアル. シナジー, 2008
7) 羅錦營：乳幼児の視力や視野はどのように判定するのですか. 小児内科, 43：109-112, 2011
8) 高橋眞美：視機能の発達. チャイルドヘルス, 13（6）：4-6, 2010
9) 上杉雅之監：イラストでわかる小児理学療法. 医歯薬出版, 2013
10) 及川郁子監：健康な子どもの看護. メヂカルフレンド社, 2005
11) 松尾宣武, 他編：新体系 看護学全書 小児看護学②－健康障害をもつ小児の看護. メヂカルフレンド社, 2012
12) Joyce Engel著, 塚原正人監訳：小児の看護アセスメント. 医学書院, 2001
13) 舟島なをみ：看護のための人間発達学. 第4版. 医学書院, 2011
14) 板橋家頭夫監, 田角 勝編：小児の診察技法. メジカルビュー社, 2010
15) 加藤裕久編：ベッドサイドの小児の診かた. 第2版. 南山堂, 2001
16) 小野田千枝子監：こどものフィジカルアセスメント. 金原出版, 2004
17) 横山美樹：はじめてのフィジカルアセスメント. メヂカルフレンド社, 2009
18) 桑野タイ子, 他監：新看護観察のキーポイントシリーズー小児Ⅰ. 中央法規出版, 2011
19) 鴨下重彦, 他監：こどもの病気の地図帳. 講談社, 2002
20) 間脳下垂体機能障害に関する調査研究班（主任研究者：大磯ユタカ）：中枢性思春期早発症の診断の手引き. 厚生労働科学研究費補助金難治性疾患克服研究事業. 平成15年度総括・分担研究報告書.

ふりかえりクイズ

① 救急外来、病棟、定期検診それぞれの場での
フィジカルアセスメントの評価の目的の違いについて
　　　　　　　　　　　　　説明してください。☞ p.191

② 医療処置を受ける子どもの体験について
　　　　　　　子どもの立場から説明してください。☞ p.194

③ 医療処置を受ける子どもへの説明のポイントについて
　　　　　　　　　　　　　説明してください。☞ p.199

④ 医療処置を受ける子どもの力を引き出すための
　　　　　　援助のポイントについて説明してください。☞ p.199

⑤ 子どもの呼吸のアセスメントの項目について
　　　　　　　　　　　　　説明してください。☞ p.204

⑥ 子どもの努力呼吸の観察ポイントについて
　　　　　　　　　　　　　説明してください。☞ p.206

⑦ 子どもの循環動態のアセスメントの項目について
　　　　　　　　　　　　　説明してください。☞ p.208

⑧ 子どものバイタルサイン測定において
　　　脈拍触知可能な部位について説明してください。☞ p.209

⑨ 乳児の排泄物のIn/Out測定方法について
　　　　　　　　　　　　　説明してください。☞ p.210

⑩ 子どもの血圧測定においてマンシェット選定の
　　　　　　ポイントについて説明してください。☞ p.212

⑪ 子どもの体温測定の部位・方法について
　　　　　　　　　　　　　説明してください。☞ p.212

⑫ 乳幼児のバイタルサインの測定の手順について
　　　　　　　　　　　　　説明してください。☞ p.214

⑬ 乳児・幼児・学童期の子どもの身長・体重・頭囲・胸囲測定に
使用する用具と計測のポイントについて説明してください。
　　　　　　　　　　　　　　　　　　　☞ p.220

資料1

関節可動域表示および測定法

日本整形外科学会身体障害委員会，日本リハビリテーション医学会評価基準委員会：
関節可動域表示ならびに測定法（平成7年2月改訂），1995より

A. 上肢測定

部位名	運動方向	参考可動域角度	基本軸	移動軸	測定部位および注意点	参考図
肩甲帯 shoulder girdle	屈曲 flexion	20	両側の肩峰を結ぶ線	頭頂と肩峰を結ぶ線		
	伸展 extension	20				
	挙上 elevation	20	両側の肩峰を結ぶ線	肩峰と胸骨上縁を結ぶ線	背面から測定する	
	引き下げ（下制） depression	10				
肩 shoulder（肩甲帯の動きを含む）	屈曲（前方挙上） forward flexion	180	肩峰を通る床への垂直線（立位または座位）	上腕骨	前腕は中間位とする 体幹が動かないように固定する 脊柱が前後屈しないように注意する	
	伸展（後方挙上） backward extension	50				
	外転（側方挙上） abduction	180	肩峰を通る床への垂直線（立位または座位）	上腕骨	体幹の側屈が起こらないように，90°以上になったら前腕を回外することを原則とする →[E.その他の検査法]参照	
	内転 adduction	0				
	外旋 external rotation	60	肘を通る前額面への垂直線	尺骨	上腕を体幹に接して，肘関節を前方90°に屈曲した肢位で行う 前腕は中間位とする →[E.その他の検査法]参照	
	内旋 internal rotation	80				
	水平屈曲 horizontal flexion (adduction)	135	肩峰を通る矢状面への垂直線	上腕骨	肩関節を90°外転位とする	
	水平伸展 horizontal extension (abduction)	30				
肘 elbow	屈曲 flexion	145	上腕骨	橈骨	前腕は回外位とする	
	伸展 extension	5				

部位名	運動方向	参考可動域角度	基本軸	移動軸	測定部位および注意点	参考図
前腕 forearm	回内 pronation	90	上腕骨	手指を伸展した手掌面	肩の回旋が入らないように肘を90°に屈曲する	
	回外 supination	90				
手 wrist	屈曲（掌屈） flexion (palmar flexion)	90	橈骨	第2中手骨	前腕は中間位とする	
	伸展（背屈） extension (dorsiflexion)	70				
	橈屈 radial deviation	25	前腕の中央線	第3中手骨	前腕を回内位で行う	
	尺屈 ulnar deviation	55				

B.手指測定

部位名	運動方向	参考可動域角度	基本軸	移動軸	測定部位および注意点	参考図
母指 thumb	橈側外転 radial abduction	60	示指（橈骨の延長上）	母指	運動は手掌面とする 以下の手指の運動は、原則として手指の背側に角度計をあてる	
	尺側内転 ulnar adduction	0				
	掌側外転 palmar abduction	90			運動は手掌面に直角な面とする	
	掌側内転 palmar adduction	0				
	屈曲（MCP）[1] flexion	60	第1中手骨	第1基節骨		
	伸展（MCP） extension	10				
	屈曲（IP） flexion	80	第1基節骨	第1末節骨		
	伸展（IP） extension	10				

部位名	運動方向	参考可動域角度	基本軸	移動軸	測定部位および注意点	参考図
指 fingers	屈曲（MCP） flexion	90	第2〜5中手骨	第2〜5基節骨	→［E.その他の検査法］参照	
	伸展（MCP） extension	45				
	屈曲（PIP） flexion	100	第2〜5基節骨	第2〜5中節骨		
	伸展（PIP） extension	0				
	屈曲（DIP） flexion	80	第2〜5中節骨	第2〜5末節骨	DIPは10°の過伸展をとりうる	
	伸展（DIP） extension	0				
	外転 abduction		第3中手骨延長線	第2、4、5指軸	中指の運動は橈側外転、尺側外転とする →［E.その他の検査法］参照	
	内転 adduction					

C.下肢測定

部位名	運動方向	参考可動域角度	基本軸	移動軸	測定部位および注意点	参考図
股 hip	屈曲 flexion	125	体幹と平行な線	大腿骨（大転子と大腿骨外顆の中心を結ぶ線）	骨盤と脊柱を十分に固定する 屈曲は背臥位、膝屈曲位で行う 伸展は腹臥位、膝伸展位で行う	
	伸展 extension	15				
	外転 abduction	45	両側の上前腸骨棘を結ぶ線への垂直線	大腿中央線（上前腸骨棘より膝蓋骨中心を結ぶ線）	背臥位で骨盤を固定する 下肢は外旋しないようにする 内転の場合は、反対側の下肢を屈曲挙上してその下を通して内転させる	
	内転 adduction	20				
	外旋 external rotation	45	膝蓋骨より下ろした垂直線	下腿中央線（膝蓋骨中心より足関節内外果中央を結ぶ線）	背臥位で、股関節と膝関節を90°屈曲位にして行う 骨盤の代償を少なくする	
	内旋 internal rotation	45				

資料 1

部位名	運動方向	参考可動域角度	基本軸	移動軸	測定部位および注意点	参考図
膝 knee	屈曲 flexion	130	大腿骨	腓骨（腓骨頭と外果を結ぶ線）	屈曲は股関節を屈曲位で行う	
	伸展 extension	0				
足 ankle	屈曲（底屈） flexion (plantar flexion)	45	腓骨への垂直線	第5中足骨	膝関節を屈曲位で行う	
	伸展（背屈） extension (dorsiflexion)	20				
足部 foot	外がえし eversion	20	下腿軸への垂直線	足底面	膝関節を屈曲位で行う	
	内がえし inversion	30				
	外転 abduction	10	第1、第2中足骨の間の中央線	同左	足底で足の外縁または内縁で行うこともある	
	内転 adduction	20				
母指（趾） great toe	屈曲（MTP） flexion	35	第1中足骨	第1基節骨		
	伸展（MTP） extension	60				
	屈曲（IP） flexion	60	第1基節骨	第1末節骨		
	伸展（IP） extension	0				
足指 toes	屈曲（MTP） flexion	35	第2〜5中足骨	第2〜5基節骨		
	伸展（MTP） extension	40				
	屈曲（PIP） flexion	35	第2〜5基節骨	第2〜5中節骨		
	伸展（PIP） extension	0				
	屈曲（DIP） flexion	50	第2〜5中節骨	第2〜5末節骨		
	伸展（DIP） extension	0				

D.体幹測定

部位名	運動方向		参考可動域角度	基本軸	移動軸	測定部位および注意点	参考図
頸部 cervical spines	屈曲（前屈）flexion		60	肩峰を通る床への垂直線	外耳孔と頭頂を結ぶ線	頭部体幹の側面で行う 原則として腰かけ座位とする	
	伸展（後屈）extension		50				
	回旋 rotation	左回旋	60	両側の肩峰を結ぶ線への垂直線	鼻梁と後頭結節を結ぶ線	腰かけ座位で行う	
		右回旋	60				
	側屈 lateral bending	左側屈	50	第7頸椎棘突起と第1仙椎の棘突起を結ぶ線	頭頂と第7頸椎棘突起を結ぶ線	体幹の背面で行う 腰かけ座位とする	
		右側屈	50				
胸腰部 thoracic and lumbar spines	屈曲（前屈）flexion		45	仙骨後面	第1胸椎棘突起と第5腰椎棘突起を結ぶ線	体幹側面より行う 立位、腰かけ座位または側臥位で行う 股関節の運動が入らないように行う →［E.その他の検査法］参照	
	伸展（後屈）extension		30				
	回旋 rotation	左回旋	40	両側の後上腸骨棘を結ぶ線	両側の肩峰を結ぶ線	座位で骨盤を固定して行う	
		右回旋	40				
	側屈 lateral bending	左側屈	50	ヤコビー（Jacoby）線の中点にたてた垂直線	第1胸椎棘突起と第5腰椎棘突起を結ぶ線	体幹の背面で行う 腰かけ座位または立位で行う	
		右側屈	50				

E.その他の検査法

部位名	運動方向	参考可動域角度	基本軸	移動軸	測定部位および注意点	参考図
肩 shoulder（肩甲骨の動きを含む）	外旋 external rotation	90	肘を通る前額面への垂直線	尺骨	前腕は中間位とする 肩関節は90°外転し、かつ肘関節は90°屈曲した肢位で行う	
	内旋 internal rotation	70				
	内転 adduction	75	肩峰を通る床への垂直線	上腕骨	20°または45°肩関節屈曲位で行う 立位で行う	
母指 thumb	対立 opposition	母指先端と小指基部（または先端）との距離（cm）で表示する				
指 fingers	外転 abduction		第3中手骨延長線	第2、4、5指軸	中指先端と2、4、5指先端との距離（cm）で表示する	
	内転 adduction					
	屈曲 flexion				指尖と近位手掌皮線（proximal palmar crease）または遠位手掌皮線（distal palmar crease）との距離（cm）で表示する	
胸腰部 thoracic and lumbar spines	屈曲 flexion				最大屈曲は、指先と床との間の距離（cm）で表示する	

F.顎関節計測

顎関節 temporomandibular joint	●開口位で上顎の正中線で上歯と下歯の先端との間の距離（cm）で表示する ●左右偏位（lateral deviation）は上顎の正中線を軸として下歯列の動きの距離を左右ともcmで表示する ●参考値は上下第1切歯列対向縁線間の距離5.0cm、左右偏位は1.0cmである

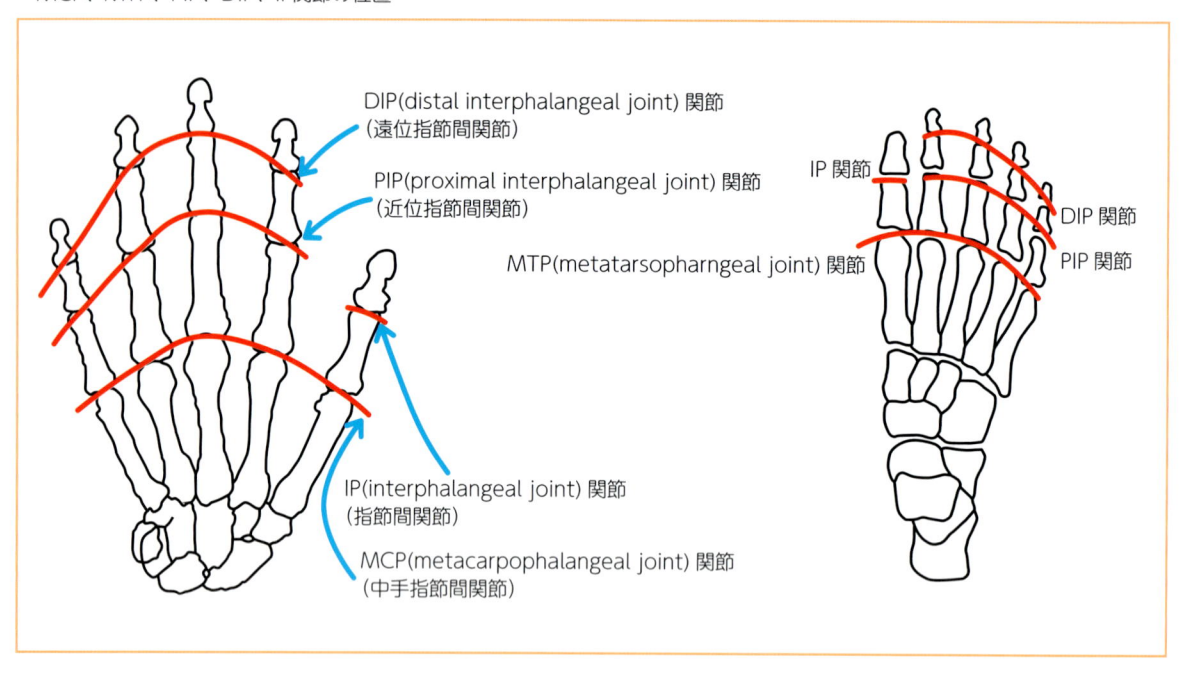

[*1] MCP、MTP、PIP、DIP、IP関節の位置

DIP(distal interphalangeal joint) 関節
（遠位指節間関節）

PIP(proximal interphalangeal joint) 関節
（近位指節間関節）

MTP(metatarsopharngeal joint) 関節

IP(interphalangeal joint) 関節
（指節間関節）

MCP(metacarpophalangeal joint) 関節
（中手指節間関節）

IP 関節
DIP 関節
PIP 関節

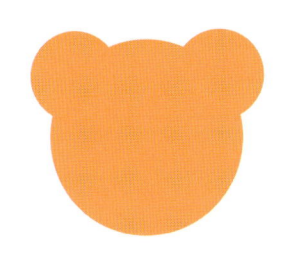

資料2

発育パーセンタイル曲線

厚生労働省雇用均等・児童家庭局
2010年 乳幼児身体発育調査報告書より

身長

＋乳幼児（男子）

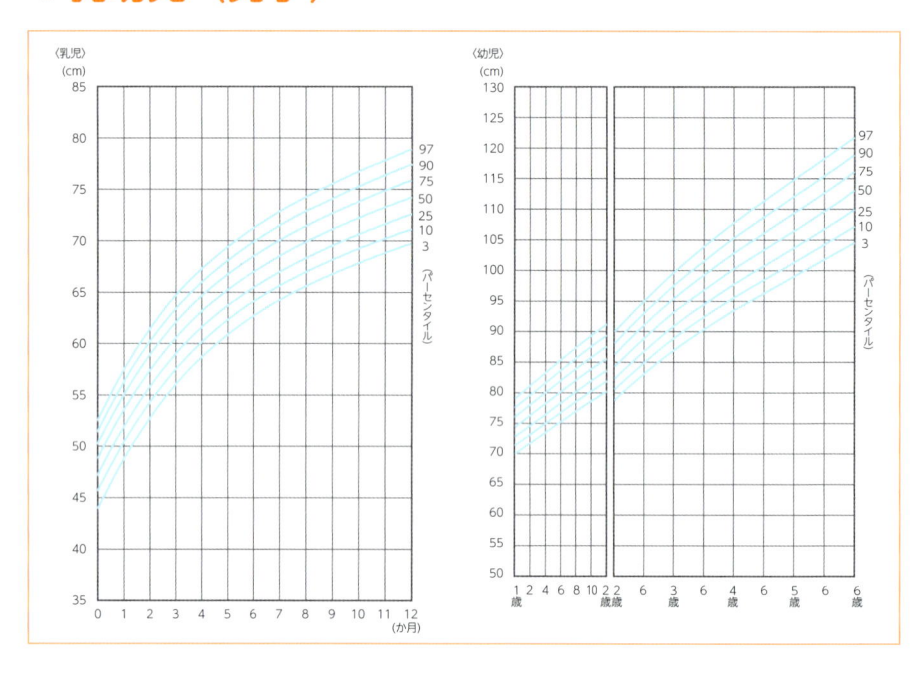

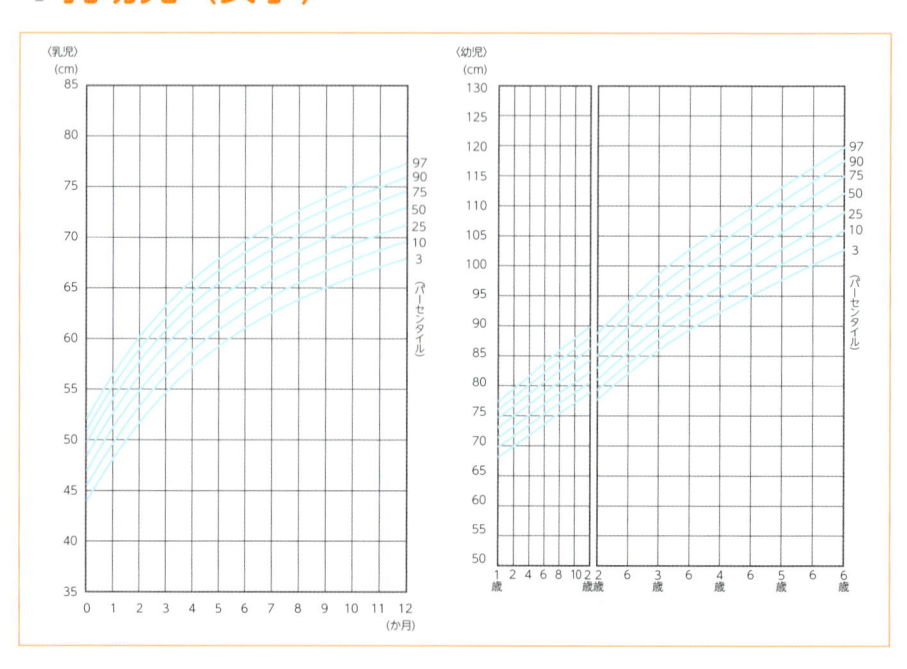

＋乳幼児（女子）

資料2

体重

➕ 乳幼児（男子）

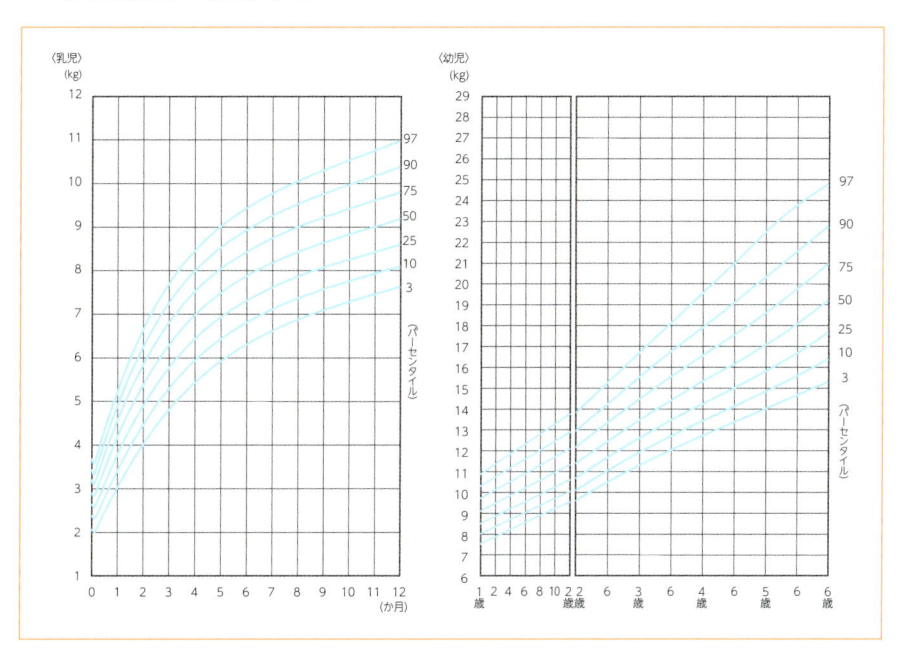

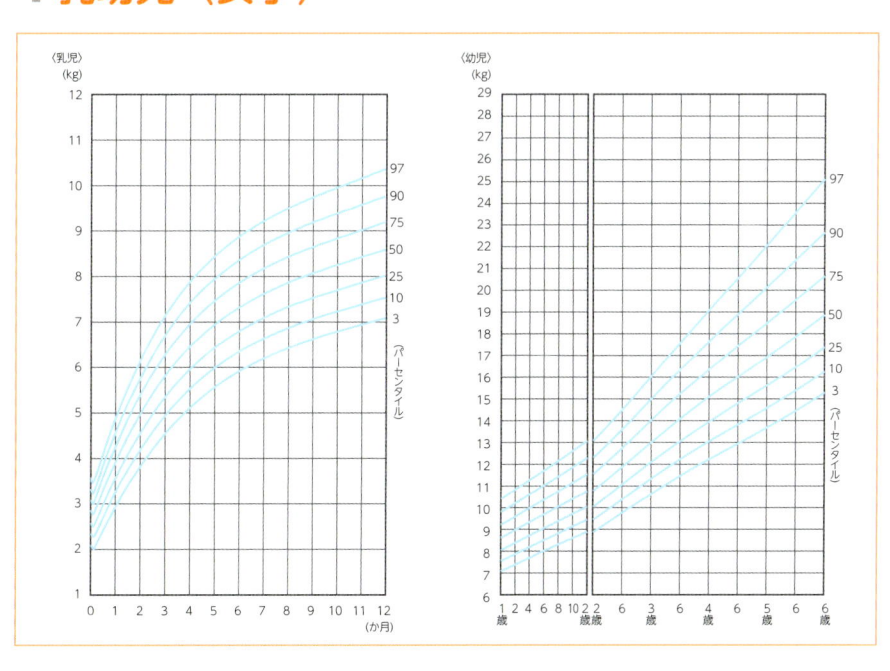

➕ 乳幼児（女子）

頭囲

＋乳幼児（男子）

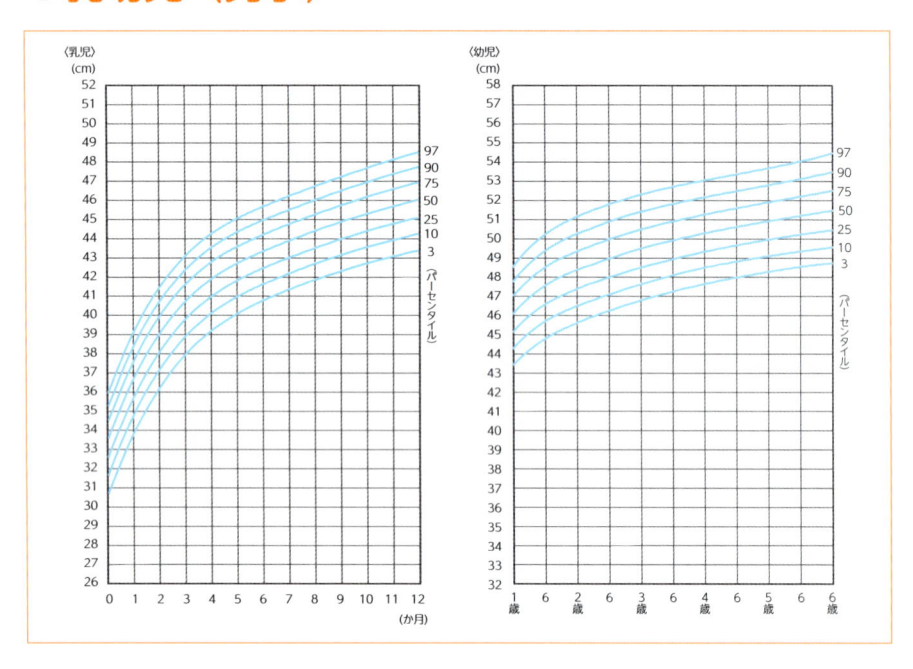

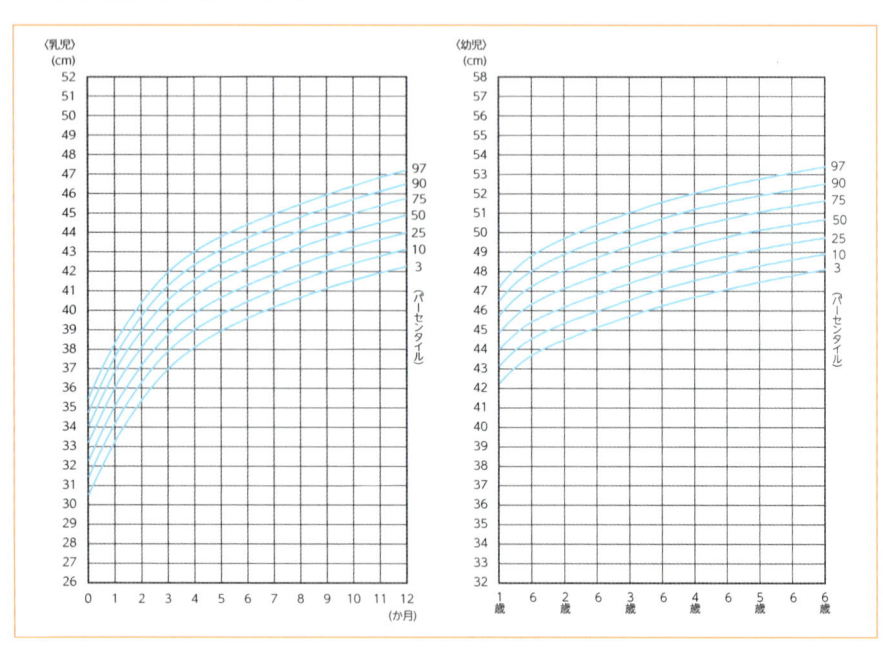

＋乳幼児（女子）

資料2

胸囲

＋乳幼児（男子）

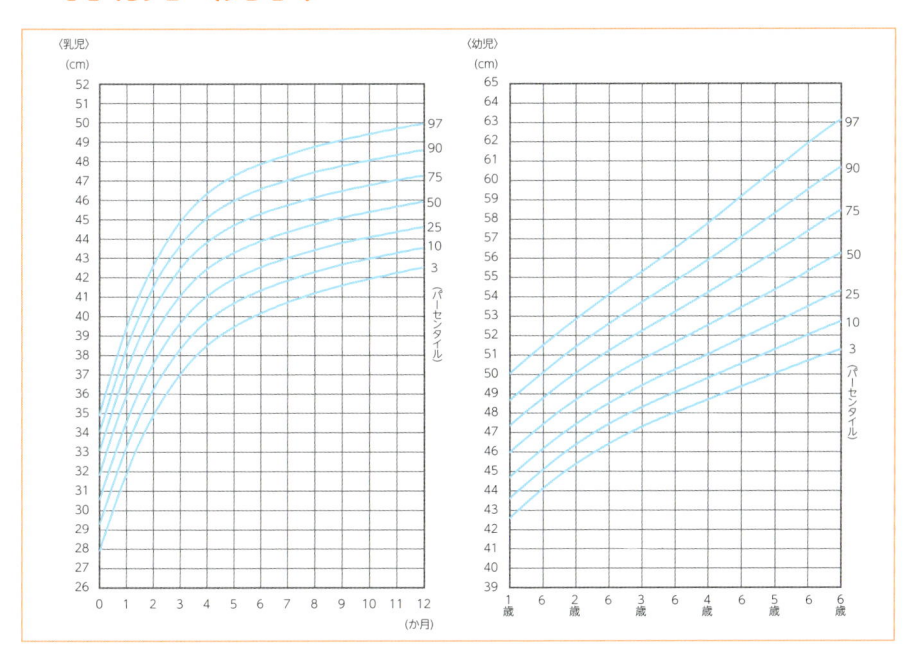

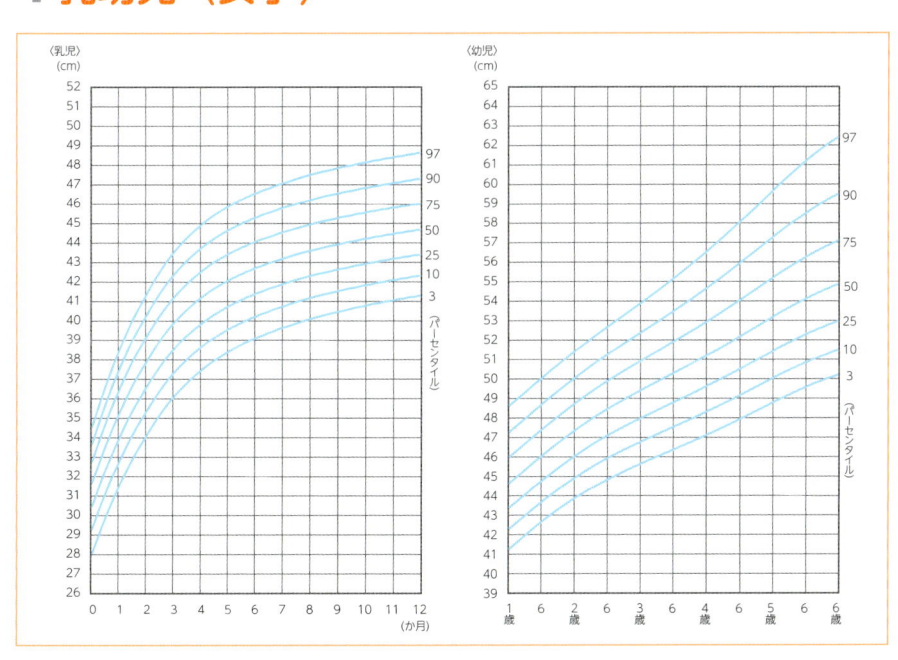

＋乳幼児（女子）

小児看護ベストプラクティス
フィジカルアセスメントと救急対応
索 引

あ行

アイスブレーキング	110
アキレス腱反射	238
悪性新生物	227,232
アスペルガー症候群	39
アデノウイルス	164
アナフィラキシー	152,154,158
アレルギー反応	152
意識障害	158
意識レベル	124,126,167
痛み	176,211,217
一次評価	67,75
胃腸炎	234
イレウス	234
咽頭	230
咽頭結膜炎	37
院内救急対応システム	218
院内急変対応システム	127
インフルエンザ	37
ウイルス性胃腸炎	166
ウイルス感染症	133
運動機能	16
腋窩温	131
嚥下障害	143
嘔吐	162,163
親子関係	7
温罨法	186

か行

外耳道	229
外傷	134,162
咳嗽	150,206,216
外鼻	230
カウプ指数	225
学習	10
学習障害	40
肩呼吸	150
学校教育制度	7
川崎病	142,230
眼球	228
眼瞼	228
肝腫大	234
関節可動域	237,244
関節拘縮	237
関節硬直	237
感染管理	100
感染症	35,37,100,132,134,174,191,232
感染予防	174
陥没呼吸	157,158,205
顔面神経麻痺	227
気管切開	84
起坐呼吸	64,206
基礎代謝	14
気道異物	152
気道確保	159
気道狭窄	152
気道閉塞	152
機能的発達	16
基本的人権	8
虐待	7,96,101,240
吸引	159
吸気性喘鳴	153,154
急性疼痛	176
吸啜反射	237
吸入	159
急変時対応	218
救命の連鎖	50
胸囲	13,220
胸郭	232
胸骨圧迫	55
緊急度	106,118
緊急トリアージ	127
緊張性頸反射	237
筋力	237
クーリング	146
屈折異常	228
グラスゴーコーマスケール	140,239
クループ	46
形態的変化	13
血圧	210,217
血液分布異常性ショック	73
下痢	162,164,234
言語	231
言語機能	16,19
原始反射	237
腱反射	238
高アンモニア血症	164
構音障害	231
口腔	230
口腔温	131
膠原病	132
交叉伸展反射	237
甲状腺	227
甲状腺機能亢進症	132
口唇	230
高度専門看護師	94
広汎性発達障害	39
項部硬直	227
誤嚥	174
呼気性喘鳴	153,155
呼吸	75,203,216,233
呼吸窮迫	69,122,124,191,205
呼吸困難	144,150,152,157,158
呼吸障害	205
呼吸数	184
呼吸停止	122
呼吸努力	76,121,144,205,216
呼吸不全	69,122,205
国際疾病分類	39
国際障害分類	38,39
国際生活機能分類	38
骨折	236
子どもの健康問題	6,34
子どもの権利条約	8
子どもの発達	38
コプリック斑	230
鼓膜	229

さ行

臍ヘルニア	234
三脚姿勢	64,137,150
酸素供給量	74

256

酸素投与	159
耳介	229
視覚	228
色覚異常	228
自己免疫疾患	134
視診	46
膝蓋腱反射	238
児童憲章	8
児童心理学	8
自動体外式除細動器	55
児童福祉	8
−法	8
児童保護	8
歯肉	231
シバリング	133
自閉症	39
弱視	228
斜視	228
ジャパンコーマスケール	237
重症感染症	164
重症細菌感染症	142,144
重症度	106,118
腫瘍	134,234
循環	76,208,233
循環血液量減少性ショック	73
循環動態	124
消化	234
生涯発達理論	23
消化管穿孔	162
情動不安	184
小児アセスメントトライアングル	35,90,94,111,119,205,226
小児一次救命処置	51,52,91
小児科学	8
小児看護学	8
小児基本動作スケール	28,31
小児基本動作スケール・タイプT	30,32
小児二次救命処置	48,55,91,94,171
睫毛内反症	228
上腕三頭筋反射	238
上腕二頭筋反射	238

初期診療	47
初期評価	226
食行動異常	40
触診	46,91,172
徐呼吸	75
除脂肪体重	13
女性器	236
ショック	71,167,233
シルバーマンスコア	205
神経因性疼痛	177
神経学的発達	21
神経学的評価	78
心原性ショック	73
人工呼吸	54
心身症	40
身体計測	224
診断的検査	82
身長	13,220
心停止アルゴリズム	55
心肺蘇生	51
心拍数	76,184
心不全	210
腎不全	210
心理・社会的発達	22
心理発生的歴史学	7
水腫	235
水痘	37
水分出納管理	210
髄膜炎	163
スキャモンの臓器別成長曲線	11
スキャモンの臓器別発育曲線	12
スタンダードプリコーション	100,174
スニッフィングポジション	64,139,150,157
成熟	10
性腺機能低下症	232
成長	6,10,16,26,118
成長曲線	13
生理的早産	9
脊柱側彎	232
摂食	231
セットポイント	132,146

潜在性菌血症	142
全身観察	78
漸成的発達段階説	22
喘息	206
−スコア	46
先天性心疾患	208,216
先天性白内障	228
喘鳴	150,203,206,216
蘇生チーム	60
蘇生トリアージ	127
蘇生のアルゴリズム	35
粗大運動	16,28

た行

ターナー症候群	227
体位固定	198
体温	131,217
体温測定	211
−部位	131
体温調節中枢	130
体脂肪率	14
代謝異常	86
体重	13,220
代償性ショック	72
体性神経痛	177
体組成	13
第二次性徴	11
ダウン症候群	227
多呼吸	150
打診	46
多臓器障害	132
脱水	14, 104, 174, 191, 210,230,233
樽型胸	232
男性器	235
チアノーゼ	140,157,158,162,205,208,216,240
窒息	174
注意欠陥多動性障害	39
中耳炎	229
聴診	46,76,172,208
聴力	229
直腸温	131

爪	240	肺炎	233	不登校	40
低血圧性ショック	72	敗血症性ショック	162,209	不慮の傷害	35
低血糖	86,164	排泄習慣	22	閉塞性ショック	73
低体温	233	バイタルサイン	101,124,171,190,202,213	ペインスケール	178,183
転倒	162	肺理学療法	159	ヘルニア	235
デンバー発達判定法	26	白内障	228	便秘	162,167,234
転落	162	播種性血管内凝固症候群	132	**ま行**	
頭囲	13,220	バチ状指	240	麻疹	37,230
頭蓋	226	発育パーセンタイル曲線	252	麻痺性イレウス	234
橈骨腱反射	238	発汗	184	慢性疾患	36
疼痛	191	発汗機構	130	慢性疼痛	177
－の病歴聴取方法	178	発声障害	143	脈拍触知	76
疼痛評価	184	発達	6,10,16,26,118	無呼吸	75,157
糖尿病性ケトアシドーシス	164	発達障害者支援法	39	メンタルヘルス	34
頭皮	226	発達心理学	8	毛細血管再充満時間	77,140,209
ドクターコール	127,140,158,173,185	発達段階	25,41	毛髪	226
トリアージ	46,62,64,97,108,112,136,191	－説	16	網膜芽細胞腫	228
－プロセス	98,100	発達の三要素	10	モロー反射	237
－ルーム	108	発達評価	17,26	問診	108,114,162,177
な行		－法	26	**や行**	
内臓痛	177	発達理論	16,22,24	やせ	14
内分泌疾患	134	発熱	118,191,217	予防接種	100
二本指圧迫法	54	鳩胸	232	**ら行**	
乳児突然死症候群	35	パラシュート反射	237	ランドー反射	237
乳房	232	皮下出血	236	流涎	157
認知的発達	24	鼻腔	230	流行性耳下腺炎	37
ネグレクト	226,240	微細運動機能	16,18	両母指圧迫法	54
熱産生	130	肥満	14	リラクゼーション	186
熱射病	132	標準予防策	100,174	リンパ節	227,232
熱傷	132	表情尺度スケール	179	冷罨法	186
熱放散	130	表皮	240	ローレル指数	225
脳炎	163	病歴聴取	79,80,135	漏斗胸	232
脳出血	132,163	頻呼吸	75	ロタウイルス	164
脳腫瘍	132,163	風疹	37	**英文**	
脳性麻痺	222	フェイススケール	213	ABCDEアプローチ	65,67
脳浮腫	163	不穏	211	ABMS-C	30,31
ノロウイルス	164	腹水	234	ABMS-CT	30,32
は行		腹痛	118,162	Advanced Practice Nurse（APN）	94
歯	231	腹膜炎	234	Advanced Trauma Life Support（ATLS）	172
把握反射	237	浮腫	152,153	automated external defibrillator（AED）	55
パーセンタイル法	225	不整脈	208,216	AVPUスケール	78,79,95,100,119

索 引

CABDEアプローチ 35,99	ICD-10 39	－アルゴリズム 48,62,68
capillary refill time（CRT） 77,140,209	ice breaking 110	Pediatric Assessment Triangle（PAT）
cardiopulmonary resuscitation（CPR）	ICF 39	35,91,94,111,119,191,205,226
51,53,56,99	IN/OUT 測定 210	Pediatric Bacis Life Support（PBLS）
catch-up growth 12	IP関節 250	51,53,62,91
Children's Hospital Eastern Ontario Pain	Japan Coma Scale（JCS） 238	PIP関節 250
Scale（CHEOPS） 181,182	Japan Triage and Acuity Scale（JTAS）	QUESTT 178
CIAMPEDS 123	97,104	Rapid Response System（RRS） 127,218
DENVER Ⅱ 26	LQQTSFAモデル 178	rhonchi 216
－日本版 27	MCLS 143	SAMPLE 70,79,80,123
DIC 132	MCP関節 250	SBAR報告ツール 219
DIP関節 250	MTP関節 250	stridor 153,206,216
fine motor skill 16	Numeric Rating Scale（NRS） 179,180	Visual Analog Scale（VAS） 179,180
FLACCスケール 103,181,183	occult bacteremia 142	wheezing 153,206,216
GHQ覚書 8	OPQRST法 178	Wong-Baker face pain raring scale
Glasgow Coma Scale（GCS） 46,78,239	Pediatric Advanced Life Support（PALS）	179,180
gross motor skill 16	48,55,56,62,91,94,171	

259

中山書店の出版物に関する情報は，小社サポートページを御覧ください．
http://www.nakayamashoten.co.jp/bookss/define/support/support.html

小児看護ベストプラクティス
フィジカルアセスメントと救急対応

2014年2月28日　初版第1刷発行Ⓒ　　　（検印省略）

監　修	及川　郁子（おいかわ　いくこ）
責任編集	西海　真理（にしうみ　まり）
	伊藤　龍子（いとう　りゅうこ）
発行者	平田　直
発行所	株式会社 中山書店

〒113-8666　東京都文京区白山1-25-14
TEL 03-3813-1100（代表）　振替00130-5-196565
http://www.nakayamashoten.co.jp/

装丁・デザイン　　株式会社 ヴォックス（VOX）
DTP・印刷・製本　株式会社 公栄社

Published by Nakayama Shoten Co.,Ltd.　Printed in Japan
ISBN 978-4-521-73916-8

落丁・乱丁の場合はお取り替え致します

本書の複製権・上映権・譲渡権・公衆送信権（送信可能化権を含む）
は株式会社中山書店が保有します．

JCOPY〈（社）出版者著作権管理機構委託出版物〉
本書の無断複写は著作権法上での例外を除き禁じられています．複写される
場合は，そのつど事前に，（社）出版者著作権管理機構（電話03-3513-6969、
FAX03-3513-6979、e-mail:info@jcopy.or.jp）の許諾を得てください．

　　本書をスキャン・デジタルデータ化するなどの複製を無許諾で行う行為は，
著作権法上での限られた例外（「私的使用のための複製」など）を除き著作
権法違反となります．なお、大学・病院・企業などにおいて、内部的に業務
上使用する目的で上記の行為を行うことは、私的使用には該当せず違法です．
また私的使用のためであっても、代行業者等の第三者に依頼して使用する本
人以外の者が上記の行為を行うことは違法です．

子どもたちの心にかかわるすべての人へ
児童青年精神医学の現在の到達点

子どもの心の診療シリーズ 全8冊＋別冊

A5判／並製／各冊250〜330頁
本体予価3,500〜4,000円

- すぐに役立つプラクティカルな内容
- 最新の統計データを紹介
- 豊富な図表や事例呈示でわかりやすく解説
- 臨床の第一線で活躍する多彩な執筆陣
- 充実した参考文献欄

● 総編集
齊藤万比古（国立国際医療センター国府台病院）

● 編集委員
本間博彰（宮城県子ども総合センター）
松本英夫（東海大学）
宮本信也（筑波大学）

● 全冊の構成 ● 責任編集

1	子どもの心の診療入門	齊藤万比古	定価4,200円（本体4,000円＋税）
2	発達障害とその周辺の問題	宮本信也，田中康雄	定価3,990円（本体3,800円＋税）
3	子どもの身体表現性障害と摂食障害	宮本信也，生田憲正	定価3,990円（本体3,800円＋税）
4	子どもの不安障害と抑うつ	松本英夫，傳田健三	定価4,095円（本体3,900円＋税）
5	子ども虐待と関連する精神障害	本間博彰，小野善郎	定価3,780円（本体3,600円＋税）
6	子どもの人格発達の障害	齊藤万比古，笠原麻里	定価3,990円（本体3,800円＋税）
7	子どもの攻撃性と破壊的行動障害	本間博彰，小野善郎	定価3,990円（本体3,800円＋税）
8	子どもの精神病性障害——統合失調症と双極性障害を中心に	松本英夫，飯田順三	定価3,990円（本体3,800円＋税）
別冊	ポケット版 子どもの心の処方箋ガイドブック		

※タイトル，価格は諸事情により変更する場合がございます．

中山書店　〒113-8666 東京都文京区白山1-25-14　TEL 03-3813-1100　FAX 03-3816-1015
http://www.nakayamashoten.co.jp/